现代著名老中医名著重刊丛书·《第九辑》

干祖望医话

干祖望 著

陈国丰
徐　轩　整理
干　千

人民卫生出版社

图书在版编目（CIP）数据

干祖望医话/干祖望著 . —北京：人民卫生
出版社，2012.12
（现代著名老中医名著重刊丛书 . 第 9 辑）
ISBN 978-7-117-16563-1

Ⅰ . ①干… Ⅱ . ①干… Ⅲ . ①医话—汇
编—中国—现代 Ⅳ . ①R249.7

中国版本图书馆 CIP 数据核字（2012）第 253339 号

人卫智网	www.ipmph.com	医学教育、学术、考试、健康，购书智慧智能综合服务平台
人卫官网	www.pmph.com	人卫官方资讯发布平台

现代著名老中医名著重刊丛书
第 九 辑
干祖望医话

著　　者：干祖望
出版发行：人民卫生出版社（中继线 010-59780011）
地　　址：北京市朝阳区潘家园南里 19 号
邮　　编：100021
E - mail：pmph @ pmph.com
购书热线：010-59787592　010-59787584　010-65264830
印　　刷：北京九州迅驰传媒文化有限公司
经　　销：新华书店
开　　本：850×1168　1/32　印张：15.5
字　　数：388 千字
版　　次：2012 年 12 月第 1 版　2023 年 8 月第 1 版第 8 次印刷
标准书号：ISBN 978-7-117-16563-1
定　　价：35.00 元
打击盗版举报电话：010-59787491　E-mail：WQ @ pmph.com
质量问题联系电话：010-59787234　E-mail：zhiliang @ pmph.com

出版说明

　　自 20 世纪 60 年代开始，我社先后组织出版了一些著名老中医经验整理著作，包括医案、医论、医话等。半个世纪过去了，这批著作对我国现代中医学术的发展发挥了积极的推动作用，整理出版著名老中医经验的重大意义正在日益彰显。这些著名老中医在我国近现代中医发展史上占有重要地位。他们当中的代表如秦伯未、施今墨、蒲辅周等著名医家，既熟通旧学，又勤修新知；既提倡继承传统中医，又不排斥西医诊疗技术的应用，在中医学发展过程中起到了承前启后的作用。他们的著作多成于他们的垂暮之年，有的甚至撰写于病榻之前。无论是亲自撰述，还是口传身授，或是由其弟子整理，都集中反映了他们毕生所学和临床经验之精华。诸位名老中医不吝秘术，广求传播，所秉承的正是力求为民除瘼的一片赤诚之心。诸位先贤治学严谨，厚积薄发，所述医案，辨证明晰，治必效验，具有很强的临床实用性，其中也不乏具有创造性的建树；医话著作则娓娓道来，深入浅出，是学习中医的难得佳作，为不可多得的传世之作。

　　由于原版书出版的时间已久，今已很难见到，部分著作甚至已成为中医读者的收藏珍品。为促进中医临床和中医学术水平的提高，我社决定将部分具有较大影响力的名医名著编为《现代著名老中医名著重刊丛书》并分辑出版，以飨读者。

第一辑　收录 13 种名著

《中医临证备要》　　　　　　　　《施今墨临床经验集》

《蒲辅周医案》　　　　　　　　　《蒲辅周医疗经验》

《岳美中论医集》　　　　　　　　《岳美中医案集》

《郭士魁临床经验选集——杂病证治》

《钱伯煊妇科医案》　　　　　　　《朱小南妇科经验选》

《赵心波儿科临床经验选编》　　《赵锡武医疗经验》
《朱仁康临床经验集——皮肤外科》　《张赞臣临床经验选编》

第二辑　收录 14 种名著

《中医入门》　　　　　　　　《章太炎医论》
《冉雪峰医案》　　　　　　　《菊人医话》
《赵炳南临床经验集》　　　　《刘奉五妇科经验》
《关幼波临床经验选》　　　　《女科证治》
《从病例谈辨证论治》　　　　《读古医书随笔》
《金寿山医论选集》　　　　　《刘寿山正骨经验》
《韦文贵眼科临床经验选》　　《陆瘦燕针灸论著医案选》

第三辑　收录 20 种名著

《内经类证》　　　　　　　　《金子久专辑》
《清代名医医案精华》　　　　《陈良夫专辑》
《清代名医医话精华》　　　　《杨志一医论医案集》
《中医对几种急性传染病的辨证论治》
《赵绍琴临证 400 法》　　　　《潘澄濂医论集》
《叶熙春专辑》　　　　　　　《范文甫专辑》
《临诊一得录》　　　　　　　《妇科知要》
《中医儿科临床浅解》　　　　《伤寒挈要》
《金匮要略简释》　　　　　　《金匮要略浅述》
《温病纵横》　　　　　　　　《临证会要》
《针灸临床经验辑要》

第四辑　收录 6 种名著

《辨证论治研究七讲》　　　　《中医学基本理论通俗讲话》
《黄帝内经素问运气七篇讲解》　《温病条辨讲解》
《医学三字经浅说》　　　　　《医学承启集》

第五辑　收录 19 种名著

《现代医案选》　　　　　　　《泊庐医案》
《上海名医医案选粹》　　　　《治验回忆录》
《内科纲要》　　　　　　　　《六因条辨》
《马培之外科医案》　　　　　《中医外科证治经验》
《金厚如儿科临床经验集》　　《小儿诊法要义》

《妇科心得》　　　　　　　　　《妇科经验良方》
《沈绍九医话》　　　　　　　　《著园医话》
《医学特见记》　　　　　　　　《验方类编》
《应用验方》　　　　　　　　　《中国针灸学》
《金针秘传》

第六辑　收录 11 种名著

《温病浅谈》　　　　　　　　　《杂病原旨》
《孟河马培之医案论精要》　　　《东垣学说论论文集》
《中医临床常用对药配伍》　　　《潜厂医话》
《中医膏方经验选》　　　　　　《医中百误歌浅说》
《中药炮制品古今演变评述》　　《赵文魁医案选》
《诸病源候论养生方导引法研究》

第七辑　收录 15 种名著

《伤寒论今释》　　　　　　　　《伤寒论类方汇参》
《金匮要略今释》　　　　　　　《杂病论方证捷咏》
《金匮篇解》　　　　　　　　　《中医实践经验录》
《罗元恺论医集》　　　　　　　《中药的配伍运用》
《中药临床生用与制用》　　　　《针灸歌赋选解》
《清代宫廷医话》　　　　　　　《清宫代茶饮精华》
《常见病验方选编》　　　　　　《中医验方汇编第一辑》
《新编经验方》

第八辑　收录 11 种名著

《龚志贤临床经验集》　　　　　《读书教学与临症》
《陆银华治伤经验》　　　　　　《常见眼病针刺疗法》
《经外奇穴纂要》　　　　　　　《风火痰瘀论》
《现代针灸医案选》　　　　　　《小儿推拿学概要》
《正骨经验汇萃》　　　　　　　《儿科针灸疗法》
《伤寒论针灸配穴选注》

第九辑　收录 11 种名著

《书种室歌诀二种》　　　　　　《女科方萃》
《干祖望医话》　　　　　　　　《名老中医带教录》
《班秀文妇科医论医案选》　　　《疑难病证治》

5

《清宫外治医方精华》　　　　　　　《清宫药引精华》

《祝谌予经验集》　　　　　　　　　《疑难病证思辨录》

《细辛与临床（附 疑难重奇案七十三例）》

　　这些名著大多于 20 世纪 60 年代前后至 90 年代后在我社出版，自发行以来一直受到广大读者的欢迎，其中多数品种的发行量达到数十万册，在中医界产生了很大的影响，对提高中医临床诊疗水平和促进中医事业发展起到了极大的推动作用。

　　为使读者能够原汁原味地阅读名老中医原著，我们在重刊时尽可能保持原书原貌，只对原著中有欠允当之处及疏漏等进行必要的修改。为不影响原书内容的准确性，避免因换算等造成的人为错误，对部分以往的药名、病名、医学术语、计量单位、现已淘汰的临床检测项目与方法等，均未改动，保留了原貌。对于原著中犀角、虎骨等现已禁止使用的药品，本次重刊也未予改动，希冀读者在临证时使用相应的代用品。

人民卫生出版社

2012 年 6 月

6

自序

仆也，雪立钟门，五经寒暑；露居医道，六秩春秋。愧无建树以慰师亲；幸有廉名堪贻子女。虽然无金籝之遗一物；但尚有覆瓿之作数篇。

一生酷嗜涂鸦，但雕龙倚马，困于才疏而无法提锥；大块文章，又以年迈而不敢问鼎。习惯于笔耕砚耜50年，一朝洗手，技痒而难以自制，故而晚年乃以小品自娱。一有浮闲，辄取笔走书。缘所言者医、所书者医、所旁涉者亦医，乃冠其名曰医话。虽非横锦散珠，但亦可供自赏。

自第一篇《茧斋医话》面世于1992年3月13日《中国中医药报》之后，从此即在《辽宁中医》《江苏中医》两刊长期连载，至今未辍。此外《光明医药》《明通医药（台湾）》及《扬子晚报》等亦有零星发表。

苦于产品低劣，压库殊多。同时不少嗜痂之士，频频致函献策，建议编纂成册，出单行本以遍飨诸者。责是乃嘱门生，加以整理取舍，得203篇，分11门，冠其名曰《干祖望医话》。如天假以年，筹添海屋，则二辑、三辑，尚拟续写下去。愿作春蚕，以符蜗屋陋室春蚕到死丝方尽"茧斋"之称。

1996年之春　云间干祖望
于金陵茧斋　时年八十有五

前言

　　医话，即医者的话，或医生的笔记。它包含了医生的临床经验、读书体会、创新、探讨、教训、传闻的经验和对医药学问题的考证、言论等方面的内容。

　　全国著名老中医、中医耳鼻喉科创业人之一干祖望，5岁起在江南"南社四子"之一姚石子先生的家塾中就读了13年书，奠定了坚实的古文基础，大有六朝文风；18岁随浙江嘉善名医钟稻荪习医，业成之后名噪上海、松江、金山一带。于1956年调入原南京中医学院（现为南京中医药大学），从事医、教、研工作已有60多个春秋。他平时嗜买书、重藏书、好读书，更爱著书立说，同时还致力于考证、校注、评述及校正古典医籍。1990年初被评为"金陵十大藏书状元"之一。

　　他从20世纪40年代即开始写医案、医话、论文、散品、小说等作品，曾在国内许多中医药杂志及报刊上发表，如今80多岁仍然笔耕未辍。他撰写的医话集新颖性、可读性、科学性、实用性、趣味性等于一体，不仅能给人们一些启发、教益，还可使读者了解一些历史和古籍的知识，提高学术修养，启迪临床思路，亦可从中悟出许多道理，或许还有助于写作能力的提高。

　　我们有幸成为他的学术经验继承人。在3年的从师学习中，将干老所写的医话，包括已发表和未发表的搜集整理了约200篇，分成医德、敬业、考证、评议、人物、读书、医学、方药、养生、讽刺与杂谈11门类。

　　缘于我们水平有限，所以在对医话的分门别类方面会有很多不妥之处，敬希读者原谅。

陈国丰　徐　轩　干　千

1996年5月于金陵

目录

医　　德

敬　　业

考　　证

评　　议

人　　物

读　　书

医　　学

方　药

养　　生

讽　　刺

杂 谈

18

医　　德

良相 良将 良医

自范仲淹"不为良相，当为良医"一句名言之后，就经常把良相与良医联系到一起。如"功同良相"、"医林良相"等歌颂医生的赞美词也相继而生。

但如与良将联系起来，则不是褒言，而是贬语，而且这种皮里阳秋的挖苦之词，比挨骂还要令人难受。解放初南京某名医，药铺或医院中药柜的药工背后都称之为"韩信大夫"。因为他的处方用药每方至少 20 味，经常在 20～30 味之间，一如韩信将兵多多益善。

新中国成立前，上海一名医，是否把某闻人家眷看坏了病，还是其他原因，某闻人送他一块匾额发，上书"功同良将"。良将是"一杖成功万骨枯"的善于杀人者。某名医厄于黑帮势力而又不敢不高悬堂上。当时此事引为茶余酒后的大新闻。所以与良相比是赞词，与良将相俦，那是比骂还厉害的。

那么良将与医是否一点也挂不上钩了吗？也未必尽然。且看张介宾（1563～1640 年）《景岳全书》德集卷 50 的《新方八略》和图集卷 52 的《古方八阵》索性将兵法移植于方剂学中使用，并认为这样才能"有补古之未备焉"（引《新方八略》原句）。照此说来，就是医师必须具有良将的才能，才是良医。

其实张介宾以良医喻良将的提法，并不是孤立的。成书于明·崇祯庚午（1630 年）的顾逢伯《分部本草妙用·自序》第一句即谓："当闻用药如用兵，余读兵书……余读医书……"可证已不乏有人把"医"与"将"等量齐观了。这种例子又如贾所学的《药品化义》、李延昰（？～1721 年）序文"古谓用药救生，用兵救乱……"《医经秘旨·附录》（盛寅著，成书于

1418 年）就痛快地谓："医家以兵法治病"等等，俯拾即是。用药是医，用兵是将。因之以良将比良医，并没有讽刺与贬低之意。《简明医彀·要言十六则》（孙志宏著，1629 年成书）还强调："古人延医，如求良将。"

近 50 年来，以医比相喻将之语，似未见过。但在甥婿案头见到一诗，则又将相与将与医相言并论了。诗为十一尤韵的五律，惜乎第 3、4、5、6 句不是仗对，似乎迹近打油诗。

> 宰相严嵩寿，照单一尽收①。
> 将军孙大帅，搜索及阴幽②。
> 手续留床费，无红③莫想求。
> 大夫④与将相，自古即同俦。

注：①俗谚"严嵩做寿，照单全收"。②指孙殿英盗西太后墓事。③红，红包也；还有什么手续费、留床费等。④大夫指古代官名，但语出双关。

原来甥婿次子患阑尾炎，从门诊到住院、手术、出院，虽然全部医药费公费报销，但种种红包却费去了 3000 多元。其实，我们医务界的不正之风很少很少，绝大多数医务工作者都是廉洁奉公、守身似玉的社会主义制度下的好医生，当然还包括我一个。

把精力花在病人身上

"不为良相，当为良医"。以当官的和医生并立，再恰当也没有了。当官应该把全部精力用在为人民办事，不该谄媚权贵出卖人格去求爵禄。医生也该用全身精力为病人服务，不该一心一意奉承领导来换得上捧下压来的某种不该享受的福利。

你看古往今来，所有大人物，都把精力花在本身业务上，所有名相、名将、清吏、名医，个个都是如此。

反过来看看另一批丑恶面目的谄媚者，一身精力全部花在吹牛拍马，出卖骨气求乞残羹剩饭。如唐·武则天时的杨再思，为了奉承张昌宗，说："张能为陛下炼丹，他的大功勋，大于全朝所有的功臣。"又如宋·元丰年间（1078～1085 年）杨子安，见王安石执政，就奉承王安石，自称"得圣人（指王安石）之意"。王倒而司马光上台，即奉承司马光云："司马光盛德，深入人心。"后司马光以反对王安石的吕大防、刘挚为相，又诋毁司马光与王安石以乞宠于吕、刘，故人称"杨三变"。又如明·正统年间（1436～1449 年）户部侍郎，为了奉承权宦王振，他刮去了胡须对王振说："爹爹没有胡须，儿子哪里敢有。"限于篇幅，罄竹难书。

所幸者，中医界没有这等小人、但中医大夫乃为一向靠本领吃饭的个体户，没有领导可奉承也是一个主要因素。

现在中医已由"在野"而进入"在朝"，一种不把精力花在病人身上而花在领导身上者也出现了，而且已不是"百俊一丑"，而是为数增多了。不钻业务，不求上进，白大衣飘飘然天天出入于领导办公室门口（正当的汇报、反映、请示是应该的，不在此列），岗位上经常人去座空。为什么不把精力花在

5

病人身上而花在领导身上？当然自有他的高见，诚如一位个中人士的自白：病人不能替我晋级升工资；临床上费尽精力，又评不上优秀工作者或先进工作者；多分一平方米宿舍或照顾一个家属工，病人能替我解决吗？如此等等，言来自有道理。

　　甜蜜蜜的奉承谁不欢迎。贤如王安石，尚且把杨三变由郓州教授逐步提拔到提点刑狱（掌一路司法、刑狱的官）。

　　写到这里，想到了电影名导演谢晋一句名言，谓："电影应拍给群众看，而不是拍给权威、领导看。"言内有意，言外有音，快人隽语。笔者不妨也套用一下，谓："医生的精力应该花在病人身上，不该花在领导身上。"

名医的晚节

晚节两字，最早见于《史记》："（吕后）及晚节色衰爱弛"（见《外戚世家》）。这不是本文所谈的晚节，因为这个晚节，是与晚年为同义词。

本文所谈的晚节，是人到老年的品德节操，最早见于《宋书·良吏传·陆徽（《辞源》作微，误也）传》中。考陆为南朝·宋人，为官清廉，卒后家无一物，故而《传》谓："年暨知命，廉尚愈高，冰心与贪流争激，霜情与晚节弥茂。"

一个人有高尚的节操，已属不易，保持节操到老年，几十年如一日更难。故而宋儒朱熹（1130～1200年）慨叹云："保初节易，保晚节难。"（见《名臣言行录》）明·嘉靖进士吴时来，官刑科给事，以弹劾严嵩父子而反招迫害，但他的声望也因之更高。后在万历时累迁左都御史，官高了、禄厚了，于是执政委蛇，只求享福，卒后谥忠恪。故《明史》即有"疏论都御史吴时来晚节不终，不当谥忠恪"（见《于孔兼传》）的千秋贬笔。还有清代杨应琚，字秋水，有贤名。入相后以缅甸债事，致晚节不终。这两个不终晚节的人，都是在春风得意之后（一为累迁左都御史，一为入相）。所以宋朝人称止斋先生的陈传良认为"最贫看晚节，多病得初心"（见《止斋即事》），认为晚年贫寒容易失节，但我却不敢同意这个观点。人禀质就有反逆性的天赋，故而"老当益壮，宁知白首之心，穷且益坚，不坠青云之志"（引王勃《滕王阁序》）者，并不罕见。而一旦得志之后仍能保持晚节者，就少了。自古至今，岂止这吴、杨两人哉。

局外人谈够了，回过来谈谈医务界。医生，尤其是老医

7

生，保持晚节，更加重要。或问医生的节操是什么？很简单，是医德。

一个年轻无名的医生，除非你自甘堕落者之外，必然勤于钻研，力争本领。此外对病人视如亲人，不敢图利，不敢自傲以攻击同行。临诊时则不敢马虎，勇担重任，一心一意为病人着想等等。不论是出于自求上进或迫于求存，甚至是处心积虑为将来的名利，对病家总有好处的，不管怎样总是不叛于医德。有这样的医德加之日积月累的经验积累，经过相当时间后，势必技术提高了，业务发展了，知名度大了，地位升迁了，几十年辛勤耕耘，总算苍天不负苦心人，登上了名医之榜。这个时候千万要头脑清醒一些，"晚节"两个字，也在保持与毁灭的三岔路口。

昔有一双同胞弟兄，幼年贫困，壮年得志。其弟即挥霍享受，兄则依然布衣粗食。兄即以兄长口吻责备其弟，谓："我们是苦中出来的，理当保持美德，切莫叛离过去。"弟即回答："是的，正因为过去太苦，所以今天应该享受。"谁是谁非，各有其理，这个容后思索的问题，恐怕永远也没有一个准确的答案。

因之在这里不能不提醒几位名老中医，你现在对病人的感情怎样？你对首长和五保老人的应付上有没有两样？扪心自问你现在在看病是为了金钱还是为拯救病人于水火之中？你是不是看出你的子女们利用你的知名度来当作摇钱树？是的话，你表示什么态度？以上几个问题，倒是对晚节的保持或不终的试金石。

还有一个问题，笔者竟无法分析，是对晚节有助抑或有害，就是当一个老医生已感觉到思维迟钝，过去的业务水平已经下降到一般水平之下，是不是应该学习运动员的"挂鞋""挂拍"再不遗误于病家。或者好心好意地为了"春蚕到死丝方尽，蜡炬成灰泪始干"（引李商隐《无题》）来流尽最后一滴血。

　　如我衰老到这个地步，是毅然"摘壶"告退。这"摘壶"两字在任何一部辞典上都是没有的，不能不加疏注。运动员的鞋与拍，一直影随其身不可须臾之离，他们的隐退当然把它束之高阁而挂起来。而医生在工作期间，就是"悬壶""挂牌"，所以你要不干了，只能是"摘"。因之，我很希望今后编纂《辞典》时加上一个词目"摘壶"。其解释则可说：医生停业也。

9

医家只能卖医

从出生到死亡，人的一生无时无刻不在享受——应该说是消耗世界上一切物资，这是欠下的债。债应该欠，但也必须还，而且要加利偿还。怎样还？要靠出卖自己的体力或脑力，即使你出卖其他的东西，但也应是你间接的体力或脑力劳动的产物。

作家文人卖文鬻字，科学家出卖科研成果，艺人家卖艺卖技，医家卖医等，多少人把自己的大好年华贡献给事业，这些都是出卖脑力的。还有如《潜夫论·赞学》"倪赛卖力于都巷"等投身于工、农、运输的卖力者，甚至卖血，都是出卖体力以还债。这种光明伟大的还债，都是崇高的。

且看唐·白居易《卖炭翁》"伐薪烧炭南山中"的辛苦劳动；清·曹雪芹《红楼梦》："卖油娘子水梳头"（见七十七回）的只有别人没有自己的品德；清·舒瞻《题杏花春雨图》"廉外轻阴人未起，卖花声里梦江南"的天未黎明就已投身工作的辛勤，以及古往今来"卖命疆场"的将军、战士，不论男的女的、老的少的，都使人肃然起敬。

清·乔莱《过高邮》诗："买薪须论斤，卖儿不计价"。在物贵人贱的世俗面前，我们应该同情这位穷爸爸的"穷且益坚，不坠青云之志"（引王勃《滕王阁序》原文）的不出卖人格与良心，宁可卖掉亲生骨肉。

《南宋市长四记》："靓装迎门，争妍卖笑"的青楼少女，贞节当然已丧失殆尽，人格也严重污染，但良心则未必出卖，比起卖友求荣、卖国图贵的不齿于人类之徒，尚许要高尚清白一等。

医生自古以来，就以"仁心神术"来作标榜，唯有医术可卖。一切左道旁门的收入都是出卖人格与良心的。当然稿费、讲课费、咨询费、审稿费及特殊津贴是属于卖医范畴以内，取之不伤于廉。

古人为了清高或廉洁，也常常把正当的"卖"放弃不干。例如：西汉·严君平，卖卜成都市。只要卖得百文之后，马上收摊，不肯多挣钱以养廉。东汉·韩康，卖药于长安。一天，一个女子来买药，她说起了韩康两字。韩即收摊隐居，因他不愿人家知道他、认识他。南朝·梁·范缜，是一位唯物无神论者，不信鬼神，曾写有《神灭论》一书。当时统治者竟陵王萧子良，是佛教信徒。他派人去说服范缜，放弃无神论思想，并诱以高官厚禄。范大笑并对说客直言："我范缜如果卖论（指神灭论）取官，早就做了中书令和仆射了。"所以我们卖医的同时，更不应忘掉这三位可敬古人的故事。

挂羊头卖狗肉的事，不仅盛行于现代，其实在两千五百年前早已有之，见《晏子春秋·内篇杂下》："悬牛首于门，而卖马肉于内。"医生卖假药，有明、暗两者；明者，假药真卖，贱药贵卖；暗者，对自己并不擅长的病症，理应走马荐贤，但以金钱或面子关系，"不知为知"地胡乱应付，搪塞病人。其危害性，后者更甚于前者。为医者更须扪心自问，有则改之。

不过具体的事情来了，一个真正卖医者的收入低得可怜；卖医德卖人格者，真可日进斗金。其实，这种情况古亦有之，我们应该安于现状，知足常乐。汉·司马迁《史记·货殖传》的"刺绣文不如倚市门"，意即你勤勤恳恳地做，远不及一个娼妓。唐·李百药《赞道赋》说得更痛快，谓："直言正谏，以忠信而获罪；卖官鬻爵，以货贿而见亲！"

好一个"卖"字，竟有这样大的文章。

11

"谢意"的真正价值

　　1994 年 6 月 30 日《扬子晚报》广州 29 日电《中山市试行先看戏后付款》为题的小新闻说："广东省话剧实验剧团，26 日在中山市演出一场'泥巴人'。概不卖票，可以自由入座，演毕观众可自己估价付票价。那天观众 200 多人，收回票款 1780 元。最多一人付 100 元，付 50 元者 10 人，这部分人大多为中老年人。年轻人大多付 10 元左右。当然也有不出一文者。更有甚者，居然在收款箱上做一个扔钱的姿势，拍拍手就走了。"

　　这种看货付钱形式，在现在年轻人眼里当然属于奇事，其实 1930 年之前的医生诊金，就是通过这种授受形式而达到"货银两讫"的。当时医生替病人处方或手术处理之后，病人就送给医生诊金。"丰啬由人"或多或少，绝大部分的医生都不计较。当然也有给得过少或医生胃口大的，可能出现些讨价还价的局面，但也很少很少。当时一般最小的为铜板 50 枚，最大的为 1 元银币。1 个银元相等于铜币 300 枚。这种诊金，普遍地称之为"谢意"，也就是谢谢你医生的意思。当时孔孟之道，在人们脑子里还有相当的地盘，在"王何必曰利，亦有仁义而已矣"（《孟子·梁惠王上》）的思想影响下，于是"赤膊"的钱（指没有用纸张或信封来包装的钞票），在一授一受之际毕竟不雅观，于是把钱用红纸一包，即不算"赤膊"了。红包之名，典故即在于此。

　　之后，上海开始，医生门诊，第一步就要挂号。挂号金很少，仅仅铜币 5～10 枚，事实仅仅买到一个号码，作用在于先到先诊的维持次序而已。真正的谢意，仍然还在诊疗结束时的红包。继之，挂号时即收诊金之法，一直沿用到现在。

　　写到此，不由不回忆我师钟道生老人，凡病家多给了钱，都一一退还其一部分。用他的话，是"我不值这个身价"。故而他的座右贴有一张座右铭，上书："世之贪夫，欲壑无涯……"后阅《放翁家训》，才知道是在这里抄录下来的。

敬　　业

龙飞凤舞

书法家的狂草，能获得"龙飞凤舞"的评语，当然是最高的赞美。可医生毕竟不同于书法家，写起字来绝对不能潦潦草草，必须银钩铁划，一丝不苟，以资药师配药不致误事。但现在很多医生，一心要当书法家，而且比擅长狂草的书法家还要"书法家"。

人谓阎王殿上的叛官手中一笔一纸是"笔点生死"，那么医生处方笺上的狂草，比判官还可怕。因为判官笔下的死者，总是"阳寿已终"的该死者；而医生笔下的死者，都将是死得冤哉枉也的屈死。

至于"桔梗"草得像"桂枝"，"桂枝"草得像"桔梗"，问题尚不致死人。"竺黄"草得像"麻黄"，则乱子大了。回忆笔者从师习医的翌年（1930年），嘉善县一位中医在口腔外用药处方中的"矾石"，草得像"砒石"，配药药工不折不扣地见方发药，倒霉的病人即"拜拜"了。一点也没有离谱地完成了"狂草、照配、死人"的公式。此案当时也哄动了沪杭线上的大大小小城镇。

所以，五六十年前的中医，每味药都要写3个字，如：奎白术、玉桔梗、粉草薢、左秦艽、嫩桑枝、云茯苓、子黄芩、京元参、净麻黄之类；甚至更讲究的写4个字，如：西潞党参、太仓薄荷、蒙自肉桂、叭哒杏仁、绿芦黄连、锦纹大黄、九节菖蒲、水炙甘草之类。如此，则即使出现误笔，也能前后对照而不致错配。当然，现在的快节奏时代，再也不可能回退到过去一套了。但至低要求要写得工整清楚，这一点难道也无法做到吗？

擅写龙飞凤舞的女士先生们，为什么对病人的指责、社会的呼吁、老年医生的教诲，置若罔闻？因为倒霉屈死的不是他（她）自己而是他人。可是也有"玩火自焚"的自食其果者。时在 1926 年左右，浙江督军卢永祥之子卢筱嘉寓居上海，有病，请当地名医治疗。名医在医案中写有"如能心神守舍，则失眠无虑矣"。其中因为龙飞凤舞，把"失"字的第 2 个撇写得又粗又直，形如一竖，最后的一点，小得几乎看不见，好端端的"失"，成了"牛"字。繁体的虑，是虎头下一个思字；繁体的处字，虎头下一个"匆"字。因写得太草，"思"写成"匆"字，于是"虑"变成"处"字。"失眠无虑"变成了"牛眠无处"。考"牛眠"两字，是死人的棺材埋葬之处。现在"牛眠无处"，就是"死无葬身之地"，卢公子哪得不火冒三丈。在怒火冲冠之下，饬家仆们重重地揍他一顿。一位姨太太，更是出名的母老虎，她认为医生要倒卢家的霉气，意欲将一个霉气回送给医生，命阿姨取马桶来套到名医头上。同时坐来的自备包车（高级人力车）也被砸烂了，车夫逃走了。某名医只能眼青鼻肿，带着一身粪臭狼狈逃回家。

不数天，《晶报》上有署名布衣的一副对联送给某名医，联为：

> 鼻肿眼青，换得黄金得偿"失"；
> 龙飞凤舞，招来黑运粪浇"牛"。

上海人称大便为黄金，倒霉称黑运。联固上乘，但亦太谑而虐矣。

"概念化"是靠不住的

"好像已 3~5 年了""可能是受凉吧""似乎在中学时代就开始了""大概在去年还是前年""或许……",以上答词,都是典型的概念化的产物。

考所谓概念化者,是放弃了客观的、实实在在的而是用主观的、简单的、朦胧的、模糊的来代替实事求是。恽代英烈士就最痛恨这样的作风,曾谓:"不要把耳朵当眼睛,先入之见,作为主。"(见《恽代英文集·学生政治运动与入党问题的讨论》)而现在犯概念化错误的人,连耳朵都不用,仅仅凭的是臆测与想当然。而且读书不求甚解的概念化者,着实大有人在,有时笔者也叨陪了末座。

在概念化中,诸葛亮总是比周瑜大得多。盖前者一出场即三绺黑须,周瑜到死也没有出过一根胡髭。其实诸葛亮比周瑜小 6 岁,周瑜 36 岁时谢世之际,诸葛亮仅仅 30 岁。

在概念化中,认为金元四大家一定是活动于同一时代。其实错了。刘完素出生于金·天辅四年(1120 年),享年 80 岁。张子和生于金·天德三年(1151 年),享年也 80 岁,比刘氏小 31 岁。李东垣生于金·世宗大定二十年(1180 年),享年 71 岁,比张氏又小 29 岁。朱丹溪生于元·至元十八年(1281 年),享年 77 岁。以上 3 人中,最小的李东垣逝世后 30 年才诞生了朱丹溪。故这 4 个人时间的跨度有 238 年(1120~1358 年,因朱丹溪卒于 1358 年)之久,哪里能生活在一起。

在概念化中,紫花地丁和黄花地丁,总是豆与豆箕似的亲兄弟吧。但事实上,紫花地丁属堇菜科,黄花地丁属菊科,两者全无丝毫的关联。

19

在概念化中，似乎六味丸和六味汤也像阳和丸和阳和汤一样，同一处方而赋形不同耳。错了。六味丸乃六味地黄丸的简称，为宋·钱乙手订的名方，内容为：熟地、山萸肉、山药、茯苓、泽泻和丹皮。而六味汤为清代《喉科指掌》作者张宗良的常用方，内容为防风、荆芥、薄荷、天虫、桔梗和甘草。二者安能相同。

在概念化中，朱丹溪是滋阴派，应该不用香燥的烁津方药。可是恰恰相反，这首由大燥烁津的苍术、甘温行气的香附以及川芎、六曲、山栀组成的越鞠丸，就是朱氏的得意之作。

在概念化的印象中，凡著书立说，尤其是编著不朽之作者，肯定是年事很高的老先生才能胜任。一部饮誉医林600余年不衰的《十药神书》，当然应出于老先生的手笔。而且叶天士治疗痨瘵血症就是依靠这本书而发家成名的（见《十药神书·程永培序》）。其实，此书作者葛可久是在元·至正五年（1345年）40岁时完稿的。

在概念化的印象里，《诸病源候论》仅仅是一部专谈病理学的理论著作，该不会有什么治疗方法或方药的。其实不然，该书确实记载了一些治疗方药。如："服栀子汤即瘥"（见《寒食散发候》），"急作栀子豉汤"（见《寒食散发候》），"急服栀子汤"（见《寒食散发候》），"藜芦丸"（见《时气候》），"鸡子汤"（见《时气候》），"续命汤"（见《脚气缓弱候》），"越婢汤"（见《脚气缓弱候》），"竹沥汤"（见《脚气缓弱候》），"风引汤"（见《脚气缓弱候》），"理中汤"（见《久冷痢候》）。

因之，我敢说："概念化是靠不住的。"

还不是明日黄花

宋·胡继宗《书言故事·花木类》谓："过时之物，曰明日黄花。"意思是重阳节过后，菊花开始枯萎，即无欣赏价值了。文章也未尝不如此，自己写的东西，当时很是自我欣赏，觉得相当不错，但过了一段时间，即感到一无是处了，更甚是属于时令性的事物。

前天整理书柜，理出 1964 年 7 月 20 日南京中医学院（今南京中医药大学）第 4 期《实习通信》，时逾 25 度春秋，无怪乎颜色已不是白板纸而成为牛皮纸，轻轻一抖，疏脆如出土文物似的。为了好奇，像考古专家那样轻轻地翻阅了一遍，竟然在第 4 版上发现了我的一篇文章。读完之后，感到在今天还很需要写这样的文章。此文还不是明日黄花。

将历史的镜头逆转回到 25 年之前，那时我在喉科（还没有耳鼻喉科）工作，但外科要我去带学生临床实习，其实带教医师已经有两三位之多，增添一个也是多余的。

我的临床作风，可能确是有异于一般；第一，喜欢在病历上画示意图，尤其是对多发性脓肿、脚底上的鸡眼、夏天儿童头上的暑疖等病，画图既能少写许多字，而且还一目了然。我也自信在画图方面是有一定水平的；第二，用方取药，从经方到时方，经常以证选择，一无定章；第三，每一例一份"医案"，喜欢平仄、骈体、四六、声韵等形式，而且所用典故也不少，中外古今想到就用（到今天还是如此），等等，于是深受同学们的好奇。为何说好奇？因为他们看来还不懂，怎能谈得上欣赏。于是一时间，大家模仿，争相传抄我写的医案（即病例）。这样难免刺激了同事，学生也不好好学习而效法于我，的确有些乌烟瘴气之概，领导也难免对我有些微言。

因之，我即写了一篇题为《向临床实习同学推荐一篇医古文》的短文，发表于《实习通讯》上。内容是以东汉·马援《戒兄子严敦书》作楔子，以龙伯高喻我院外科诸位老师，以杜季良以自喻。主要精神是嘱同学向他们学习，如其向我学习，势必走入邪路。因该文尚有一谈之价值，兹将它一字不改地抄录于后：

> 读医古文，一则学习藻词，再则吸收养料，诚一举而两得法也。第刻下所咿唔可读者，独（今注："所咿唔可读者，独"这7个字是多余的）临床实习之际，堪作冰鉴座右铭者缺如。者番推荐，亦雪中送炭之计耳，古文为何？东汉·马援之《戒兄子严敦书》。
>
> 文曰："龙伯高敦厚周慎，口无择言，谦约节俭，廉公有威，我爱之重之，愿汝曹效之。杜季良豪侠好义，忧人之忧，乐人之乐，清浊无所失，父死至客，数郡毕至，吾爱之重之，不愿汝曹效也。"今汝曹执经问难，何处不是杏坛。立雪坐风，遍地皆为绛帐。龙伯高者有之，方非圣法不取，药无根据不用，拘谨审慎，方圆规矩。杜季良者有之，博览群书野典，中外古今，冷方僻药，信手尽是文章，怪补奇攻，得心自有天地。良师满座，何适何从？实则《戒兄子严敦书》早已言之于前，曰："效伯高不得，犹为谨敕之士，所谓刻鹄不成，尚类鹜者也。效季良不得，陷为天下轻薄子，所谓画虎不成，反类犬者也。"
>
> 文固陈旧，意尚深长，诸子有闲，愿君一读。

当然，今天的读者对象，已非25年前我所带教的实习生，而是包括学生在内的青年医务工作者。衷心希望年轻的朋友们老老实实地奠定扎实过硬的中医基本功，切勿好高骛远地搞花架子。

22

大名医的座右铭

有一种文章，目的是为了训戒自己，莫入歧途，常置于案头座位之旁，以资朝夕相见，其名为座右铭。东汉人，少年时曾手刃杀兄之仇者，晚年从政有迹的崔瑗，就是写座右铭的第一个人。

医生的座右铭，笔者也读过不少，但惜无上品。1993年11月29日《报刊文摘》第3版上载有《光环莫再变金箍》一文，非但题辞功力极深，而且言之有物，的确可以起到训戒世人的作用。

内容谓卫冕成功的棋手谢军，在1991年秋从马尼拉折桂归来之后，欢迎会、庆功会、赞美声、歌颂声把她捧得飘飘然上腾九霄，而在1992年4月长沙国内一战，她竟与名次无缘；同样6月马尼拉奥林匹克团体赛中，又被她以前的手下败将奇布迩达妮打得落花流水；几次欧洲热身赛之后，也被"北"风吹回了家；尤其是匈牙利一赛，竟然只拿到了最末一名。谢军毕竟清醒了，在"捧死你"的死门里挣扎出来，从零做起，在这次卫冕战中又夺回了皇冠。

棋的事为什么会联系到医界来，因为我们名老中医的处境几乎与谢军一模一样！在名医们功成名就之后，哪一个不来奉承，其程度恐怕还在谢军的遭遇之上，因为我们的名老中医还有一面大旗，就是"德高望重"。重要的高层次的会议请他，出版书作序请他，医药机构有事请他，焉能不飘飘然？

我很希望老先生们在飘飘然之际，再读一遍《光环莫再变金箍》中的一句警句，即"接连的失败使谢军悟出一个道理，作为一个棋手，其价值就是在于下棋，棋不行，一切的一切都

23

完了。"从中可以悟出一道理，"作为一个名医，其价值就是在于治好了别人治不好的病。你把这个本领丢了，你的一切的一切还能再有吗？"现在我再加一句，除了业务之外，你是不是名副其实的"德高"？更要自我好好扪着良心来回答。

　　我想把《光环莫再变金箍》一篇小块文章，抄下来作为大名医的座右铭，再好没有了。

24

手稿被毁之后

司马迁《报任少卿书》云："悲莫痛于伤心。"《三国志·蜀志·孙乾传》，甚至《晋书·桓温传》亦云："所以痛心绝气，悲慨弥深。"不论什么伤心、痛心、绝气，每个人除非痴呆，谁都无法回避它。我们这一批人最最伤心、痛心的事，是花了几年、十多年、几十年甚至一生的心血爬格子爬出来的手稿，一朝被毁。例如笔者费了 20 年左右心血，写成了一本 50 万～60 万字的《魏塘外科学》，在"文革"中被毁了，仅仅残存 3 万～4 万字。当时我如丧考妣地呼天唤地，迄今仍在"天长地久有时尽，此恨绵绵无绝期"（引白居易《长恨歌》原文）。像这样的人与事，古往今来真不知道有多少？

当然，也有极少数可以用"凤毛麟角"来譬喻的有毅力者，把既已毁掉的手稿，不惜再付出全部心血来复活它。现在我手头的就有两部，而且还是名著。

其一为卢之颐的《本草乘雅半偈》。考卢氏（1599～1664年）为明代钱塘（今杭州）人，生平有不少著作。其原著《本草乘雅》，是在他父亲卢复的《本草纲目博议》一书的基础上，用十年漫长时间完成的。不幸明末战乱中全部佚散而毁。用他自己介绍，谓："会有兵变，挈家而逃，流离万状，诸楚备尝。沿至丙戌之十月，始得生还，而家徒四壁，则板帙之零落殆尽可知已。既慕古人破甑弗顾之意，而仍自怀千金敞帚之思，勉缉旧业"（引《本草乘雅半偈自序》原文）。这样才把已毁手稿回忆整理而成，因已不全，乃称"半偈"。这种精神，既已难能可贵，况且卢氏还是一位全盲者。

其二为费伯雄的《医醇賸义》。考费氏（1800～1879 年）

25

为清代江苏武进人，字晋卿，家居孟河城。此书命运，诚如费氏所言："爰将数十年所稍稍有得而笔之于简者，都为一集，名曰《医醇》……乃灾梨半载，而烽火西来，赤手渡江……自念一生精力，尽在《医醇》一书……坊刻定本与家藏副本，尽付祝融，求之二年，不可复得……追忆《医醇》中语，随笔录出，不及十之二三。儿子辈复请付梓……虽非全豹，亦见一斑，且指速处正复不少……勉从其请，改题《医醇賸义》。"书成于清·同治二年（1863年），当时费氏已是63岁的老人了，而且左足在几年前就已瘫废。

这两位身残年迈者，凭的什么力量而鼓舞其毅力的产生？卢氏谓："不欲自秘其师承"，费氏谓："庶几后学一归醇正，不惑殊趋"。纵然人各有志，但力求中医学术的振兴有后，则俱出一辙。

今天的中国女排给我们
一个良好的教育

　　一个名震全球，曾经"五连冠"的中国女排，在巴塞罗那一役，竟然惨败得丢盔弃甲、溃不成军。还算侥幸，排到倒数第2名，否则"见不得江东父老，"比垓下的项羽更狼狈。其实，胜败乃兵家常事，而且事物有盛必有衰，有生必有死，诚如《朱子近思录》所谓"太极动而生阳，动极复静，静而生阴，静极复动，一动一静，互为其根"的哲学论点。君不见乎花开必谢、月满即缺，谢与缺是无法逃避的事。但如能"好自为之"，则谢与缺还包括着惨败，都可以延迟一些。女排的不能"好自为之"，通过总结，一则以"五连冠"身望自负，目空一切；一则平时纪律散漫，训练怕苦。可高度概括为"骄""娇"两字。

　　一个医生尤其是稍有声望的医生，必须从这个惨败中接受教训，总结与深思。一旦有意或无意地陷入"骄""娇"二气之中，其害比亡首砒鸩还要致命。

　　中医的"骄"，主要表现于不读书、不学习（指医学、药学）、临床敷衍了事、待人盛气凌人、倚老卖老、得过且过，把人民培养的一技之长，视为发财致富的资本。"娇"的表现为无病装病、小病大养、上班可借"老""弱""多病"而大加保养。长此以往，中国女排的苦果也像潘郎过市、"掷果盈车"般向你掷来，掷到你身败名裂，即使不至这般严重，但你向有的知名度就要烟消云散而终于乌有，你上半生拼搏出来的荣誉，将会付之东流！中国女排即使丢掉了上一代的光辉，但还有下一代的可以挣回来，你呢？

　　京剧界有这样一个轶事。谭小培对他的父亲谭鑫培说："你生的儿子这样不争气，把你的牌子砸了，而我的儿子（指谭富英）多么有名气。"同时再对儿子说："你的爸爸真是饭桶，而我的爸爸多伟大！"你呢，有没有谭小培这样的福分？

　　古谚道："打天下难，守天下更难"，中医的守天下，就是不骄不娇。

　　回忆老祖父弥留之际，遗嘱我要知道这八个字，即"骄能丧志，娇可戕身"！

　　愿中医界同仁，好好吸取中国女排载折巴城的教训。

28

对先贤名言也应郑重取用

先贤名言，虽似一鳞半爪，但多饱含着他们毕生经验，不啻吉光片羽，真是宝贵的文化遗产。但也有以所处的时代、环境以及各人背景的不同而未必完全适合于我们今天的实用。例如耳鸣而言：

清·郑曦谓："耳聋肾经之病"（见《医家四要》目次）。仅仅根据理论的固定安排而作出的推理，在临床上未必尽然。耳聋者除一小部分确属肾虚所致外，多数在虚证方面尚有气虚、血虚或清阳不升等，属实证者则更多，如风痰邪闭、气滞、震伤，甚至耵聍栓塞、航空性中耳炎、咽鼓管异常开放等。

明·王纶谓："耳鸣是痰火上升，壅闭听户，有渐聋之机"（见《明医杂著·医论》）。明·李用粹谓："新聋多热，少阳阳明火盛也；旧聋多虚，少阴肾气不足也"（见《证治汇补·耳病》）。明·方隅谓："体虚不足而久聋"（见《医林绳墨·耳》）。甚至《灵枢·海论》亦云："髓海不足，则脑转耳鸣。"都是很片面的观点。

明·赵献可谓："耳鸣以手按而不鸣，或少减者，虚也。手按之而愈鸣者，实也"（见《医贯·耳论》）。事实也不尽然。除鼓膜以外的外耳道炎性病变，的确一加手压其鸣更甚外，其他一切耳鸣不论虚实，加按不加按，其鸣都无变化。

明·李用粹所谓的"忿怒动肝火，则左聋"（见《证治汇补·耳病》），更是不符合临床，不过是想当然地由"肝生于左，肺藏于右"的论点推想而已，临床上很少有其指导意义。

明·张介宾谓："耳鸣当辨虚实，凡暴鸣而声大者多实，

29

渐鸣而声细者多虚"（见《景岳全书·耳证》）。这倒是张氏经验之言。不过以"暴鸣"与"渐鸣"来判虚实，虽有其参考价值，但决非定论。暴聋多于实证，渐聋多于虚证，临床上的确如此。古人对音调与音量两者，辨别尚不太明确，所以，音量大的与音调高的都目为"大"；凡音调低的与音量小的都目为"细"或"小"。张之所谓"大"与"细"乃指音调而言，并非音量，因为临床上的确是音调高的为实、低者为虚，音量大的未必属实，有时音量极大的常见于最虚的人。故而张氏之所谓"大"与"细"者专指音调而不及音量。

此外，对外来噪音能否接受，倒是辨虚实的最好辨证标准，惜乎古人从来没有谈及。凡耳鸣时听到外来噪者，可以把鸣声压低或消失者，为虚。凡耳鸣时接受了外来噪声后，其鸣声更大，伴以心烦意躁者，必实。凭其接受的反应大小，进一步更可厘测其程度，其准确率更万无一失。

金元四大家之首刘河间谓："耳鸣有声，非妄闻也"（见《素问病机气宜保命集·大气为病·火类》17条）。此为鉴别主观性耳鸣（非震动性）与客观性耳鸣（震动性）最具准确率的辨证准绳。

30

考　证

陈士铎和他的三部书

《石室秘录》四卷，《百病辨证录》十四卷，《洞天奥旨》（又名《外科秘录》）十六卷，署名作者都是陈士铎，故人称"陈氏三录"。不过《石室秘录》用的是竹头的篆。

陈氏，浙江山阴（今绍兴）人。生活于清·康熙年间，但生殁日无考，唯知其享年80余岁。嘉庆八年的《山阴县志》、乾隆五十七年的《绍兴府志》等，虽有记载，但都语矣而不详。字敬之，号远公，别号朱华子，自称大雅堂主人。祖父陈安期，颇好方术，云游四川，遇峨嵋山道士，授以秘方，故陈士铎也为道教中人物。

陈有"三录"之外，尚著有《内经素问尚论》《灵枢新编》《外经微言》《本草新编》《脏腑精鉴》《脉学阐微》《辨证玉函》《穴气新编》《伤寒四条辨》《婴孺证治》《伤风指迷》《历代医史》《济世新方》《琼笈秘录》《黄庭经注》《梅花易数》等书，所以他在《百病辨证·自序》中谓："君擅著作"，洵非虚语。可惜以上诸书，现俱散佚。

三录的出版时日，《石室秘录》一序称"康熙丁卯冬至前一日"，一序称"康熙丁卯冬至后十日"，所以是1687年。《百病辨证录》无时日，但根据序文语气，当在1687～1688年间。《洞天奥旨·自序》谓："康熙甲戌仲冬望后三日"，则分明是1694年11月18日。

三录，后人对它评价不高，指责很多，如清·王三尊《医权初编》评《石室秘录》谓："……此书读书多而临症少，所谓文学之医也。惟恐世人不信，托以神道设教。吾惧其十中必杀人二三也……"（见卷上第28篇）《四库全书提要》亦称：

"是书托名岐伯所传，张机、华佗等所发明，雷公所增补……方术家固多依托，然未有怪妄至此者，亦拙于作伪矣。"以上评语，确实客观而公正持平，笔者附议。

有许多学者认为，陈氏之托名古人者，并非存心怪妄放纵，乃出于不得已而为之，因以上许多古人都是傅青主的代名词。

傅青主（1606～1684 年），名山，明末山西阳曲（今太原市）人，字名山，后改青主，自号朱衣道人或石道人。曾受道法于白龙池还阳真人，因之也可以说是道教中人。他工文善诗，精通书面，更深知医学。康熙十七年，政府诏求博学鸿词，李宗孔等推荐傅山，傅山辞谢，皇上不准，强迫以床抬着晋京，终因傅山以死相拒，故而恩准回乡。由于傅山是"扶明灭清"主义中的一个坚强人物，因之就认为陈士铎与傅青主有过这样一层关系。

持有这个看法的有 4 个依据：①两人在康熙年间，同寓北京；②都是道教中人物而俱精于医者，一号朱衣道人，一号朱华人，他们心目中的人主同是明朝，明朝皇帝姓朱；③陈氏著作中有几处论点，接近甚至相似于傅青主；④傅氏为避世逃名的高士，不肯曝露自己的真名实姓，故而陈氏用古人来代替。为什么偏偏伪托黄帝等人，因为尊敬傅氏。

笔者绝对不同意这个臆测，理由有三。第一，傅氏应召之际，早已年逾 70，不可能半夜里飘然到陈氏寓所中来，因为早已步履维艰了，否则的话，清帝为什么用床来抬他呢；第二，少数论点的接近或相似，不可能代表主要和绝大部分，如其一定要指出陈氏的学派，那么可以斗胆地说，是"宗赵养葵（约 1573～1644 年间）的"；第三，最最铁证如山的是《洞天奥旨·自序》："康熙丁卯秋，遇岐伯天师于燕市（即北京）"，及《百病辨证录·自序》："丁卯秋，余客燕市……忽闻剥啄声，启扉迓之，见二老者……"考康熙丁卯，为公元 1687 年，此时傅青主早已谢世 3 年矣。

34

病　灶

病灶，谁都知道是医学常用术语。指组织或器官遭受致病原体的侵蚀而导致的局部损伤者。那么为什么不称病区、病域、病点而独独取用与人身毫不相干的一个炉灶的灶呢？则知者很少。

考"灶"字，主要解释是炉灶也，用以烹煮食物、烧水的设备，不管它是最原始的挖土作坑到现代的煤气灶、电气灶。但它的其他解释也五花八门地繁多。例如：

专事炼丹的丹灶；人称倒霉晦气为倒灶；古时把驻扎的军队撤走称减灶（典出战国时庞涓攻韩，孙膑救韩故事）。以上三者，与灶字的本身，尚有联系，以下则与炉灶的灶已风马牛绝不相关了。如：

战国时葬马用的棺椁，称坺灶，事见《史记·滑稽优孟传》。古人有一种卫生措施，称墐灶，见《管子·轻重己》："教民樵室钻燧，墐灶泄井，所以寿民也。"儿子胜过父亲称跨灶，因为马前蹄上有两个穴位，称灶门，马疾奔时后蹄往往超过前蹄脚迹，跨越过灶门所踏之迹痕，因曰跨灶。

中药以"灶"名者，有：灶马、灶鸡、灶心土、灶额墨、灶突墨等。疾病以"灶"名者有灶尾丹、灶额丹等。

病灶之灶，毕竟作何解释？考灶字除了炉灶之外，还可与"造"字通用，例如《周礼·春官·大祝》的"掌六祈，二曰造……，"这个造字即灶字。

造字，除了造化、制造之外，还有"成也"（见《礼记·五制》的"造就也"）；"至也"（见《孟子·离娄》的"君子深致之以道"）。那么成病、至病的致病之处，当然可称病造了，

35

也就是病灶。

如其再夸夸其谈的话，更可引用《史记·龟笑传》的"卜先以造灼钻"的造，是烧灼最厉害之处，当然比喻炎症的中心点。不过这样的妙论，已失之于"玄"了。

莫把祖国医学遗产言为来之于西医

余曾嘱急性咽炎患儿，多进开水。其母亲夸我："老先生不错，也用西医方法。"闻之使人啼笑皆非。考急性病多进开水，在明·《本草纲目》（1578 年）中言之已详，称为太和汤，能"助阳气，行经络"而又可"取汗"。

其实非徒太和汤，即蒸馏水亦系中国始创。《本草品汇精要》（1505 年）称甑气水，谓："以物于炊饮饭时，承取。"

余要求进修生戴口罩，尔侪讥余"学西医"。要知口罩一物，做自中国元代，事见意大利旅行家马可波罗（1254～1324年）《东方见闻录》中。西医用此仅 90 年，而中国已用了 700年之久了。

病家及进修生固不能苛求，而身为中医者，亦将传家宝送给人家，殊属不该。将传家宝作为舶来品者，远远不止于此。例如：

病房髹漆成浅蓝或浅绿，宗《冯氏锦囊秘录》（1702 年）"青禾绿草，可以养目"之旨。

高脚病床，亦遵《寿世青编》（作者李中梓 1588～1655年）"凡人卧床，当令高，则地气不及"之遗训。

鼻子是胚胎发生最早的器官，为《汉书·杨雄传》第一个道破。《正字通》（明末）谓："人之胚胎，鼻先受形。"

灌肠，最早为《伤寒论》之蜜煎导和《千金要方》之猪羊胆。可知中医用"开塞露""甘油锭"形式通便法早在一千七百年前，一般灌肠也已有一千三百年之久。

导尿，《医事启源》引证《千金要方》（652 年）男性导尿，已有一千三百年。《卫生宝鉴》（1417 年）记载了女性导尿，也

37

已五百七十年。

鼻饲，始于《圣济总录》（1111～1117年）。

世界上第一个人工喉，见于《梦溪笔谈》，时在11世纪。

梅尼埃病，第一个报道的为《仁斋直指方》（1264年），比法国人梅尼埃在1861年才报道此病，早上600年。

《素问病机气宜保命集》（1186年）之"耳聋治肺""鼻塞治心"，揭开了耳咽管阻塞可致耳聋和鼻甲肥大可致鼻塞的致病机制。

《儒门事亲》（1228年），第一个介绍了内腔镜钳取异物的手术。

用圈套器摘除鼻息肉，为《外科正宗》（1617年）所发明，现在全世界都采用这个方法。

耳咽管自我吹张法，开始于《保生秘要》（元末明初）。

道破听力的骨导、气导，是《三因方》（1174年）。

震动性耳鸣与非震动性耳鸣之别的首先发现，见于《素问玄机原病式》（1186年）。

鼓膜按摩术，初见于《景岳全书》（1624年）。

开口器第一次面世者，为《焦氏喉科枕秘》（1866年）。

请君莫把祖国的医学遗产，言为来之于西医。

错　了

　　昔日金科玉律，今朝发现不对了，这叫"错了"。在中医古代人物的传记中错的很多。

　　一、伊尹。大家都公认伊尹是创造汤药的鼻祖，错了。考伊尹出身微贱，以善于烹饪术而获得成汤的信任，登上了宰相的宝座。最后以篡夺王位而伏法。他根本与医药（不要说汤药）毫不相关。铸成这个大错者，是皇甫谧（215～282 年）《甲乙经·序》的"伊尹以亚圣之才，撰用神农本草，以为汤液"。当时《神农本草》是否已完整成书，尚属疑问。所以他的"以为汤液"，仅仅是鸡汤、肉汤的汤液，被误以为煎煮的汤药。

　　二、窦汉卿和《疮疡经验全书》。窦汉卿是针灸医生，事迹见《元史类编》。他根本没有写过外科医书。他仅有几部《针灸指南》《流注指要赋》《窦太师针灸》等针灸学书。《疮疡经验全书》系明代人窦梦麟手笔而托名窦汉卿的伪书。因《古今图书集成》把它收入而误插在宋代著作中，从而给错误地披上了合法的外衣。

　　三、王纶。写《明医杂著》的王纶，大家都误认他是医家。《明史稿·吴杰传》说他是"举进士，迁礼部郎中，历广参政，湖广广西布政使。正德中（1506～1521 年）以副都御史巡抚湖广。纶精于医"。《历代名人姓氏全编》谓其"由进士，除工部主事，改礼部仪制，转主客司员外郎，时鸿胪寺办事通事……升广东参政、湖广右布政……"可知他是一位典型的职业官僚。正因为不是临床家，所以临床经验并不丰富，故李时珍评他的《本药集要》是"别无增益，斤斤泥古者也"。其实他自己也承认不是医生,他在《明医杂著·序》中也称"今方奔走仕途,何暇及矣"。

四、王肯堂。世人一致捧他为名医,其实他和王纶一样,也是大官僚,而且还是学者、书法家、藏书家。《古今图书集成》就这样肯定地说:"士大夫以医名者,有王纶、王肯堂。"《明史稿·方伎传》说他"博学群书,兼通医学"。所以他的医学不过是"兼通"而已。在《伤寒准绳》自序中他也自称:"渔猎于书林,盖三十余年矣。"这个书林,当然内中含有医学。正因为他精于医学,所以动起笔来,就不离乎医学。且看《四库全书提要》就记下了:"其所都郁冈斋笔尘,论方药者十之三四。盖于兹一艺,用力至深,宜其为医家圭臬矣。"他也是"其母尝过疾……乃锐志于方药",动机也一如王纶。至于为什么大家误以为他是名医?《明史稿·王杰传》解答了这个问题,是以其尤精医理,故又附见于方伎传中,所以有识之士还是不承认他是医生的。例如《胤产全书·张序》云其:"若夫云间俞公之授是书,金坛王公之参是书",就把他和松江俞允(字嘉言,洪武进士)这批文人名儒并论。至于当官,他做过检讨,南京行人司副和福建参政等。而他的小楷(有名的抄书家)和文才,在文坛上哪个不知郁冈斋主其人。郁冈斋的藏书也很有名。

五、尤乘和《尤氏喉科》。尤乘与《尤氏喉科》根本风马牛不相关,上海卫生出版社1957版《尤氏喉科》署名尤乘编著,是大错而特错。《尤氏喉科》的真正作者,为无锡尤存隐。考明代御史周青,平一冤狱,当感人感恩之余,赠喉科外用方17张。周传之于外甥无锡尤氏,尤氏即以此发家,传至尤存隐断桃。赘一婿,不肖。婿将此方鬻于《沈氏尊生书》作者沈金鳌及《疫痧草》作者陈耕道之父石泉。从此这17张秘方,广传于世。所以无锡一带,独多著名喉科。

五　　微

阅读清·无名氏的《词林典腋·技艺门·医》，有这样一副联句："上中下药分三等，声色气病察五微。"

上联谁都熟悉，《神农本草经》把120味药称为上药，120味药称为中药，125味药称为下药。而下联的"五微"，找遍了中医文献都没有找到这个词目，并扩大到所有《辞源》《辞海》一类的词书，也踪迹全无。虽然倒也有一个现存的，是诗韵阳平中的一东、二冬、三江、四支、五微、六鱼……中确有"五微"，但和这里的五微毫无半缕相关。就是《增广诗韵全璧》的"微"字之上，也有几个冠之以数字者，但只有三微、六微、七微、九微而独独没有五微。

不管他五微、十微，再向"微"字上来找答案。则微者，不外乎细小、隐蔽、不易被人发现等等。如其把全文联贯起来，大体上不外乎说，不论病者的声音、颜色、神气方面，在病中或病前总有迹象暴露出来，不管它怎样的细小、隐蔽、不易被人发现。

因之想到读过的《素问·五脏生成》有云："故色见青如草兹者死；黄如枳实者死；黑如煤炱者死；赤如衃血者死；白如枯骨者死，此五色之见死也。青如翠竹者生；赤如鸡冠者生；黄如蟹腹者生；白如豕膏者生；黑如乌羽者生，此五色之见生也。"这青色中的翠竹与草兹之分；赤色中的鸡冠与衃血之分；黄色中的蟹腹与枳实之分；白色中的豕膏与枯骨之分；黑色中的乌羽与煤炱之分，可以说是微乎其微、微到了难以区别，这是否称之为分别五色的"五微"。纵然这个解释不至于错误，但终究没有拿出有力的佐证。

41

考《词林典腋》一书，作者所取的资料，不论一词一语、一联一对，都有可靠的根据。故而"五微"一词，不会没有来历，可惜的是我们读书太少而无法知道。

在这里不由自主地想起了自己"书有未曾经我读"及"学到用时方恨少"，不由脱口朗诵了70年前读过的汉·乐府古辞《长歌行》中两句："少壮不努力，老大徒伤悲！"

六　窗

　　清·王燕昌的《王氏医存》十卷中，有"以心治心"篇，谓："养心家以一心疗万病，盖心病则身病，七情俱忘，六窗俱闭，元气浑沦，百脉皆畅……"其中，"六窗"作何解？遍查中医各种辞典也一无所得。即找遍了新旧辞书，也没有它的一席之地。

　　记忆起宋·苏辙有过这样一首诗，谓："六窗渐暗犹牵物，一点微明更着油"（见《七十吟》）。毕竟作何解释？仍难明了。再读明·李贽的《告土地文》中也曾说过："十界同虚，判念便分龙虎，六窗寂静，一棒打杀猢狲。"那么可知典出释家。

　　佛教大乘之法相宗以"体别为正义，六窗一猿"为体一家之譬。因之李贽的"一棒打杀猢狲"自有其可靠的典故。同时也知道"六窗"和"六根"是同义词。

　　所谓六根，乃指眼、耳、鼻、舌、身、意六者困扰人的根。《法华论》："六根清净者，于六根中悉能具足见色闻声辨香别味觉触知法等，诸根互用应知。"因之王氏的"六窗俱闭"等于六根清净。

　　那么为什么用"窗"字来表达"六根"呢？因为一般人不问杂事、不管闲事者，称为"关门推出窗前月"，以门窗喻为耳目，月光比之一切麻烦的事情。因为不关门、不闭窗，麻烦事还要找上门来。诚如宋·元祐间和苏东坡同在杭州做官的毛滂诗谓："酒浓春入梦，窗破月寻人"（见《临江仙·都城元夕》诗）。所以王氏不用"根"而用"窗"自有其道理的。

43

所以"六窗俱闭",就是对外畅开交流的耳、目、鼻、舌、心及思想意识六个窗口,统统关闭起来。闭目养神,两耳不闻天下事,鼻不闻香臭,舌不贪山珍海味,身不入是非之门,思想纯正不作胡思妄想,当然可以"元气浑沦,百脉皆畅"而"又何病焉"了。

"炎"与"黄"

我们是炎黄子孙，谁都知道，但炎黄两字作何讲？恐熟悉者不多了。

炎，是炎帝，即神农氏，传说为上古时人物，他教人以耕耘播种，人类得以生存繁殖。与据说在当时发明了钻木取火而使人放弃茹毛饮血的野蛮生活、享受到熟食的燧人氏；发明了架梁构屋而使人们辞别土居泥穴的原始生活进入避灾避兽而安居乐业的有巢氏并称。此三圣俱有功于世及后人。

继三圣之后，又有轩辕氏，他因时代的进化而"发明"和"创造"的衣、食、行、文化、算历、医学、卫生、保健等更丰富了人们的生活条件，所以这四圣中，他后来居上，其地位和受到的崇拜尊敬也更高于前三氏，尽管这许许多多的发明创造并非自己亲手所干。

炎帝神农，姜姓，因以炎德旺而尊为炎帝。《淮南子·天文训》谓："南方火也，其帝炎帝。"他除了庄稼耕种之外，还遍尝百草，首创药物治病，后人尊为药物之祖。《神农本草经》，实非他的手笔，乃后来经过许多人的撰写、补充，补充、撰写而成的一部药物学，为了纪念他，故号《神农本草经》。

黄帝，为少典之子，姓公孙，居轩辕之丘，故称轩辕氏。又曾居过姬水，即改姓为姬。国于有熊，故又称有熊氏。他与子臣岐伯等共创医学，所以中医即为岐黄之业了。

如此说来，我们医生同样是炎黄子孙，而以医与药的关系，更形近炎黄而成为嫡子长孙了。

45

、丨一

　　写错了字，称写白字；读错了字，称读白字。为什么错字称白字，实在使人费解，找了许多书也没有找到出典。或谓为"别字"的谐音，也有认为借用唐·岑参《送王大昌龄赴江宁》诗中"白首徒攻文"一言来讽刺写错、读错的人，纵然书读到老死，也白读的。

　　平心而论，中国的汉字也太多了，《康熙字典》搜有 47035 个字，《中华大字典》有 48128 个字，谁能全部读过写过，更其是罕见少用的字，写几个白字、读几个白字也不足为奇。但对常用字则不允许写错或读错了，尤其是各行各业人士写本行的常用字。

　　我们乡镇的卫生院不必谈，就是大城市里的大医院、名医院有几个常用字经常写白字。第一是传染病的"染"字，常常多一点，把个"九"字写成"丸"字。考古人染布染纱，少不了水和木制的盆桶之类，故染字有水有木。染成一个漂亮的颜色，也必须反复地染上几回。古人用"一"字代表少数、"九"字代表最多数，故九制熟地、九制大黄丸、九制豨桐丸等的九制不一定真的经过 9 次的精制，也仅仅说明已经通过多次反复的修制。所以染字中的"九"字，也代表多次的染成。如其从水从木从丸，那是什么字？这个"、"不能加。

　　第二个是耳鼻喉科的"喉"字，常常中间多了一个"丨"，把"侯"字写成"候"字。侯是公侯的侯，候是等候的候。一个正常健康的"喉"咙，你若添上一个"丨"的异物，你想它能平安无事吗？所以这个"丨"也不能加。

　　第三，笔者亲眼见到一名老中医，处方笺上把"戌"腹米，写成"戍"腹米，不写"一"而换上一个"、"，那大错而特错了。凡写"、"者为戍，读 shù，是军人防守站岗的意思，如卫戍、戍边之意。而且从"人"从"戈"，一个人旁边加上一条戈，很明显就是站岗守卫的架子。凡写"一"者为"戌"，读 xū，是地支的第十一位戌时。戌腹米来之于狗的腹中，十二生肖中的狗，属戌。故"一"不能错用。

还有人把主任医师、副主任医师的"任"字右旁"壬"，写作"王"，更是司空见惯。王字是三划一竖，而壬则一撇、一长划、一短划，中间一竖。主任的任，不是王而是壬。

"三世"指什么？

《礼·曲礼》："医不三世，不服其药。"意思是这个医生不是"三世"，就不敢吃他的药。此言在医界及病家心目中的确起到相当的影响。这"三世"，指的是什么？

其一：《增一阿含经》谓："三世，云何为三？所谓过去、将来、现在。"道家把三世作为"前生为夙世、今生为现世、来生为来世"。这两首，绝难引用到这里来。

其二：《礼·曲礼》中"去国三世"的疏注为"三世，祖至孙"。所以《中国医学大辞典》就解释为"择其父子相传者，三世也"。照此而言，一个医生不是三代祖传，就没有人来敢吃他的药了。乍听起来很有道理，三代相传嘛，将门之子，势必高明。但再细细思索起来，总感有强词夺理之感。照此一说，即使是老子传的，也还嫌缺少一代。其实自古以来，名医之出于祖传者能有几人，而很多名医都是他本人第一代跨进医门的。

战国时期，赵国名将赵奢，以大胜强秦大军而威震朝野。儿子赵括，确属不折不扣的将门之子，可是用不来兵，打不来仗，"纸上谈兵"的丑闻就出在他身上。三国时期，蜀主刘备，由一个卖草鞋的登上了王位，当然是一等能人，而儿子阿斗却是十足的蠢才。现在京剧名伶谭鑫培的儿子谭小培对父亲说："你的儿子是一个饭桶，而我的儿子（指谭富英）确是一个大角儿。"同时对谭富英说："你的老子为什么是一个饭桶，而我的父亲却是名伶。"从此看来，一个能人不一定有能人般的儿子，而能人也不一定有能人般的父亲。所以三代出名医之论，实足是唯心的。

其三：清·梁章钜《浪迹丛谈》谓："所谓三世者，一曰《黄帝针经》，二曰《神农本草》，三曰《素女脉诀》。《脉诀》所以察证，《本草》所以辨药，《针经》所以去疾。古之医师，必通于三世之书。"梁氏此说，实来之于明代宋濂《赠医师葛某序》的"古之医师，必通三世之书。所谓三世者，一曰针经，二曰神农本草，三曰素女脉诀。"不过这个"三世"，解释起来很感别扭。

其四：清·名士钱牧斋《玉剑尊闻序》内有"周官之六典如故，公羊之三世非遥"句。那么《公羊传》的三世又是何物？乃"所见世""所闻世""所传闻世"三个时代。根据后汉专事研究《公羊传》的何休解释，那是关于"治国平天下"的学问。因为政治家治国与医家治病情同一辙，否则宋·以天下为己任的范仲淹也不会说"不为良相，当为良医"了。所以关于三世的解释，应是一个医生而不具备好的政治家的头脑与手腕，则病人不敢吃他的药了。不过这个解释，还是十分牵强。

其五：汉·董仲舒的解释三世，是："所见六十一年，所闻八十五年、所传闻九十六年，凡二百四十二年"（见《春秋繁露》）。用三世来形容涉世时间（现在说起来是医龄）的长。所以一个医生涉世不长，就不会有人敢吃他的药了。当然必然有人讥笑了，人怎能活到240多年。其实这是古人善于、惯于夸张的笔法，白发尚且可以长到三千丈（见唐·李白《秋浦歌》："白发三千丈，缘愁似个长"句），人也可以夸张到能活两百、三百岁。不过这在严肃的场合，取用这个夸张说法，也是不妥当的。

其六：《说文》："三十年为世"，那么三世也得90年。一个长寿的老医生也无法涉历90年的医龄。笔者认为，一个医生具备了32年的医龄，就是三世之医了。因为这32年的计算，是行医30年，加上一年作为之前的30年中，加上一年作为之后的30年中，两头横跨了三世。

《喉白阐微》是否即《白喉阐微》?

1956年，安徽人民出版社出版的清代歙县人枢扶氏郑若溪著《喉白阐微》，为中医喉科专业文献中的佳作，其《前言》中谓："喉白阐微一书，是清朝嘉庆间安徽歙县郑若溪先生的遗著……原为郑氏家藏秘本，百年来一直秘而不传。新中国成立后，党和人民政府极为重视祖国医药遗产，郑氏后裔中医师郑景歧先生深受感召，毅然将其先代家藏秘本贡献出来，这种精神令人钦佩。"

今读1937年版《歙县志·人物志·方技》第十卷《郑于丰、郑宏纲传》中，已有郑著《白喉阐微》一书。

考郑宏纲，为郑氏喉科第二代，字梅涧。子承瀚，字枢扶，当然为第三代传人。

根据文献记载则《白喉阐微》为郑承瀚所作，而《喉白阐微》为郑枢扶所作。承瀚、枢扶本属一人，则显然《白喉阐微》与《喉白阐微》当属一书。

《白喉忌表抉微》作者

喉科文献中《白喉忌表抉微》一书，虽字数不多，可影响极大，而其为害也更不可小觑。该书梓行后，杜同甲《白喉忌表抉微驳议·自序》所谓"病人误服其方，惨遭冤死，不知著是书者何所仇于喉病之人而必造此偏执之谬说，也尽杀之也"一言，笔者颇感共鸣。

此书作者，仅题耐修子，也有版本作耐修老人。何时人？籍贯何处？是否业医？殊难查考。唯《自序》有谓："嗣于友人处假得郑梅涧先生《重楼玉钥》一书，阅之乃知白喉。"即可知时代在郑梅涧之后，至早是同时人。考郑梅涧为安徽歙县人，清·嘉庆～道光间喉科名医，手撰《重楼玉钥》二卷，梓行于道光十八年，但公开于嘉庆己亥年。原版无名氏《序》谓："先生（指郑氏）秘惜此书，又恐人乘危邀利，故未尝授人。"则撰写杀青更要早些了。至于郑氏把自己的著作，秘不示人一习惯，可以从他的《喉白阐微》一书写成于1797年，冷藏159年直到解放之后，由后裔贡献于安徽省卫生厅，1956年安徽人民出版社出版发行一事可证实。

《白喉忌表抉微·自序》第一句即称"余素未习医"，即可知其非医界中人物。而且把麻黄、牛蒡、前胡等22味药，列为"可畏哉"的白喉一切禁忌之品，更暴露出门外汉的不懂中医"治证不治病"。所以拿"病"来说，从来也没有特效药与禁忌药的。

他既非医生，那么是干什么的？《后跋》："余在奉天，随侍赈坛一载。"当时有一种道教符箓派的一支"扶占台"，十分风行。而一呆即一年，因之可以推测而知，是接近于士大夫的

51

一个有闲阶级。

不过此人文墨则相当有工底，流利老练，绝不同于同一时代多数的好像半文盲写的喉科书。其中如"又鉴于前车"、"蓊蓊郁郁"等词句，非对文字有高度修养者难以写出。所以杜同甲虽然驳斥他的理论，但还是肯定他的文章谓："舞弄文字，颠倒症因"（引《驳议·自序》）。

综合以上概念，他是一个精于文墨的老人（有孙儿），富裕的（有妾）士大夫有闲阶级，懂医而不精，性格固执而又自信。但他的真实姓名，何处人氏，则无从考证而只能存疑于脑中。

困扰于脑子里十分不舒服而没法驱逐的疑团，寄居了40多年，竟然"踏破铁鞋无处觅，得来全不费工夫"。昨偶读1941年《潍县志稿》的"艺文"与"人物"，方知耐修老人，乃籍山东省昌邑县，名孙淦，字丽泉，号筱坪，举人，学问渊博，著作很多，虽未大量梓行，但散见留传于当地者不少。弟孙淇，字左泉，优质生。当时称他们为"二泉"，在文学方面知名度很高。

把以前的推测，再与史料对照，确是十分符合。

古医籍作者之谜

每个人都有这样一个怪脾气，对公开的暴露的事物你一看一听之后，就无所留念了，但对于隐晦的、迷离的、朦胧的或仅见其半面及雾里庐山面貌的悬念者，愈要看一个、听一个明白，不惜时间地去追根究底。

因之对那古医书署以笔名的作者也要搞个明白，一定要考证出是谁？除非索性来一个"名佚"或"亡名氏"，倒也可放弃追究。

要去考证一个笔名的本人，诚如大海捞针，难乎其难。很多作者仅仅是一个民间医生，姓名不上史册，事迹不见经传，你到哪里去找？笔者对以下几书作者的考证，费了四五十年的"留意"与"关心"，也是在"踏破铁鞋无处觅，得来全不费工夫"中一如苏东坡《美蓉城》诗："偶然相值两浮萍"而发现的。难以得到的东西，理应与君共赏。

1.《中藏经》作者是邓处中

《中藏经》3卷，旧题华佗，显然伪托。孙星衍重校"序"中，也承认非华之作。谓："似是六朝人所撰，非后世所能假托。"

闽中仓司刊本，有邓处中"序"文，除详述该书来源之外，并自认为华佗外孙。根据口吻，显然为邓氏所撰而托名其舅父。

邓处中，宋代人，生平里居未详。自号应灵洞主探微真人，似属道家人物。

2.《大明本草》作者是日华子

日华子，宋朝时药学家，四明（今浙江省宁波）人。

53

3.《卫济宝书》作者是董汧

流传到今天的中医外科文献，第一部为《鬼遗方》，第二部即《卫济宝书》。后者共上下两卷，陆定圃《冷庐医话·古书》谓"二十二卷"（卷二），错了。

《四库全书提要》："旧本题东轩居士撰，不著姓名。"其实东轩居士为董汧的笔名。

董，宋·乾道间写成此书的，平生事迹及籍贯无考。《四库全书提要》又谓："当为宋考宗以前人"之说，殊为符合。

4.《理虚元鉴》作者是汪绮石

对《理虚元鉴》，医家评价极高。作者为明末人汪绮石，以其德高望重而人称绮石先生。惜生平事迹无考。

清·嘉庆十八年《无锡金匮县志》谓本书为柯德修所作，非也。柯氏仅仅从汪氏门生赵宗田手中得到原稿，在他主持下刻了此书的第一版（即柯氏版）。之后，在柯氏后裔柯心斋主持下，由陈焱又重刻了一版（即陈氏版）。

5.《白喉忌表抉微》作者为孙丽泉

孙为清代人，举人，精于文学而好道教，故自题耐修子，对医学属门外汉。籍贯为山东省昌邑县。

6.《梅氏验方新编》重刊者为陈蝶仙

在书上署名者，为天虚我生，乃本（20）世纪20～30年代上海有名大工厂家庭工业社的老板。当时牙膏尚未风行，家庭工业社的蝴蝶牌牙粉一统天下，故自称天虚我生的陈蝶仙也颇知名于一时。

54

名医辞典

考名医辞典者也，是人名辞典一族中的一员。

我国最早的人名辞典，首推明代挥金如土建宁（今福建建瓯县）诸生、廖用贤编著的《尚友录》22卷。此书有两个特点：其一，找姓名首字，用诗韵如一东二冬三汇四支等，所以不懂古诗者无法查阅。1982年上海古籍出版社翻印朱起凤《辞通》的查法，就是仿它。其二，笔者认为奸佞之人，一概不入书中，以符合"尚友"之称。"文革"时的文件中，把认为有问题的人物在历史上消灭清除出去的做法，也是仿效它。

之后，还有《续尚友录》，但笔者未见过。

再后，《历代名人姓氏全编》，计32卷。查法仍同《尚友录》。笔者收藏的一部，无作者名、无出版年月、无序、无凡例。凭其为巾箱本、有光纸、石印，可以证明乃民初小书坊所翻印的。

清末，吴荣光（1773～1843年）10卷《历代名人年谱》及1卷《存疑及生卒年月无考》1卷。搜集人物从汉高祖元年至清道光二十三年（公元前206～公元1843年）止。

1927年商务印书馆出版了陆尔奎主编的《中国人名大辞典》。

至于中医的名医辞典，则由明代陈嘉谟《本草蒙筌》（1565年）的"历代名医图姓氏"和李梴《医学入门》（1575年）的"历代医学姓氏"开了先河。两者对比起来，陈氏有赞有图，而且介绍也较详，似乎占了上风。

明·李濂（1488～1566年）《医史》，事实上也是一部名医辞典。搜集名医从医和、医缓开始至张养正止，可知在明·弘治（1488～1505年）以后即不予收集了。这也事所必然，《医

55

史》成书于 1515 年，当然不可能"昔日戏言身后意"（引唐·元稹《遣悲怀》句）。

清·陈梦雷（1651～1741 年）原编，蒋廷锡（1669～1703年）重编的一万卷《古今图书集成》的《艺术典·医部》中有 14 卷（524～537 卷）为《医术名流列传》，起于上古止于明代，共列传者有名医 1334 人。如其单独成书，也不失为一部《名医大辞典》巨著。

1945 年上海龙文书店出版、作者书社发行、许尚文编著的《当代医家传略》，开了为活人立传的先河。该书分两集，上集为"上海"，下编为"国内各埠"，但重点在上海，国内各埠仅仅为陪衬而已。搜集的名医倒也不少，如上海的丁福保、丁仲英、丁济仁、方公溥、方慎庵、朱小南、朱鹤皋、吴克潜、秦伯未、祝味菊、张赞臣、陈存仁、章巨膺、陆渊雷、盛心如、章次公、韩哲仙、谢利恒、严苍山、钱今阳等；国内各埠的有：孔伯华、杨医亚、叶橘泉、赵尔康等。笔者当时仅有乳名与学名，根本没有医名，但也叨陪末座在内，可能老许与我同乡，有意开了后门。或因当时我年虽在而立与不惑之间，但学徒倒已收了几个（第一批健在的有济南卫生学校张琦、上海青浦中医学会钱光耀、上海金山张埝卫生院陆斌文三人，已离休、退休了），看在这个份上请我入席的。这《传略》，虽非巨著，但当时反应很大，事情就出在"生不立传"的封建思想上。有人对此攻击颇多，叶橘泉就反对立传而拒绝，故在叶的介绍中，有"叶氏淡名利，无时下习，编者去函征求小传，辞谢者再"一句可以反映出来。《传略》并有铜板照相，重磅桃林精印，成本奇高，当时没有什么赞助，故而亏空很大。幸而由当时文台怪才子许晚成先生独资经营的龙文书店全部承受下来，盖许尚文为其胞弟。

1956 年人民卫生出版社出版陈邦贤、严菱舟合编的《中国医学人名志》，当时陈氏（1889～1976 年）已 67 岁，年事已高，诚恐此书非陈氏亲自动笔，故而粗糙简随，错误百出。

1982 年卫生部在衡阳召开的全国中医医院和高等中医教育工作会议后创刊的《中医年鉴》中初称"老中医学术经验"后改为"杏林人物"一栏，即为去世的名医立传，同时亦将健在的名医事迹经验相继发表。随着时代的前进，风气的改变，"生不立传"之观念，早已荡然无存了。从此也为喜欢树碑立传者，打开了方便大门。

1988 年 5 月，国际文化出版公司出版李云主编《中医人名辞典》，搜集人名 10500 余人，费了 8 年时间完成了 150 万字，较之《中国医学人名志》的质量，当然不可以比拟了。但是健在的，诚如"凡例"中所谓："现代中医界名人，凡在世者未收。"

同年 8 月，福建科技出版社出版俞慎初教授的《闽台医林人物志》。因系地区性而入"志"者不多，但其录校认真，堪称名医辞典中一部少而精的佳品。

刻下，"生不立传"之门，早已打破，因之这样名医辞典，一如雨后春笋般涌出。当然还是一件好事，在振兴中医事业上多少有些助威。但大多编辑单位，不问你什么人，当几天医生，只需交足审稿费、编审费及包销、资助、赞助的钱，不管你生张熟魏，都可以入座，都是名医。就是你只需花上几十块、几百块钱，就能买一个"名医"的桂冠，那则又从何说起！

57

几个难以解释的医、药、病专用词

　　大夫：唐制，太医院·医师中设有奉医、大夫、太医和署令四个级别。故而北方人称医生为大夫。

　　郎中：宋代医官另设官阶，内有大夫、郎中、医效和只候等级别，所以南方人称医生为郎中。

　　看病：医生治病，为何称看病？因为秦汉时代中医初创阶段，检查诊断的粗糙简单，只有以外表的观察作为重点。例如《左传》谈医和是"秦伯使医和视之"，《史记》写扁鹊有"见垣一方人，以此视病"的功能，治病都是在"视"。中医的四诊，不是也以"望"诊置首位。故而治病可称看病。

　　打针：针是扎的、刺的，为何称打？考打字有许多意义，其中一个是指某一种动作的代称，例如：打水、打伞、打电话等。

　　开疮：中医手术称开刀，当然还包括着开切手术在内。中医称脓肿为疮。开疮者，切开脓肿的简称。

　　望病人：不论礼节性的探望病人，或亲朋好友关心病人，或带有慰问性质的来问候，都在"望望"你的形式下完成的，故称望病人。

　　拜板子：在古代一个人要去告状，不管你怎样，必须先打你二十或四十大板，挨打的当然苦痛十分。疟疾的发作，首先凛寒，继而大热，终而头痛如裂。这个苦痛与打四十大板子相同，故称打板子。

　　忌口：古今中外一样，病人的膳食、菜肴、辅食品，有不利这个病或那种菜的，悉宜禁忌不食，这是忌食。口的主要功能有言语、进食两种，另外如代偿性呼吸、协助双手做些事等

58

当然不作分内之事。故而忌口也者，是指不食还是不语，所指不确，显不妥当。但已成为习惯，错了也能领会原意的。

占阵：把这个病进入痊愈阶段而又再度继发同样的疾病称占阵。占阵无法解释，可能占字为再字的同音字，阵为一阵一阵，犹谓一次一次。再阵者，再一次的发作。

服药：古时以药治病，不一定都是嘴里吃的，如涂的、罨包的、熏的等，还有佩挂在身上的。佩挂在身上的称"服"，《山海经》不少"服之"就是指这个。因之吃药也借称为服药了。

过药：吃了苦味药后，再吃水果或糖来冲淡或解除其苦味，称过药。过字解释很多，其中一个作超过、逾过的意思，例如《史记·外戚世家》的"皆过栗姬"就作此解。所以过药的意思是用适口的甜味超过这苦的味道。

帖：一剂药两剂药，又称一帖药两帖药。古时在书本封面上题有本书书名，称签或帖。每一包药的包皮纸上也应写有药名，这也称帖。故而现在包药的纸包上虽然并没有标写药名的帖或签，但习惯了就把帖字沿用下来了。

59

兑药：买药称兑药。兑字，是兑换的意思。兑药，是用等价的钱来换等价的药物。也谓用小的衡器来做买卖的称兑，如兑金耳环、兑金戒指、兑人参等之类。药也是小分量的交易，故可称兑。

赎药：上海把买药称赎药。考自己的东西，流落到他人手里，再把它拿回来称赎。人的健康也是自己向有的东西，一旦失去健康，想把它拿回来，故称买药为赎，即拿回自己向有的健康。

一字：少量粉剂，古人常用一字来衡量其多少。考古人流通的币制，以铜钱最为时长而面广。它是外圆内方孔的铜质片状物，一面铸有四个字，如开元通宝、光绪通宝之类。凡用钱取粉药在整个面积1/4者，恰巧遮没一个字，故称一字。

子：在中药上面冠之以"子"者，如子黄芩之类。子，乃小也，言其用细小的黄芩。

京：也有药名上冠之以"京"者，如京元参之类。京，大也。是说元参以大者为佳，并非出产于北京或南京。君不见皇帝住的城廓最大，故称京城。

炙存性：在炮制一门科学中这三个字，最难掌握。大凡一个潮湿的药品，在火上烤焦而成为灰烬的话，必然经过"湿→潮→润→干→燥→枯→焦→炭→灰→烬"这十个阶段。所谓存性者，就是在"枯"和"焦"的中间这个阶段。偏于枯的，未能发挥其炙的作用，偏于焦者，药性宣告走失，所以炙存性者，是最最适合的一个阶段。

解㑊

《素问·平人气象论》："尺脉缓涩，谓之解㑊。"

解㑊作何解？相当于临床上何病？分开来解释则解者解散。㑊字没有注释，仅仅出现于两个中医古代病名，"解㑊"与"食㑊"。根据《素问》原注为"寒不寒，热不热，弱不弱，壮不壮。"《奇症汇·心神》的解释为："懈倦困弱，寒不甚寒，热不甚热。恶见人，心惕惕然。或热多而汗出，肢体百骸散解，痿弱而能任持，少气而不欲言左右。㑊（㑊读 néng，困倦虚弱之意）不可以名状。"根据《素问》措词的反映，是有严重的自觉症状，但查不出看不见阳性体征。《奇症汇》的解释十分清楚，即虚弱及疲怠不堪。这种症状，十分常见。上海人对疲乏到极度时，即谓"骱都散了"，这个解字可能即从此而来。

再看食㑊的症状是：恣食善餐而羸弱尪瘦。因之可以知道以疲怠不堪为主症的为解㑊，以能食善餐为主症的是食㑊。如此则㑊之义也明矣，是指神疲尪瘦而虚弱到极顶之谓。同时再与"尺脉缓涩"的"缓涩"来配合，更加相符了。

从临床角度来看，是典型的"湿困脾阳"。实者应醒脾理湿，虚者宜健脾培土。唯临床上虚证多于实证，因之最佳选择的方药，唯四君子汤与三仙汤（仙灵脾、仙茅、仙鹤草）合参使用。其中仙鹤草用来，似乎有些奇特。其实仙鹤草上海称为脱力草，民间用红枣同煮成汤，专用于劳累过度、神疲乏力者。

评　　议

闲话"八纲"

"四诊"这个词目，在二百七十年前就见之于清·林之翰的《四诊抉微》（1723年）中。而"八纲"这个词目，确在过去没有见过。直至1958年7月的《中医诊断学》及1958年9月的《中医学概论》中才替它题了一个官名，称"八纲"。所以1921年初版、1954年再版的《中国医学大辞典》中始终没有"八纲"一词。

纵然在1958年前无"八纲"这一词目，但它的形成却为时很久。《内经》很早提出了寒热、虚实的概念。汉《伤寒论》中，用阴阳、表里、寒热、虚实概括及区分病证。明·张介宾则提出以阴阳为"二纲"、以表里、寒热、虚实为"六变"。清·庆云阁《医学摘粹》中特别强调寒证、热证、表证、里证、虚证、实证等，基本上八纲的轮廓已具备。自提出"八纲"词目之后，随着辨证论治学术地位的确定，"八纲"在辨证论治中的核心地位及重要作用得到了充分的肯定。

"八纲"一词，在1958年前，似乎没有见过。同时再回顾一下在它之前的当时目为最有权威的中央人民政府卫生部主编的、供北京中医进修学校使用的1952年《中医进修讲义·诊断学》中也没有"八纲"两字。直到《中医诊断学》、《中医学概论》出版后的1973年《中医名词术语选释》中，才正式收有"八纲"一条，并谓："在临床上运用这八个纲进行辨证，叫八纲辨证。"1979年《简明中医辞典》亦把它作为一个正式词目而搜集在内，并解释为"辨证的八个基本要领"。从此起，"八纲"这个词目，在中医学领域里人尽皆知。

"八纲"中这8个字凑在一起的来龙去脉，可能缘于程国

65

彭（1620～1690 年）《医学心悟》的"病有总要，寒热虚实表里阴阳八字而已。"程氏也仅仅称作"八字"而未称"八纲"。不论八字也好八纲也好，凑在一起，决非程氏的心血来潮或面壁九年而偶然得之的，乃也在前人学说中撷取及组织而成的。它在临床上服务了几百年，真是功不可没。

但是，"八纲"的提法有相当不妥之处。其一，阴阳的列入，是错误的。考阴阳的地位，诚如《易·系辞上》所谓："阴阳不测之谓神。"疏曰："天下万物，皆有阴阳。"所以阴阳断不能与表里、虚实、寒热站在同一阶梯上。它是其他六"纲"的统帅。也可以说"阴阳"属"纲"，其余六者都是"目"，"纲"与"目"绝对不能混杂，所以八纲中绝对不能列入阴阳。张介宾以阴阳称"二纲"，以其他六者称"六变"，是很有道理的。

其二，把标本丢失了，属于失误。《素问》第 65 篇就是专论标本的《标本病传论》，还有《玉真要大论》的"六气标本，所以不同"，《灵枢·师传》篇的"春夏先治其标，后治其本。秋冬先治其本，后治其标"，《病本》篇的"先病而后逆者，治其本……先病而中满者，治其标"，等等，对于标本《内经》里一再强调它的重要性。元代张仲深在他的《子渊诗集》中也有一句名言，谓："欲探六脉致调和，曷审三因正标本。"李东垣《试效方》展卷第一句话就是"夫治病者，当知标本。"明代医书，更多把标本列为重点而写有专章，如盛寅的《医经秘旨》、朱丹溪的《丹溪心法》、李汤卿的《心印绀珠经》等。张介宾更强调："治病之本，尤以求标本为首务"（见《景岳全书·传忠录》）。他们所以不惜笔墨来讨论，正是证实它在诊断中的重要性。所以后人有理由来责备程国彭在拟订"八纲"时的疏忽遗漏。比程晚生 73 年的何梦瑶（1693～1783 年），毕竟头脑冷静，把标本归队于八纲中，与虚实寒热说、表里论、阴阳论，骈肩并立，隐隐约约透露出一个"十纲"轮廓。

其三，笔者十分欣赏"十纲"，但必须删去阴阳，补添"体""用"两纲。体，《易·系辞上》谓："故神无方而易无体。"疏："体，谓形质之称。"用，范缜（450～510年）《神灭论》中解释得很清楚，谓："形者神之质，神者形之用。是则形称其质，神言其用。形之与神，不得相异。"佛家也有"体灭"与"用灭"之分。在医学上第一个人提到"体""用"者，是李东垣（1180～1251年）。在他的《脾胃论·五脏之气交变论》中谓："鼻乃肺之窍，此体也。其闻香臭者，用也。"

人的机体就是器质与功能两者的高度结合，故以医务界对病就分为器质性和功能性两大类。这里的体，就是器质；用，就是功能。我们根据"体""用"两纲，更容易而准确地掌握体者，可考虑手术；用者，坚信重恃药治。

因之，笔者在自己的著作中，毫不客气地把四诊加入查诊，改为五诊。在原来八纲中删去阴阳，加入标本、体用，成为：虚实、寒热、表里、标本、体用为十纲。把四诊八纲，改调整为五诊十纲。我想不会遭到同仁们反对的。如有商榷，请赐教言。

67

非议的非议

对某一个人、某一件事、某一本书或某一个学派的指摘、谴责甚至贬诋，称为"非议"。这种非议而非之合情、议之得当、贬之有理，当然大大有益于后人。但也有抱有偏见、标榜自己的非议，我们有义务、有权利地也还他一个非议，这是"非议的非议"。

中医自金、元以来派别殊多，因之非议也不少。出之于一般人之手，倒也不过一笑置之，如其出于名人笔下，则影响可大了。因之对待名人的不正确非议，更需要非议的非议。在这里举三个大名人不正确的非议。

其一，吴鞠通在《温病条辨·中焦篇》中批评吴又可滥施攻下，妄用承气，谓："吴又可用大承气汤者，非是。"同时我们再打开吴氏《温疫论·上卷·注意逐邪勿拘结粪》来核对一下，他写得清清楚楚，上承"经"旨，下符临床，论堪证验，从来也没有丝毫"非是"之处。

其二，张介宾的玉女煎，也是一张有名验方，三百年来驰骋于临床，建树了不少功勋，即以口腔病来讲，更是倚之为特效之方。但不知怎样陈修园在《景岳新方砭》中谓："仲景用石膏汤中……俱极神妙。景岳竟与熟地、牛膝同用，圣法荡然。且命名曰玉女，自夸中露出不祥之兆。闽南风俗，人死，戚友具奠烛者，俱书于烛上曰'金童去引，玉女来迎'。余目击服此煎者，无一不应此兆。"陈氏此议，太言之过甚了！石膏与熟地、牛膝的同用是"圣法荡然"，那么反问一声"圣法"是怎样说的？"荡然"又在何处？我恐陈氏亦无言可答。陈氏目击服玉女煎者，必应"玉女来迎"之兆，那么"一无顺利"

68

的四逆汤与"一杯黄土"葬斯人（引《史记·张释之冯唐列传》语）的黄土汤，服了之后，也是"无一不应此兆也"吗？

其三，《医宗金鉴·外科心法要诀》置于首位第一张方剂的仙方活命饮，确是一首经得起考验的良方。用于急性扁桃体周围脓肿，凡发病到进药在 24 小时内者，消散（吸收）率达 100%，48 小时内者达 90%以上，72 小时内者接近 50%左右。但在张山雷的笔下竟然成为"一无是处"的害人方。《疡科纲要·治疡药剂总论》："制方者，乃预设一通治百病之成见于胸中，宜其肤浮芜杂，一无是处，而乃大张其名，眩人耳目，一则曰仙方，再则曰神授，自诩神通，适以彰其妄诞而已。今试以仙方活命饮一方而论之，药用……十三味……似此温凉并进，揉杂成方，而曰治一切痈疽，不论阴阳，宁非大谬。"张氏利用其生花之笔，写来娓娓动人，这篇评议竟成了一篇讨逆檄方，骆宾王而地下有知，一定自叹《为徐敬业讨武曌檄》的锋利我不如君。其实张老先生对仙方活命的评价也太"过正"。你谈到"温凉并进"，则一味大凉、一味大温组成的交泰丸如何评价？"揉杂成方"，那么对三补三泻的六味地黄汤又作怎样评价？事实上方不厌杂，只要配合得宜就是良方。至于"乃预设一通治百病之成见于胸中"，似乎更难接受，根据《医宗金鉴·外科心法要诀》谓："此方治一切痈疽，不论阴阳疮毒。"很清楚它仅仅治痈疽疮毒，绝对不是"百病"，乃是百病、千病、万病中的一个病种而已，"通治百病"似乎太曲解了，它还是一首典型的专病专用药方。

贤如吴、陈、张三公，难免尚有失之公平的偏激之言，遑论我等达理不多、修养不深的人。以上数言，很可能导致几篇非议的非议的非议，更事在意中。

病名"官司"

中国人对称呼的"名",是十分重视的。"名不正,则言不顺"一语,尽管很少人知道是孔夫子的话,但对此言却十分熟悉,而且经常去引用它。荀子还为它写了一篇《正名篇》,论述名实,主张"定名而实辨""制名以指实"。他的意思指概念与实际的联系。

正因为"名"太重要了,勿怪中医界内病名用中医的还是西医的之争,从 1959 年 4 月在成都召开编写中医教材计划和具体分工会议开始,到 1993 年 9 月北京"中医各科病证诊断疗效标准统稿会",虽为时已达 35 年之久,仍然争论不休。每一次争论,终以主张用西医病名的失败而告终。

两者争议一开始,江苏最轰轰烈烈,笔者的立场很坚定,是主张用西医的——不,是用现代的。所有一切病名,是共有的,美国人能用,日本人能用,中国人为什么不能用,所以属于全人类的,绝对不是西医的专利权,更不能说是"西医的"。反过来说,中医的病名也有世界性的,例如现在西医也常称中风、梅核气等,中医也从来没有提出抗议,说西医侵犯了中医的专利权。同时西医也不会因此而失去西医特点与身价,更没有变为中医。

可怜是我们主张用现代病名者,每次争议没有半次获得过胜利,真不折不扣的"屡战屡北"。但我这个败军之将,依然还要"屡北屡战"。

主张用中医病名,而且越纯粹越好。理由是充分的,这样才可以保持中医的特色,否则中医就没有了。其实主张用现代病名的,也有理由,否则也不会拉锯战竟打了 35 年之久。

现在请听听主张用现代病名的理由：

一、首先应明确，与中医传统病名对峙的，不是西医病名，是现代病名。时代的轮子永远不会停止向前转动，任何事物都非静止的。例如古人称居处之所谓：府、第、邸、宅等，现代则概称宿舍或家。古代称人为大人、相公、老爷、阁下、仁兄，继之为君、先生、同志，现在社会上还有把宿舍称之为府、第，把先生称为大人、相公、老爷的吗？

二、《内经》上把乳突炎左侧称天疽、右侧称锐毒，把颈淋巴结炎左侧称马刀、右侧称侠缨。现代则前者称乳突炎，后者称颈淋巴结炎，多么达意与精炼。假如今天你对病人说"你害的是侠缨"或"你害的是锐毒"，病人懂吗？

三、保持中医的特色与优势，全在乎技术上。一个擅用西药的中医尽管病名用的是纯粹的中医传统名称，这种"名存实亡"的中医，能承认他是好中医吗？我就是完全靠现代化的检查〔故我把"四诊八纲"衍化为"五诊（望、问、闻、切、查）十纲"〕及全部用西医病名。但是转业到耳鼻喉科以后的20多年中，从来没有用过一味西药，连吊盐水都严格禁用。"理法方药"运用得十分认真，就是现在在临床上绝迹已四五十年的传统医案，每诊治一个病人都要写上一份，天天如此，年年如此，直到今天，有谁敢说我是已蜕化为西医的假中医？

四、要保持中医的特色，必须在技术上去追求。有这样一位朋友，买了一台高档的电视机，外边的包装当然也十分讲究。当这位朋友在路途中，电视机被人从包装里偷去了，塞进一只坏的。那位朋友抱着一个徒有其表的电视机包装回家，还自鸣得意地夸耀他买到了一台高档电视机。现在不抓中医技术的质量，徒事死保古老病名，和这位朋友有什么两样？

五、保留古老的病名，说是保留中医的特色，那么现代中医穿的白大褂，用的是钢笔墨水，写横方无医案，药量用克不用钱，出诊坐汽车，但他的四诊八纲、理法方药用来毫不含

71

糊，你能就现象而说他是个变质的中医或不是中医了吗？

六、我们现在口口声声要把中医推向海外国际，如其把白喉称天白蚁、白塞综合征称狐惑、糖尿病称消渴等，外国人能顺利方便地接受吗？

七、"推陈出新"是难能抗拒的规律，也是发展与进步的反射。例如《素问》仅有聋与不聪两个病名，《诸病源候论》新添风聋、劳聋、久聋；《月令方》又添干聋、虚聋、热聋；《千金要方》添气聋、毒聋；《医心方》添聍耳；《圣济总录》添聍聋；《本草纲目》添肾虚、热甚、病后、老人等聋；《图经本草》添耳闭；《东医宝鉴》添湿聋；《冯氏锦囊秘录》添失听；《张氏医通》添乍聋；《医彻》添耳背；《本草万病针线》添不听；《外证医案汇编》添失聪。那么今天为了中医事业的前进而采用现代化的病名，何错之有！

有充分理由而屡吃败仗，其理由很简单，就是中国人有一个传统习惯，老祖宗的一概不能动一动。正因为这样，一个讽刺性的喜剧就出现了。1957 年《广东中医》第 2 期有笔者"谈疽"的文章，在尾语中总结出一个概念，"疽"有两种，无头的是痈，有头的是发。1958 年我院（原南京中医学院）编写《中医学概论》（今已 3 次再版），笔者在"外科的分类"中"疽"的分类原则是"一种发于肌肉之间，初起就有脓头……是有头疽，例如脑疽、背疽之类；另一种发于筋骨之间，肤表没有脓头……是无头疽，例如附骨疽、穿踝疽之类"。但有头疽和无头疽属新名，在当时被删了。1960 年为（原）南京中医学院护士学校写的《外科教材》里毫不含糊地写上了"有头疽"和"无头疽"两个新病名。这两个新病名为何很顺利地推出？其一是新旧病名之争，仅仅 1 年，知者很少。其二，该教科书，上课是我、备课是我、撰写是我、审稿是我，最后定稿还是我，真是不折不扣的"一手遮天"。1985 年外科权威文献顾伯华教授的《实用中医外科学》，也引用了"有头疽""无头疽"之后，这两个新病名渐渐为大众所熟悉。1987年我院（原南京中医学院）《中医学概论》第3版问世，在《脑疽与背疽》一节中，以"有头疽""无头疽"的确是很好的新病名，但又恐这两个病名是本院干祖望的"私货"，"不知者不罪"，别人的书都可以用，但我院一用之则难免有"犯讳"之嫌了。在"弃之可惜，用之犯讳"之下，使出一个聪明的花招，在第432页的"说明疽的特点是在一个红色肿块上有很多脓头"之下，加上一个括弧"（俗称'有头疽'）"，事实也真是如此，出之于"俗子凡夫"的笔下。现在用的人很多，可能都认为是传统的中医病名哩。

最后我们温习一下，古人对"名"的看法：宋代曾被范仲淹推荐为试太学助教、人称盱江先生的李觏曾谓："人之内不充而惟外（指名）之饰焉，终亦必乱而已矣"见（《李觏集·礼论后语》）。清代学者倪瑞璇也谓："人生重贤豪，不在名字美"（见《四弟恳予易其名字》）。此两公之言，确能使争议的两方头脑清醒一些。

73

头痛医头、脚痛医脚似地治疗
"公费超支症"焉能有效！

"公费超支症"，年复一年地蔓延扩大，进行性发展已到了病入膏肓的程度，虽然几年来各地、各单位费了九牛二虎之力以治疗，看来收效极微。为什么毫无起色？无他，没有一张"辨证论治"的良方耳。

虽然有些地方，似乎有所好转，但也不过暂时性地减轻一些症状而已。本症最好的药方，300年前陈士铎早就开出。是《石室秘录》卷一的第22个方法"治本法"。原文为："天师曰：本治者治心肾之法也。人非心不能宁静致远，非肾不能作强生育。"今可改为："干老曰：本治者，治医生之法也。方非医生不能处撰，药非方笺不能拿取。"现在的千方百计都在病人身上打主意，对根本的医生方面置之未顾，真是"只求润枝泽叶而不思灌溉根柢"！

造成超支，医生听从病人予取予求，甚至搭车冒户，这是有目共睹。还有的医生水平极低，盲目用药，非徒病程延长而用药更多，而且"实实虚虚"而小病变大、轻病转重，个中浪费，谁能得知？这种暗的比明的更严重、更浪费。

"本治法"很简单：

一、医生处方，必须在病历卡上写明什么病、用什么药、签字。其实这是一般常规，可是现在很多的都不做了。同时在初诊时，附发一张"报销证书"。医生病历卡填好、处方写好后，在这"报销证书"写上"×月×日，什么病、什么药"，最后签上医生姓名。十分方便，医生增不了多少麻烦。病人凭此证到单位报销。如单位认为"可疑"者，可拒绝报销。为对病人负责起见，可以由"报销证书"而"病历卡"而处方笺，三者核对。万一三者对不起来，可以拒付，其费由医生担任。这个最方便的举手之劳，永远也没有七八十岁老人用调经丸、三岁小孩用参茸大补膏、高血压老病号用六神丸等怪事发生了。

二、接受报销单位的会计处，每次报销，必须三者（报销证书、病历卡、必要时的处方）核实，然后接受报销。如其未做到这项工作者，以后一切责任由他负责，包括经济账在内。

三、医疗单位的药房，应抽出一人，专门接待各单位来查阅处方及有关咨询，协助做好这工作。

这个方法，仅仅需多印一份"报销证书"、接受报销单位的会计师审核"三者"的手续和医疗单位药房增添一位专职人员之外，一无麻烦可言。对于临床医师而言，除需增加"报销证书"的填写外，其余都是分内的事。这样做对医疗单位与本人也平添了许多好处，对提高医疗质量也大有帮助。

以上不过是笼统的、纲领的、原则的建议，如其细细深入思考、扎实地照此执行，那么更有许许多多优点可发现，尤其是在对中医医疗质量的提高方面。

75

人　物

杏林园里道家多

打开《内经·素问》第一篇就是"上古天真论"的道家语言。《云笈七籤》之"天真地神,三界齐临"可以证实。而且《内经》一书,也已被《道藏》所搜纳。黄帝本身就是道教的鼻祖,他与老子合称"黄老之学"。因之历代中医界中道教人物及研究道教、崇拜道教者颇不乏人。

这一批道教信徒,大多取上一个道教气息极浓的字号,最多的为"子"。其子之多,真是恒河沙数。现将搜集一下东晋以后至今一千六百多年中的名医,也已可观了。兹将按年代顺序予以介绍:

抱朴子:东晋·葛洪(284～364年),江苏丹阳人。代表著作有《抱朴子》20卷、《肘后备急方》8卷。

少室山达观子:李荃,籍贯、年龄、生平无考。道士。著有《黄帝素问阴符经》1卷。

启玄子:唐·王冰(710～804年),籍贯无考。曾有师事孟诜(621～713年)一说,但有疑问,盖当王冰3岁之际,孟诜即逝世。除著有《玄珠密语》之外,在整理唐以前医籍方面,立下了不朽的功绩。

东瀛子:唐·杜光庭,字宾圣,浙江丽水人。事天台道士应夷节为师。代表作为《玉函经》。

日华子:五代时田大明,浙江省鄞县人。代表作为《日华子诸家本草》,即《大明本草》20卷。

无求子:宋·朱肱(1050～1125年),浙江省吴兴人,字翼中。代表作《南阳活人书》22卷。

宗真子:金·刘完素(1120～1200年),河北省河间人,字守真。为金元四大家之一。代表作有《素问玄机原病式》《素问病机气宜保命集》《宣命论方》等。

云岐子：金·张璧，易州人。为张元素子。代表作有《脉谈》《医学新说》《伤寒保命集》三书。惜前两书已佚。

洞虚子：元·王珪，字均章，湖南黔阳人。年未四十，即弃官隐于虞山修道。著有《泰定养生主论》16 卷。是礞石滚痰丸的发明者。

原阳子：明·赵宜真（？～1382 年），河南祥符人，道士。著有《秘传外科》1 卷。

梅孤子：明·高武，浙江鄞县人。代表作为《针灸聚英》5 卷（内第 4 卷分为上下两卷）。

涵虚子：明·朱权（？～1448 年），安徽凤阳人，号臞仙。代表作有《乾坤生意》2 卷和《延寿仙方》4 卷等。

生生子：明·孙一奎（1522～1619 年），字文垣，安徽休宁人。代表作《赤水玄珠》30 卷、《医旨绪余》2 卷及《孙氏医案》5 卷，人称《孙氏三书》。

参黄子：明·吴崑（1552～1618 年），字山甫，号鹤皋，安徽歙县人。代表作《医方考》6 卷和《脉语》2 卷。

通一子：明·张介宾（1563～1640 年），生于四川绵竹县，后居浙江会稽（今绍兴市）。代表作为《景岳全书》64 卷。尚有《质疑录》1 卷、《医家心法》1 卷。

医巫闾子：明·赵献可（约 1573～1644 年间），字养葵，浙江鄞县人，精命门学说。代表作为《医贯》6 卷。

元元子：明·施沛，字沛然，上海松江人。代表作《祖剂》4 卷，成书于明·崇祯十三年（1640 年）。

悟真子：明·龚廷贤，字子才，号云林，江西金溪县人。著有《云林神彀》4 卷、《寿世保元》10 卷之外，还有 6 部名著。

飞霞子：明·韩悉，字天爵，晚年改名为白自虚。四川泸州人。代表作有《韩氏医通》2卷。

如虚子：明·龚居中，字应园，江西金溪县人。代表作为《红炉点雪》4卷，为世界上最早的一部肺结核专科书。

浩然子：明·王宏翰，字惠源。原籍上海松江，后定居苏州。著作很多，代表作为《医学原始》11卷，还有《四诊脉鉴》《性原广嗣》《古今医史》《古今医籍志》《伤寒纂读》《病机洞垣》《女科机要》《幼科机要》《本草性能纲目刊补》等。他是一位无鬼论者，在其《古今医史》中力斥传统鬼神之说。

朱华子：清·陈士铎，字敬之，号远公，浙江山阴人。生活于清初康熙年间（1662～1722年），但生殁日无考。他著作很多，但现存者有《百病辨证录》14卷、《石室秘录》4卷、《洞天奥旨》（又名《外科秘录》）16卷三书，人称《陈氏三录》。

生阳子：清·祁坤（1610～1690年），字广生，号愧庵，浙江山阴人。代表作为《外科大成》4卷。

普明子：清·程国彭（1620～1690年），字钟龄，原名山龄，安徽歙县人，晚年隐居普陀。代表作为《医学心悟》6卷、《外科十法》1卷。

81

中华子：清·沈德祖，字王修，上海人。著有《越人难经真本说约》4卷、《金兰论指南集》1卷。

青溪子：清·汪琥，字苓友，乾隆间江苏长洲人（今苏州市）。著有《伤寒辨证广注》14卷、《养生君主编》3卷。

玉楸子：清·黄元御（1705～1758年），字坤载，号研农，山东昌邑人。虽然两目失明，但著作其丰。以《灵枢》《素问》《难经》《伤寒》《金匮》的五部《悬解》共56卷为其代表名著。此外还有《伤寒说意》11卷、《长沙药解》16卷、《四圣心源》10卷、《四圣悬枢》5卷、《素灵微蕴》4卷、《玉楸药解》8卷、《周易县象》8卷。

定定子：清·王维德，字洪绪，号林屋山人，精外科，江苏吴县人。代表作有《外科证治全生集》一书。也即外科派中全生派的鼻祖。

砚云子：清·费伯雄（1800～1879年），字晋卿，江苏武进孟河人。代表作为《医醇賸义》4卷。

惕厉子：清·张振鋆，原名醴泉，字筱衫或小山，江苏宝应人。代表作为《厘正按摩要术》4卷及《喉痧正义》1卷。

以上仅仅为知名度很高或较高的名医，如根据各地方志来统计，则不知还有多少。还有不少称为"山人"者，但都不一定是道教中人物而未予搜集。至于"道人"，则不折不扣较之"子"者，道行更高一层。如：

蔺道人：唐代道士，虽然乡里时代及事迹无考，但有《仙授理伤续断秘方》一书，传流至今。

可可道人：元·徐泰亨（？～1333年），浙江龙游人，字和甫。著有《效方》3卷。

石室道人：程羽文，籍贯及生平事迹无考。著有《学海类编》，现佚。

瑞南道人：明·高濂，字深甫，浙江钱塘人。代表作为《遵生八笺》20卷，为一部以养生保健为主要内容的医书。

休道人：明·陈宏烈，字伯襄，浙江慈溪人。著有《医学艺余》8卷。

愚谷道人：明·汤哲，字浚中，江苏嘉定人。著作颇丰，其代表作为《医学渊珠》8卷。

花月无边道人：明·沈之问。嘉靖间（1522～1566年）人。虽然一切史料无考，但他的《解围元薮》4卷，传流很广。

溯洄道人：明·俞桥，字子木，官至太医院判，浙江海宁人。撰有《医学大原》2卷。

梅痴道人：明·周履靖（1573～1619年），字逸之，浙江嘉兴人，善养生修道。著有《夷门广牍》及《益龄草》两书。

朱衣道人：清·傅山，字青主。山西阳曲人，被后人从他的医书中辑出有《傅青主女科》等。

守丹道人：傅眉（1628～1683 年），傅青主长子，字寿髦。以医隐居于乡，克守父亲遗志。

梦觉道人：清·周学霆，湖南邵阳人。精修黄老之学。著有《医学百论》2 卷。

也痴道人：清·黄元裳，上海川沙人，好读书，嗜藏书，丰医德。著有《内经集注》4 卷。

梅庵道人：清·卫之松，江苏嘉定人。专治疑难杂症，有名于乡。

耕道人：清·钱士清，字耕山，祖籍江苏苏州，侨居浙江嘉善。撰有《伤寒合璧》等书。

冰一道人：清·金理，字天和，上海人。撰有《原原图说》2 卷。

雪道人：清·陈稽，字几山，号雪庐，浙江仁和县（今杭州）人。撰有《雪道人脉纂》4 卷。

道教中道行最高者，称"真人"。这批真人中更多精通于医。如：

孙真人：众所周知的唐代大医孙思邈。享年 141 岁（凭干祖望撰南京大学出版社 1995 年出版的《孙思邈评传》考证为 541～682 年）。两部《千金方》作者。

华阳真人：唐·施肩吾，字希圣，号东斋。元和十五年（820 年）状元及第后，即弃家入山修道。撰有《养生辨疑诀》1 卷。

琼瑶真人：宋·刘党，道士，生平事迹无考。撰有《不自秘方》1 卷及《紧要二十四方》1 卷两书。

尹真人：宋时道士，名尹喜。著有《黄庭秘言内景》与《黄庭外景经注》。

应灵洞主探微真人：宋·道士，名邓处中。《中藏经》的真正执笔者。

紫虚真人：宋·崔嘉彦。淳熙间（1174～1189 年）甘肃天水人，侨居江西南昌，后隐庐山修道。著有《脉诀》1卷。

长春真人：明·刘渊然，江西赣县人，为祥和宫道士。撰有《济急仙方》1卷。

洞元真人：明·李守钦，字肃庵，河南汜水人。著有《太素精要》及《方书一得》。

通妙真人：明·江西雩都县（今赣州市）人。为长春真人弟子，得授道录司左元义，后升左正一（俱为道教高级职称）。著有《青囊杂纂》。

崔真人：明·崔孟传，字朴庵。山西襄陵县（今襄汾县）人。万历间（1573~1619年），太后病范，众医束手，真人经治而愈。

一贯煎与魏玉横

一贯煎，乃清代杭州名医魏玉横（1722～1772年）手订。他目睹胁痛、胃脘痛及疝瘕等症，每用香燥药可获成效，但不宜久服，久则流弊丛生，故而自拟一方，称一贯煎，取意于《论语·里仁》："吾道一以贯之"的一贯万机，靡所疑惑。药物有沙参、麦冬、地黄、归身、枸杞子及川楝子六味。对除痰饮以外的胁痛、吐酸、疝瘕及一切肝病，疗效殊为满意。其同乡陆定圃也十分喜用此方，曾谓："余仿其法，治此数证，获效甚神，特表其功用以告世之误用香燥药者"（见《冷庐医话》）。

明·吴崑《医方考》（1584年）、清·罗美《古今名医方论》（1675年）、汪昂《医方集解》（1682年）及吴仪洛《成方切用》（1762年）出书在前，故无法搜入。

江苏人民出版社1977年的《中医内科学》、山西省中医研究所1979年《中医内科学》、人民卫生出版社1979年《简明中医辞典》、广州中医学院1983年《方剂学》、河南科技出版社1983年《古今名方》及人民卫生出版社1987年第3版《中医学概论》等，俱谓本方出于《柳州医话》。其实《续名医类案》中也有述及。今言《柳州医话》者十分恰当，盖是书之梓行早于《续名医类案》也。

考魏氏，名之琇，字玉横，号柳州。《续名医类案》在其48岁时开始动笔，3年中写成345门的巨著，正待整理复核，不幸陡然病逝，年仅50岁。殁后两年乾隆甲午（1774年），政府设四库全书馆，搜集古今书籍，友人朱明斋进京上呈《续名医类案》稿，即得中选，故而此书的原始版本为四库全书本。惜乎魏氏未能目睹其出版。

　　魏氏工文善诗，另有《岭云集》诗集，一时脍炙人口。殁后牛眠于杭州西湖青龙山，墓碑题为"诗人魏柳州之墓"而不题"名医"，即可反映出他的诗品雅音拔俗了。诗友胡沧来等经手其葬事，并有《吊柳州》诗，谓："诗人殁后新吟少，世味尝来古道稀，宿草更弹知己泪，清樽难起故人归"（见《今古欢堂集》）。

九个"禹锡"五个医

说来你可能不信，自隋代到清代，有 9 位见之于文史记载的名人，其名或字称为禹锡，而其中 5 位是医生或精于医者。

相传有位新科状元，姓名与主考官完全相同，引起主考官的不快，认为小子们不该用我的尊姓大名。于是在新科状元拜谒宗师之际，存心难难他。乃出一上联，嘱他对下联，状元不敢不允。上联为"蔺相如、司马相如，虽相如实不相如"。意即我你姓名虽然一样，实则地位身价绝不相同。状元乃对下联为"魏无忌、长孙无忌，你无忌我亦无忌"。意思是，取名是各人自由，你无必反对别人取用同样姓名。其平仄、仗对之工，实为罕得。而且语出"双关"，更是空前绝后。

其实自古及今的同名者，岂止相如和无忌，确实很多。又自汉之司马相如到近代叶长清，都字长卿。称长卿者见之于有文字记载者有 26 人之多，如再加上最早发现日本称"铃柴胡"我国称"鬼督邮"的徐长卿，则更不止 26 人了。还有不见经传的老百姓中也名长卿者，更不知道要多上千百倍。

本文所及的这 9 位称禹锡者中，不是医家或不懂医者有 4 位，即：

南宋·高宗赵构的长子赵伯圭，也即孝宗赵昚的异母兄，字禹锡。

明·会稽人周锡珪，著有《唐碑帖跋》，字禹锡。

清·浙江嘉兴人吴录，精于绘画，字禹锡。

清·吴球，也字禹锡。惜生平无考。

5 位医师或精于医者，即：

崔禹锡，隋代（581～618 年）人。著有《食经》4 卷，是

87

中国最早一批营养学（中医称食疗）著作之一。可惜没有找到他生平资料。也有学者认为即北朝（386～581年）·魏的崔浩，在时间上也相差不远，而且也曾写过《食经》。但只知道他字伯渊，小名桃简，而从未谈到他又字禹锡。

唐·彭城人刘禹锡（772～843年）。彭城今江苏徐州市。当他20岁时的贞元九年，即中了进士。一篇《陋室铭》，至今天还脍炙人口。他文章以简练深刻见称，于韩（愈）、柳（宗元）之外自成一家。居洛阳时，常与白居易诗歌和唱，时人称为"刘白"。曾作为太子的宾客，故又称刘宾客，因而把自己写的专集，即称《刘宾客文集》及《外集》，在儒林中评价很高。医学著作有《传信方》两卷，也是一部名著。但后来不知怎样散佚失传了。1959年上海科技出版社出版了冯汉镛在其他文献中辑出的45首方剂而编成《传信方集释》。扉页的《刘禹锡传》，也是从《唐才子传》中节录而来的。在这里插一句话，《传信方》有两种，另一为宋·卞大亨撰，计100卷，可惜也早已失传。

程禹锡，名德玄。宋·荥泽（今河南荥阳县）人。太宗时官至翰林使。精于医。

掌禹锡，宋·郾城（今河南郾城县）人，字唐卿。进士出身，官至大理寺丞、侍御史。他虽博学多才，但为人节约，常驾驽马，衣冠污垢。著有《皇佑方域图表》《地理新书》《郡国手鉴》等。医学方面的有《图经本草》21卷，为本草学中的名著。还有《神农本草》（见《尚友录》）《嘉祐注神农本草》（见陈邦贤《中国医学人名志》）两书，则难以置信。

施禹锡，清·浙江省孝丰县（今在浙江安吉县境内）人，号兰友，著有《济世慈航集》，精于医。

张子和是否宗印度医?

自一千三百多年前孙思邈（541～682年）把大量印度医学吸收到《千金方》中之后，从此印度医学就渐渐渗入到中医学说中来。有人甚至认为金元时医张子和的汗、吐、下三法这一套完整理论源自呋陀医学中的净身学说。

印度是佛教的发祥地，佛教与医学又是血肉相连的，他们强调研究佛学必须知医。持有张子和宗印度医学者的根据有三点：

其一，佛教主张人要六根清净，不论意识形态上的意根之外，还要包括身根都要清净。张氏三种治法，是最典型的清身洁体。如张氏谓："夫病之一物，非人身素有之也，或自外而入，或由内而生，皆邪气也。邪气加诸身，速攻之可也，速去之可也"（见《儒门事亲·汗下吐三法该尽治病诠》）。两者何其相似乃尔。

其二，中国人有一个"克绍箕裘，严守祖训"的特点，更其是古人。对张氏的论点，俱认为有背传统。如朱丹溪（1281～1358年）批评他："张子和书，惟务攻击……由是于子和之法，不能不致疑于其间……何其书之所言，与《内经》、仲景之意，若是不同也"（见《格致余论·张子和攻击注论》）。又如《四库全书提要》："其汗吐下三法，当时已多异议，故书中辨谤之处为多。"

其三，张氏出生河南兰考（金时睢州考城），久居兰考之南的淮阳（金时称陈）。当时的佛教中心，已由西安向东迁移。且看洛阳的白马寺、开封的相国寺和祐国寺塔和张氏出生之处的圣寿寺塔，都是佛教兴旺鼎盛的见证。更其是这两座塔，都兴建于宋代。张氏研究吠陀医学的条件，可谓得天独厚。

　　当然，仅以上述三个理由而断言张子和治法源自印度医学，毕竟尚嫌肤浅，没有经过深入考证及提出有力凭证，只能姑妄言之而姑妄听之而已。

孔子是否知医？

中国历代大儒大多知医识药，其实儒、释、道三教皆然。

岐黄之术，本来与道教有同根连枝的血统关系，且看《内经》，更其是养生方面，都来之于道教。

释教的"五明"，就是强调修佛必须知医，尽管这个医不是中医而是吠陀医学。所谓"五明"，是："一声明，明言语文学者。二工巧明，明一切工艺技术算历等者。三医方明，明医术者。四因明，明考定正邪，诠考真伪之理法者，所谓论理学也。五内明，明自家之宗旨者"（引《佛学大辞典》）。

古代儒家之本，立于"忠孝"，故必须知医识药，是为了侍奉君亲。唐·孙思邈在《备急千金要方·自序》的"君亲有疾，不能疗之者，非忠孝也"，可作证明。金·张子和之所以写《儒门事亲》，李濂（明代文学家，《医史》作者）就替他解释，谓："儒门事亲，以为惟儒者能明辨之而事亲者，不可以不知也。"

所以历代有不少名儒硕士，精于医学药学。如：北周·中书舍人姚僧垣；南齐·文学家褚澄；唐·散骑侍郎许胤宗、文昌右丞相狄仁杰、台州司马孟诜、尚书右丞相崔知悌、文学家哲学家刘禹锡；五代·后蜀主孟昶；宋·文学家科学家沈括、文学家书法家苏东坡、尚书工部侍郎掌禹锡；明太祖第五子才子朱橚、温州知府丁瓒、大藏书家布政司王肯堂、湖广巡抚王纶；清·程朱派学者吕留良、经史训诂大师孙星衍、光绪进士内阁中书周学海、太平天国天王弟洪仁玕；近代资产阶级民主革命家思想家章太炎等。他们都是精究医学的，媲美名医，所以甚至如狄仁杰、孟诜、孟昶、王肯堂、王纶等被列入医家世

91

谱而作为名医立传。

那么，作为儒家的创始人孔丘（公元前 551～前 479 年）孔夫子，他是否知医？至今尚无定论。我想他既是精通熟晓礼、乐、射、御、书、数六艺，不可能独独对医学不晓。但可惜的是两千五百年来很少有人说过他知医识药。其实这点早在有关他的古典文献中就忠实地反映出来了。你看：

《论语·公冶长》："宰予昼寝，子曰，朽木不可雕也，粪土之墙不可圬也。"这完全符合于《庄子·让王》的"日出而作，日入而息"和《素问·四气调神大论》的早卧早起，从来也没有要人去午睡。理由很简单，子夜属水，中午属火。人在子夜入睡可得水气而起床时眼白呈青蓝色而有神；中午入睡可得火气而起床时满目红丝网布。故《黄帝内经太素·顺养》指出宵夜睡眠是"早卧早起，与鸡俱兴，使志安宁，收敛神气。"《老老恒言·昼卧》指出："昼寝反令目昏头重，阳亢也。"人病最怕阳亢。

《论语·学而》："君子食无求饱"、《论语·里仁》："士志于道，而耻恶衣恶食者，未足与议也。"这里的恶衣恶食，是指布衣淡饭而言。孙思邈之克享高寿，正是强调"不得绮靡华丽，令人贪婪无厌，乃患害之源""厨膳勿使脯肉丰盈""如食五味，必不得暴嗔"（引《千金要方·道林养性》原文）。

《论语·学而》："居无求安。"《论语·阳货》："饱食终日，无所用心，难矣哉。不有博奕者乎，为之，犹贤乎已。"医家极力主张人要活动。《备急千金要方·道林养性》："养性之道，常要小劳。但莫大疲及强所不能堪耳。且流水不腐，户枢不蠹，以运动也。"现在离退休综合征的应运而生，强有力地证实了这点。

《论语·乡党》："寝不尸。"《论语·述而》："曲肱而枕之，乐亦在其中矣。"睡眠姿势，孔子反对仰面朝天如僵尸。必须侧卧，微环四肢。诚然，这样睡姿最合乎保健要求。《寿世青编·睡诀》要求"睡侧而曲"。孔子的"不尸""曲肱",正是医家所欣赏的睡姿。事实证明也正是如此,仰卧则手容易搁置胸前,心肺常遭压迫。

《论语·乡党》:"食不语,寝不言。"李士材在《寿世青编》作这样的解释,谓:"寝卧不得多言笑。五脏如钟磬,不悬则不可发声",终不如《老老恒言·安寝》的入情合理,谓:"卧须闭口,则元气不出,邪气不入。"至于食时不语的道理,那更众所周知了。

《论语·乡党》:"食不厌精,脍不厌细。食饐而餲,鱼馁而肉败,不食。色恶不食,臭恶不食,失饪不食,不时不食,割不正不食,不得其酱不食……沽酒市脯不食。不撤姜食,不多食……祭肉不出三日,出三日不食之矣"。这种饮食卫生,在医学文献中更是老生常谈。

《论语·述而》:"君子坦荡荡,小人长戚戚。"强调七情致病的祖国医学,对这点也是最为注意。《医学溯源·养生》明白指出:"人身如天地,和煦则春,惨郁则秋。春气融融,故能生万物。秋气潇潇,故能杀物。明乎生杀之机者,可与论养生。"

总之孔子的摄生养生学说,与《内经》精神完全一致。而且还有几个观点,为后世医家所采纳。

能够认识疾病,也是知医的一种表现。且看孔子对疾病的认识。

《论语·述而》:"子疾病,子路请祷……子曰,丘之祷久矣。"祈祷,是当时对付疾病除了医药之外的另一种正当手段。根据孔子的语气,显然不赞成去祈祷。孔子是"祭神如神在"的人,他的拒绝祈祷,并非破除迷信,而是深知疾病之源在体内,何祷之有?

与此相反,伯牛病大麻风,他就着急与悲痛了。《论语·雍也》:"伯牛有疾,子问之。自牖执其手,曰,亡之,命矣乎？斯人也而有斯疾也。"伯牛之病，是当时称为绝症的"疠"。《素问·风论》认为疠者乃为使鼻柱坏而色败的不治之症。可知孔子对疾病的鉴别能力还是相当高明的。

或谓："孔子以上诸事迹，对医学还是十分肤浅。"但是对事物的分析，必须唯物而客观，当时的治病手段，大多是以针刺、砭石、灸熨或祈祷。直到孟子（公元前372～前289年）时，还是有："犹七年之病，求三年之艾也"的说法。艾并非用以内服而仅供于灸熨。一部洋洋一百六十二篇的《内经》，竟无一首完整的方药。诚如《增补内经拾遗方论·陆序》所谓："内经者，医学之津梁也……而未克引经出症，随症出论，随论出方，读者不无遗憾。"既然当时的医学水平就是如此，孔子有这样的水平，也算赶上了当时的潮流了。

《论语·乡党》："康子馈药，拜而受之，曰，丘未达，不敢尝"一事，就可以证实孔子对药物更有一番正确的认识。《韩氏医通·绪论》中十分赞赏孔子不乱尝药的事迹，并称为"此最上义也"。

94

根据以上的逐一对照，证明孔子是懂医识药的，特别在养生摄生方面有精辟的见解，有些至今还是有参考价值的。同时再观察一下，则养生之道多于医理之论，也更与当时医学文献《内经》如出一辙。

正因为他深知医学，所以对医生的评价也恳切而公正。在《论语·子路》有谓"人而无恒，不可以作巫医"，就是最好的证明。《医学源流论》"医非人人可学论"阐申孔子这个观点谓："医之为道，乃古圣人所以泄天地之秘，夺造化之权，以救人之死，其理精妙入神，非聪明敏哲之人，不可学也；非虚怀灵变之人，不可学也；非勤读善记之人，不可学也"。

假定集历代名医于一堂的话

不论学院的全体教职工，或医院的全体医护后勤工作者，聚集一堂，纵然大家都是头圆足方、五官四肢完全相同，但各自的修短肥瘦、性格风范、嗜好吐谈、奢俭谦傲以及外向内向等等，决无有一些雷同。诚如子产（公元前？～前522年）所谓："人心之不同，如其面焉"（见《左传·襄公三十一年》）。

如能起古人于地下，把历代名医请到一起来采访一下，定也十分有趣。

谈到体格风貌最"帅"的，当推葛可久（1305～1353年），他是"体貌魁硕，膂力绝人"，且好"击刺战阵"之法。缪希雍（1560～1630年）也相当神气，他也是"电目戟髯"，雄谈"今古成败"。最难博得年轻姑娘们欢迎的，可能就是唐慎微（1040～1120年）和滑寿（1314～1384年）了。根据历史资料，说唐是"外貌丑陋，举止朴实"；滑则为"貌不加丰，体不加长"，身高不满1.6米的矮个子。至于仪表风度方面，如王叔和（170～255年）、皇甫谧（215～282年）、张介宾（1563～1640年）等的沉静寡欲、拘谨持身；张聿青（1844～1905年）的彬彬儒雅，都是属于内向型的性格。还有缪希雍的大侠之风；张子和（1151～1231年）的纵情豪放；虞抟（1438～1517年）的诚实直爽、光明磊落；陈实功（1555～1636年）的性情慷慨、重然诺；吴鞠通（1736～1820年）的口直心快等，都是属于外向型的性格。还有秦昌遇（待查）的潇洒自适；王肯堂（1549～1613年）的浸泡于纸山墨海中而不能自拔；薛生白（1681～1770年）的孤芳自赏、傲世不求闻达等，那又多么使人景仰和羡慕。

他们的健康状况，也相差悬殊。如孙思邈（541～682年）、方有执（1523～1593年）等，都是幼年多病。徐春甫（1520～1596年）等，一生善病。皇甫谧身患风瘫；庞安时（1042～1099年）两耳失听；殷仲堪一目失明，卢之颐（1599～1660年）两眼全瞎。

家庭出身也千姿百态，出身于豪门显官者，有王焘、李东垣（1180～1251年）、李中梓（1588～1655年）、张路玉（1617～1700年）等。书香门第者，有戴思恭（1324～1405年）、楼全善（1332～1400年）、江瓘（1503～1565年）、缪希雍等。出身贫苦的有许叔微（1080～1154年）、魏之琇（1722～1772年）、柯韵伯、陈修园（1753～1823年）等。至于出身于世医家庭的，为数更是无法计数，无从一一介绍。

其家庭经济状况，当然也有穷有富。家产敦实富厚者，有庞安时的"饶于佃产"；李东垣的"世以赀雄乡里"，向张元素拜师的学费一次就交上了"千金"。贫困的如尤在泾（？～1749年）"家境败落"，穷到以卖字为生；陈修园也是"家徒四壁"；程国彭更是贫病交迫；王孟英（1808～1868年）同样是"蓬牖茅椽，绳床瓦灶"。但我想这都是尚未成名之前的处境，一夕成名，绝对不会如此。

受经济条件的影响，必然造成奢华和俭朴的两极分开。庞安时一掷千金、毫无吝色，每次出门，就另有四艘"巨舟"伴行；汪石山（1463～1539年）则"生活节俭，甘守穷庐"。

孔老夫子得意门生子夏说得不错，"学而优则仕"（见《论语·子张》）。名医必然是学而优者，所以当官的也不少。太医令及其相当于这个职位职称的都是对口的官，理应在医而官者中占有最多优势，如王叔和、巢元方、杨上善、王冰（710～804年）、钱乙（1020～1101年）、朱肱（1050～1125年）、王履（1332～1391年）、戴思恭、龚廷贤、薛己（1487～1559年）、徐春甫、杨济时（1522～1620年）等，都掌过这颗大印。

还有不对口的官，如张仲景（150～219年）做过长沙太守；刘涓子做过军医官；甄权（541～643年）做过秘书省正字；甄立言做过太常丞御史；王好古（1200～1264年）做过赵州教授；王肯堂做过南京行人司副职及福建修政；陆定圃（1810～1865年）和唐容川（1851～1918年）都做过七品芝麻官——县令。王清任（1768～1831年）以武秀才出身，所以做过一任小兵的小头头——千总。

历代名医的普遍嗜好，就是读书，所以都是博学之士。而且还精于其他的艺术。如滑寿精于音乐；王履精于天文；徐大椿（1693～1771年）精于水利；庞安时善书能画；薛生白善画墨兰；王清任精于拳击。当然也有奇怪的嗜好，如薛生白的爱养乌龟。更有不良嗜好者，如秦昌遇的嗜赌，根据史料记载他是"一入局戏，则天子呼来不上船，往往误事"。

对于宗教信仰，我国一向是自由的。绝大多数的为儒教，次之为道教。如葛洪（抱朴子）、陶弘景、王冰（启玄子）、朱肱（无求子）、孙一奎（生生子）、韩悉（飞霞子）、熊宗立（勿听子）、程国彭（普明子）、陈士铎（朱华子）等，都是道教信徒。而且孙思邈还是真人，崔嘉彦还是道士哩。佛教方面除赫赫的鉴真之外，《慎柔五书》作者明代胡慎柔，落发空门，法名住想。清初大名医喻嘉言（1585～1682年），在他59岁时也曾削发为僧，但不久即还俗行医著作，这恐怕知者甚鲜了。信仰天主教的不多，据我所知，仅王宏翰（？～1697年）一人。

王清任、柳宝诒（1842～1901年），都在诊所旁边开设了药铺。余听鸿（1847～1907年）曾在药铺里当过学徒。

如其真的"群贤毕至，少长咸集"（引王羲之《兰亭集序》原文）的话，其中年龄最高者，当推141岁的孙思邈，第二为甄权102岁。至于年龄最小的是《医宗己任》作者高鼓峰（1623～1674年），仅47岁；第二为名著《十药神书》作者葛可久（1305～1353年），年仅48岁。

精通医学的君主及宗室

你别以为历代所有君主，都是荒淫的、糊涂的庸人蠢货，其中确有不少了不起的各种奇才，至今还令人景仰与崇拜。例如：秦始皇嬴政是大军事家；魏武帝曹操是大文学家；唐太宗李世民是大政治家；唐玄宗李隆基是大音乐戏剧家；五代十国·南唐后主李煜是大诗词作家；宋徽宗赵佶是大书画家；清圣祖（康熙）爱新觉罗·玄烨是高超的技击家。而且其中知医识药，造诣极深者更多，如其身居在野的话，肯定都是大名医。在历史上有文字记载的精通医学的君主有：

炎帝：即神农氏，是中国旧、新石器时代统治者之一。《淮南子·修务训》谓："神农尝百草之滋味，一日而遇七十毒"。《搜神记》也称："神农以赭鞭鞭百草，尽知其平毒寒温之性，臭（同嗅字）味所主。"《述异记》更说得绘声绘色，谓："太原神釜岗中，有神农尝药之鼎存焉；成阳山中，有神农鞭药处。"我们都承认他是药物学的鼻祖。《神农本草经》，我们明知不是他写的，但还不否定是他的遗泽。

黄帝，也是我国最早统治者之一，并总公认他是医学的缔造者。《素问》第一卷、第一篇、第一节、第一句就是"昔者黄帝，生而神灵"。

隋炀帝杨广（569～618年），纵然是一个骄奢淫逸的亡国之君，但确熟晓医理，精通医道，亲自主编了三百卷的《四海类聚单要方》。可惜早已散佚，即使《医籍考》也仅仅列上一个书名。

唐玄宗李隆基（685～760年），虽然是一位杰出的天才音乐戏剧家，但对医学更有深湛的精通。常手撰《开元广济方》

98

5卷，并在开元十年，高僧鉴真（688~764年）能把中华文化带到日本去的主要重点，就是医药与音乐，可知与唐玄宗有其密切的关系。

五代十国·后蜀第二代皇帝孟昶（919~965年），幼好方药，精通于医。母后病，屡更太医无效，乃系为母后裁方药，即告康复。从此朝中大臣疾病，俱亲召诊视。正因为他性好医药，令翰林学士韩保升等编撰20卷《蜀本草》，并亲自为之作序。

明太祖朱元璋第五皇子朱橚（？~1425年），精于医药，撰有《救荒本草》4卷，及现在失传的《袖珍方》4卷。又领衔主编历史巨著《普济方》，于永乐四年（1406年）梓行问世。此巨著有：426卷、1960论、2175类、778法、239图、61 739首方、9 489 000字。1959年10月人民卫生出版社将其全部分为10册排印出版，并加以按语谓："是书确为一部医学研究和临床参考的重要文献"。

朱元璋第十七皇子朱权（？~1448年），为朱橚异母弟。因坐"巫蛊诽谤"之罪而得罪朝庭，虽未刑罚，但即韬光养晦，苦读医书，精通养生之道与医药真诠。著有《乾坤生气》2卷、《活人心法》2卷，传流于世。尚有《延寿仙方》《乾坤生意》《庚辛玉册》《寿世神方》《运化元枢》等书，惜惧失传。

明世宗朱厚熜（1507~1566年），世称嘉靖帝。生平以读医药书籍为乐，故对医药十分精通。曾手撰《世宗易简方》一卷。不过"世宗"为谥号，本人生前是不可知道的，书称"世宗"，肯定身后旁人所题名。

有人曾谓，京剧《游龙戏凤》一剧，正是演的嘉靖帝微服出宫，上山亲自采药，来到景德镇上李家酒店用餐而遇到李凤姐的一段故事。过去曾有电影"一夜皇后"，也是描写此事。但事迹不见经传正史，总属小说家言，难以取信。

古代名人和药

人除了衣食住行之外，药也是常伴终身难离的东西。最古的一批文献，也常常涉及药的记载，例如《书·说命上》的"若药弗瞑眩，厥疾弗瘳"等。

《论语·乡党》："康子馈药，拜而受之。曰：'丘未达，不敢尝'"。从这个故事是可以得到两个常识。其一，服药必须审慎；其二，赠送药物，也是送礼中的一种。西晋武帝司马炎，在"太康二年（281 年），交州贡一筐（豆蔻花）上，试之有验，以赐近臣"（见晋·嵇含《南方草木状》）。这种风气直到现在。

古时还有把药作为室内装潢的，如"（周）文王得秦贝，经半寻。穆五（文王五代孙）得其壳，悬于观"（见汉·朱仵《相贝经》）。

韩乐（待考）服 13 年菖蒲，老时还日观万书，冬祖不寒。彭祖（姓籛名铿，居彭城），常服水桂、鹿角，年逾数百岁（以上见晋·葛洪《抱朴子》）。梁·庾肩吾（即高斋学士）常服槐实，年九十，目看小字，鬓发皆黑（见北齐·颜之推《颜子家训》）。

唐·安禄山（703～757 年）得唐明皇（685～762 年）之宠，就是靠献上了壮阳药助情花一百粒（见《开元天宝贵事》）。

唐·白居易（772～846 年），因决明丸没有医好他的眼病，因之在《眼病》诗中批评谓："案上漫铺龙树论，盒中虚贮决明丸。"

以患糖尿病出名的汉·司马相如（公元前 179～前 118 年）为什么对甘蔗汁十分钟情？他的《乐歌》中有"大尊（通樽）

蔗浆析朝醒"，对之含有赞美之句。

王安石（1021～1086年）患有鼻窦炎，宋神宗赵项赐以禁方，嘱他左痛则灌右鼻，右侧反之。说穿了什么尊称禁方，仅仅是萝卜汁中加些冰片而已（见清·王士贞《香祖笔记》）。

据说杜甫（712～770年）曾写过一篇药物学的文章，名《除荨草》，介绍此草"一名山韭，出蜀中，可治风疹，叶背紫者入药"（见宋·苏东坡《仇池笔记》）。

宋·清虚先生王巩《闻见近录》载有宋太宗评寇准曰："寇准好宰相，但年尚少耳。""准乃服首乌而食三日，鬓发遂白，于是拜相"，此言实难置信。故当时李伯微的《旧闻证误》中指出"此所记皆误"。

宋·历任礼、刑、户三部尚书的陶谷，著有《清异录》，内有："药有五天：决明为肝天，紫菀为肺天，神曲为脾天，远志为心天，苁蓉为肾天"。这样怪论，为我们医药界中人闻所未闻者，但其归经则十分恰当。

白果有毒，近年来已对其深入探讨，但早在600多年前的元代就已知道。当时学者李鹏飞的《三元延寿书》指出："白果食满千颗，能杀人"。其实现在实验，小儿吃7～150颗、成人40～300颗即可致死。是否古人的抗毒力耐受力强于今人？

五代名宦韩熙载（902～970年）之死，《江南野录》说是吃了白术同时又吃了桃李而死的。但元朝时以道德文章自勉的李治，否定这个说法，并举"友人张君者，服苍术凡三十年，尤喜食桃李，未闻有此异也"（见《敬斋先生古今注》）作证。笔者同意李氏见地。

此外，古人也很喜用"药"字比喻其他事物者。如《孔子家语·六行》的"良药苦口而利于病"，《韩非子·外储说左上》的"良药苦于口，而智者劝而饮之，知其入而已己疾也"，《三国志·吴志·孙权》的"良药苦口，惟疾者能甘之"等。所以有益良言，也称"药言"（见刘向《说苑·君道》）。

101

　　宋代以事母至孝而闻名的吴宏，曾谓："读书如服药，药多力自行"（见《独醒杂志》）。

　　药在人们心中，多有好的印象。但也有少数是受到贬低了的，甚至有些侮辱性的。如佛教中的夜叉，有人译为药叉。还有假、冒、伪、劣产品，人称药人货等。

研究药物学的学者

中国自古以来出了不少精究中医的学者，研究、精通中药的学者也不少，可惜我们未加注意而已。笔者兹将读到的文献加以积累，以年代前后为序。不过读书无多，必有挂一漏万之处，希大家来补充。

原 30 篇、今存 18 卷、约 3 万余字的《山海经》，它的成书时代和《内经》同时。不管它的作者是谁？或集体创作，但撰书的作者都是研究中药的，否则怎样会有许多中药及其对疾病的预防及治疗。

西汉高祖刘邦孙刘安（公元前 179～前 122 年），主编《鸿烈》一部大著。因他封为淮南王，故而人称《淮南子》，计 21 卷。其中有不少中药的论述。

东方朔（公元前 154～前 93 年），因其诙谐滑稽而享有盛名，撰有《神异经》1 卷。有人认为系魏晋南北朝时作品而托名东方的，我们不管它，但其中论及鲋鱼、枣林、枣子、栗、涕竹等，俱为本草专业书所未及者。

郭宪，生于西汉而殁于东汉。他的《洞冥记》志怪小说，为唐代小说开了先河。书中论龙爪韭、马肝石等，都未见于本草专业书。

晋·张华（232～300 年），他以博学多闻名于世，他的《博物志》，今本作 10 卷。内荼首（应读作蔡茂）、钩吻、冬葵、远志、芎藭、人参、蛇床子、茦花、杜衡、细辛、雄黄、石流、黄骗、门冬、乱休、百部、房葵、狼毒、茢华、拔楔、萆萍、狗脊等都有所详论及之。在那个时代，药物学专书仅有《本草经》，要参考书是无法得之的。

嵇含（262～306 年），自号毫丘子，名著《南方草木状》就是他的手笔。计 3 卷，为祖国最早植物志之一，后人评价极高。其中上卷记草类 29 种；中卷记木类 28 种；下卷记果类 17 种、竹类 6 种；共 80 种。基本上都可入药。

郭璞（276～324 年），其博学与张华相伯仲。《山海经》是经他疏注的，可证他对本草学是相当有根基的。

任昉，约生活在南朝·梁武帝时期。撰有《述异记》，内有反魂树、反生香、活人草、石谷等，俱为方书所失载。

唐·冯贽的《云仙杂志》，也有五树桧、当归的论述，并谓酒后采的厚朴有损药力等，也为一般本草书中所未载。

陶谷，撰有《清异录》一书。后人常作为词藻之用。书中对羊眼睛、大道丸、木瓜、灵豆、决明、紫菀、神曲、远志、苁蓉、云母、钟乳、黑豆、香附子、吴茱萸、艾叶、杜仲、木鳖子、瓦花等，都有论述。而且还对保健养生的九炼松脂服法及梳头洗脚可以却病等均作了不少介绍。对针灸用针，也予以探讨。

104

陆羽（733～804 年），是唐代有名的茶圣，他的 3 卷《茶经》中不少是与医药有关系的。经中有"茶、烹、器"三篇，其中尤以"茶"的一篇与医药更为密切，如苦茶的疗积年瘘及小儿惊厥，茶饼醒酒醉等，以及水分等级对人的影响。

段公路，生活在唐文宗时代，他的《北户录》也有许多对药的见解，自有独到之处，曾涉及鹧鸪、红蝙蝠、黄公鱼、石镜、睡菜、雍菜叶、山橘子、通犀、鹦鹉、艇蛇等。

段成式（？～863 年），与段公路属于同一时代人物。精文善诗，学问渊博，著有 20 卷《酉阳杂俎》及 10 卷续集，为文坛上有名之作。其文中关涉的药物有：雄黄、鸡舌香、苏牙树、土槟榔、鬼矢、石栏杆、船底苔、酒杯藤、通脱木、风狸、慈竹、奈只草、百劳等百余种，洋洋乎可以辑成一本本草的书籍。

宋·张世南，字光叔，宋初人。他的 10 卷《游宦纪闻》被后人视为"颇有足资考证者"，故而他的论药，更有参考价值。他对加工犀角的特殊方法、乳香没药的研法、麦门冬的剥法与去心等，都是为行家所未及言者。

沈括（1031～1095 年），是古代有名的科学家，他对中医学造诣极深。所撰的《梦溪笔谈》30 卷、《补笔谈》3 卷、《续笔谈》1 卷，除讨论了不少药物之外，更大胆否定了枇杷狗脊毛"射入肝脉"的谬论；介绍了秦皮的妙用和煎阿胶需用济水等，诚如他自己所谓："此皆方书所不载者"（引《梦溪笔谈·芎䓖》）。

与沈括同一时代的苏东坡（1036～1101 年），也是知名度很高的知医识药者，除了后人把沈括和他的笔录合编为《沈苏良方》之外，还在《仇池笔记》《东坡志林》中也多处谈论药物。

洪迈（1123～1202 年），精于医卜星相，因之能熟悉药物也在意料之中。他的《容斋随笔》中也有不少谈药的。

赵与时，为赵匡胤七世孙，文学家。他的《宾退录》中对附子的论述，特详而且丰，迹近一篇专著。

以博学工文的姚宽，也是此时人物。他的《西溪丛话》研究药物，博采群书而加以论证，如参考了《佛经》《暹火记》《上林赋》《史记》《汉书》《杜邑记》、《说文》、《伏乘图》等。所以他论述的莨菪、槟榔、飞鼠、人参、戎盐、芒硝、蝉蜕等药的论点，自有其独特的体系。

范成大，绍兴进士。他在《桂海虞衡志》所论的山药、辰砂、宜砂、土坑砂、水银、钟乳、滑石、铅粉、麝香、风狸、石鼠、山獭、蚺蛇、龙荔、鸡桐、铜鼓草、胡蔓藤等，都是自己亲手或亲眼观察而得来的，所以作为本草学的参考，极有价值。

黄庭坚（1045～1105 年）的外甥洪刍，放荡江湖，不求闻

105

达，所以有足够的空闲时间去钻研香类动、植物。并把他研究心得写成 2 卷《香谱》。其中龙脑香、麝香、沉水香、白檀香、苏合香、安息香、郁金香、鸡舌香、熏陆香、丁香、波律香、乳香、木香、艾纳香、甘松香、零陵香、雀头香、兰香、白胶香、兜娄香、兜纳香、白茅香、必栗香、木密香、迷迭香、兜木香、茵墀香、石叶香、多伽罗香等，有些写得比本草专业书还详实，在些甚至可补充本草文献的遗漏者。

明·徐应秋，万历进士，官至福建布政司。他公余之闲喜谈药物，他的《识小录》手札中，多有谈及药物，如锁阳、香附子、菟丝子、艾叶、沉香、阿魏、阿芙蓉、杏仁、楮实、鸠子、木香、蒺藜、沙苑、半夏、百部、燕窝、佩齐香等。

清·王士祯（1634～1711 年），顺治进士。他的祖父《群芳谱》作者王象晋，专事花卉草木的研究，可能受其影响而对药物学很感兴趣。故他的 12 卷《香祖笔记》中谈到药物很多。如对嵩上百合、青城虚中枣、凤山三宝姜、阴江燕窝、高丽人参等都有专论。即使常用药，也多有所阐述。

同时人王端履，所撰《论文斋笔录》，对药物的探讨，也较多较深。所论如蔗虫、押不卢等，颇多稀有之品。同时对疗效不明的，也予以驳斥，如对活马脑可治痴呆症，索性直言为"明知疾不可为，姑为大言以欺世耳"。

人称栎下先生的周亮工，在《闽小记》中论述燕窝、沙噀、人参、沙参、苦参、玄参、海参、龙虱等药，在《书影》中也有对紫河车的详细探讨。

陈元龙，为官"吏畏民怀，"是一员有学问的人、有品德的官。所撰《格致镜原》中有大量的中药，因为该书系分 30 类计 100 卷的巨著，当然容纳得下这样多的中药了。如把盐分为 9 种，还有红的、紫的、味甘的；麝香分遗香、脐香、心结香三等；蜀椒分巴椒、蓳薽、胡辛、含丸使者四种；俱为一般本草所未言者。而且内容之多，在非本草书中实属少见。

金武祥的《粟香随笔》，有木棉花、仙鹤草、木蝴蝶、金橘榄、鲭鱼胆、雄黄等多种常见中药与罕见药。

刘献廷，以布衣而名重公卿，他的《广阳杂记》也曾令洛阳纸贵于一时。书中也有不少中药，如藤黄、三脚蟾蜍酥、附子、小叶鹿含草、信石、人中药、黄连蛇等，立说亦有独特之处。

至于如清末民初徐珂《大受堂札记》，虽也有大量中药的记载，但他仅仅是把书上的东西照样抄录一篇，因之没有理由来恭维徐氏也是一位研究药物学的学者。

107

中医界的青年作家

有人这样说"现在中医出版的水平日下，实在是年轻人写的太多了"，笔者完全不能同意。文中瑰宝《洛神赋》，正是曹子建在 30 岁时写的。洪州地方官阎伯屿最瞧不起王勃（647～675 年）这个乳臭未干的大孩子，但当王勃写到"落霞与孤鹜齐飞"时，心不由自主地喊出一声"此天才也"，当时王仅 23 岁。我们中医历代巨著名作，不少亦出于年轻人手下。

这个考证，必须具备作者的诞期和成书于何时两个准确时日。但遗憾者，很多古人"生于、殁于"无准确资料，甚至连不准确的也付之缺如。何时写成，虽然在本书序文中可以反映出来，但很多为身后几年才由后人去梓版印刷，例如《医学纲目》，在作者楼英（1320～1389 年）殁后 164 年才梓刻印刷。书前虽然也有作者自序，但一言未及写作在哪年、定稿于何日，仅知其为"三十余载"，那么充其量仅仅知道是写在 60～70 岁之间。又如钱乙（1032～1113 年）的《小儿药证直诀》，在钱氏身后 10 年才面世，其中细节，更无所一知。所以要列举出青年作者及其作品，殊难发现。不过在挂一漏万的比例中尚能知悉以下几位。

在 40～50 岁间的作者及书名如下：

《名医类案》1552 年，作者江瓘（1503～1563 年），定稿时 49 岁。

《医宗必读》1637 年，作者李中梓（1588～1655 年），定稿时 49 岁。

《时病论》1882 年，作者雷少逸（1833～1888 年），定稿时 49 岁。

《外证医案汇编》1894 年，作者余听鸿（1847～1907 年），定稿时 47 岁。

《妇人良方》1237 年，作者陈自明（1190～1270 年），定稿时 47 岁。

《温热经纬》1855 年，作者王孟英（1808～1868 年），定稿时 47 岁。

《本草乘雅半偈》1643 年，作者卢子颐（1599～1664 年），定稿时 44 岁。

《十药神书》1348 年，作者葛可久（1305～1353 年），定稿时 42 岁。

《本经疏证》《本经续疏》1832 年，作者邹澍（1790～1844 年），定稿时 42 岁。

《正体类要》1529 年，作者薛己（1487～1557 年），定稿时 42 岁。

《外科发挥》1528 年，作者薛己（见前），定稿时 41 岁。

在 30～40 岁的如下：

《医宗说约》1662 年，作者蒋示吉（1624～1713 年），定稿时 38 岁。

《医经溯洄集》1368 年，作者王履（1332～1391 年），定稿时 36 岁。

《古今医统》1556 年，作者徐春甫（1520～1596 年），定稿时 36 岁。

《本草纲目拾遗》1765 年，作者赵学敏（1730～1810 年），定稿时 35 岁。

《雷公炮制药性解》1622 年，作者李中梓（见前），定稿时 34 岁。

《类经》1622 年，作者张介宾（1563～1640 年），定稿时 31 岁。

在 20～30 岁的如下：

《串雅内外编》1759 年，作者赵学敏（见前），定稿时 29 岁。

《十四经发挥》1341 年，作者滑寿（1314～1386 年），定稿时 27 岁。

《医史》1515 年，作者李濂（1488～1566 年），定稿时 27 岁。

《芷园臆草题药》1622 年，作者卢之颐（见前），定稿时 23 岁。

《医种子》1620 年，作者卢之颐（见前），定稿时 21 岁。

《血证论》1884 年，作者唐容川（1863～1918 年），定稿时 21 岁。

在 20 岁以下的有：

《芷园臆草存案》1616 年，作者卢之颐（见前），定稿时 17 岁。

考芷园为卢之颐父亲卢复的别署，当时名医。这是卢氏整理父亲的经验之作，有才能的年轻人做这个工作，的确可以胜任而游刃有余。

中医大夫的寿命

人家都说"中医长寿的多"，事实上究竟如何？请看实际情况。

〔两汉～隋〕（公元前 206～公元 618 年）

淳于意　65 岁（公元前 205～前 140 年）

华　佗　67 岁（141～208 年）

张仲景　63 岁（145～208 年）

王叔和　80 岁（175～255 年）

皇甫谧　67 岁（215～282 年）

葛　玄　80 岁（164～244 年）

葛　洪　80 岁（284～364 年）

陶弘景　84 岁（452～536 年）

徐之才　80 岁（496～676 年）

巢元方　80 岁（550～630 年）

平均寿命为 70 岁。

〔唐〕（618～907 年）

甄　权　102 岁（541～642 年）

孙思邈　141 岁（541～682 年）

崔知悌　71 岁（615～685 年）

孟　诜　92 岁（621～713 年）

鉴　真　76 岁（688～764 年）

王　冰　94 岁（710～804 年）

平均寿命为 80.3 岁。

〔宋〕（960～1279 年）

王怀隐　72 岁（925～997 年）

111

钱　乙　81 岁（1020～1101 年）

唐慎微　80 岁（1040～1120 年）

庞安时　57 岁（1042～1099 年）

朱　肱　75 岁（1050～1125 年）

许叔微　74 岁（1080～1154 年）

陈　言　69 岁（1121～1190 年）

陈自明　80 岁（1190～1270 年）

严用和　68 岁（1200～1268 年）

平均寿命为 73 岁。

〔金元〕（1115～1368 年）

成无己　89 岁（1067～1156 年）

刘完素　80 岁（1120～1200 年）

张从正　72 岁（1156～1228 年）

李东垣　71 岁（1180～1251 年）

王好古　64 岁（1200～1264 年）

罗天益　70 岁（1180～1251 年）

危亦林　77 岁（1270～1347 年）

朱丹溪　77 岁（1281～1358 年）

葛可久　48 岁（1306～1354 年）

滑　寿　72 岁（1314～1386 年）

平均寿命 71.8 岁。

〔明〕（1368～1644 年）

戴思恭　82 岁（1323～1405 年）

楼　英　69 岁（1332～1401 年）

虞　抟　79 岁（1438～1517 年）

王　履　59 岁（1332～1391 年）

汪　机　76 岁（1463～1539 年）

万密斋　97 岁（1482～1579 年）

薛　己　72 岁（1487～1559 年）

112

李时珍　75 岁（1518～1593 年）

孙一奎　97 岁（1522～1619 年）

方有执　70 岁（1523～1593 年）

王肯堂　64 岁（1549～1613 年）

陈实功　81 岁（1555～1636 年）

缪希雍　70 岁（1560～1630 年）

张介宾　77 岁（1563～1640 年）

赵献可　71 岁（1573～1644 年）

吴又可　70 岁（1587～1657 年）

李中梓　67 岁（1588～1655 年）

卢之颐　65 岁（1599～1664 年）

平均寿命 74.4 岁。

〔清〕（1644～1911 年）

喻嘉言　97 岁（1585～1682 年）

张路玉　81 岁（1617～1698 年）

程国彭　70 岁（1620～1690 年）

蒋示吉　89 岁（1624～1713 年）

柯韵伯　73 岁（1662～1735 年）

叶天士　79 岁（1667～1746 年）

薛生白　89 岁（1681～1770 年）

何梦瑶　90 岁（1693～1783 年）

徐大椿　78 岁（1693～1771 年）

沈金鳌　59 岁（1717～1776 年）

赵学敏　80 岁（1730～1810 年）

吴鞠通　84 岁（1736～1820 年）

陈修园　70 岁（1753～1823 年）

王泰林　64 岁（1798～1862 年）

费伯雄　79 岁（1800～1879 年）

王孟英　60 岁（1808～1868 年）

113

陆九芝　72 岁（1815～1887 年）

马培之　87 岁（1820～1907 年）

雷少逸　55 岁（1833～1888 年）

张聿清　61 岁（1844～1905 年）

余听鸿　60 岁（1847～1907 年）

陈莲舫　74 岁（1840～1914 年）

唐宗海　55 岁（1863～1918 年）

平均寿命 74.1 岁。

〔近现代〕（1912～1970 年）

张锡纯　73 岁（1860～1933 年）

丁甘仁　61 岁（1865～1926 年）

金子久　51 岁（1870～1921 年）

张少雷　61 岁（1873～1934 年）

恽铁樵　67 岁（1878～1935 年）

谢利恒　70 岁（1880～1950 年）

施今墨　88 岁（1881～1969 年）

孔伯华　71 岁（1884～1955 年）

陆渊雷　61 岁（1894～1955 年）

承澹庵　58 岁（1899～1957 年）

秦伯未　69 岁（1901～1970 年）

章次公　56 岁（1903～1959 年）

平均寿命 65.5 岁。

凭这个相当不完整的资料来看，两汉至隋一期，为 70 岁；唐一期，为 80.3 岁；宋一期，为 73 岁；金元一期，为 71.8 岁；明一期，为 74.4 岁；清一期，为 74.1 岁；近现代一期为 65.5 岁。其中唐代特高；因为有两位 100 以上的寿翁，宋、明、清都在 73～74 岁之间，唯独近代一甲子中下跌到 65 岁，很可能缘于这个时代工作紧张，国家多难之故。虽然内中有 20 年在解放之后，但这一般惯性却难以急速刹住。从现在情况来

114

看，要不了四五十年，肯定可到 75 岁之上。

再拿七期寿命再予以平均，则为 72.2 岁。以一般情况来说，年过古稀，并不可能目为不是高寿。毋怪乎一般人心目中有"医家都是长寿"的概念，但加以分析，并非如此。

其一，历代医家的"生于""殁于"搜集不易，很多名医以无准确的生死日期而无法列入，故而这一资料不是全面准确的。其二，这里统计的都是名医，一个医而成名者必经一生长期奋斗，因之这里的分析对象，无形中已除外了年轻者，所以这里的享年，毫无疑问地倾向于偏高。

因之可以这样说，医家并不一定比一般人独享高年。

为纪念我家乡名医顾观光
逝世 130 周年而作

我老家——上海市金山县，说也可怜，很少有名人物。幸而还有顾氏观光，总称替金山县添了不少光彩。纵然他已辞世130周年，但包括我们中医界在内的全县人民至今还在怀念他。

他影响最大的是辑集《神农本草经》。遗憾的是缘于梓版于清·道光二十四年（1844 年）而无法被搜集到比它早 12 年出版的丹波元胤《医籍考》中。否则的话，"一登龙门"更"身价十倍"。

顾氏清·嘉庆四年（1799 年）出生于今上海市金山县县治东南约 20 公里左右的钱圩乡。殁于清·同治元年（1862 年），享年 63 岁。

顾氏少年时代，勤奋好学，博览群书。善古训，精医道，对天文、历法、数学、格致等学都有较深的造诣。治学严谨，对学问则穷本溯源，抉其所以然，摘其不尽然。对不同论点的辨证运用，常取客观的态度来处理。

当时正是在他前的王清任（1768～1831 年）、他后的唐容川（1851～1918 年）等推新人物，接受泰西外来医学的影响而迎接革新潮流的来临，更其是鸦片战争，外国人用洋枪大炮、鸦片、宗教打开了大清紧闭坚锁的大门时刻，加之 1843 年蒙辱含羞订下了《五口通商章程》及《虎门条约》，当年 11 月顾氏家乡的上海即辟埠畅开，晚年顾氏 20 年中就是处于新旧交争之际。但他能抱着"可互相证而不可互相废""旧法及新法之所出之"的指导思想来持平中西医学说的见解，在当时是难能可贵的。

同时也认为"积世、积测、积人、积智、历算之学，后胜于前"，正是符合世界上一切事物有发展变化的客观规律的思想。

平生著作甚多，数术方面的代表作《九数外录》10 篇，基本上包括了当时泰西算术的精要。其中《对数》篇改乘除为加减，改自乘开方为乘除，对平弧三角、八线相求带来了极大的方便。至于还有《算剩初稿》《算剩续篇》等，更是他承前启后之作。南社四子之一本县知名学者姚石子认为，这些著作已做到了"洞微乎古法之源，抉择于西人未言之秘"。其他如《六历通考》《顾氏推步简法》《周髀算经勘校记》《续周髀算经后》《七国地理考》及《国策编年》等，都是在天文、地理、历法、历史等方面不可多得的佳作。

医学方面，曾校阅过《素问》《灵枢》；根据林亿校注的《伤寒》《金匮》，重予厘定目次；审订了《伤寒论》的舛误之处；撰有《伤寒杂病论集》又辑录《神农本草经》两书，以后者名重于医林。与徐大椿（1693～1771 年）的《神农本草经百种录》（1736 年梓行）及孙星衍（1753～1818 年）的《神农本草经》对比，则徐氏本过于精简；孙氏本失于枝蔓，而且取药味数也很不严肃，只有顾氏本则 365 味不多不少，最靠近原著精神。因之除了已有的几个版本之外，1955 年人民卫生出版社又影印了两次。

顾氏生前，一直行医于故乡，门庭若市，群众称为"一味灵郎中"。

顾氏字宾王，号尚之，别号武陵山人。因沉浸于学术之中，毕生不涉科举，母死于咸丰 11 年（1861 年），哭之恸。之后，长次两子，随太平军投笔从戎而去，不久妻唐氏与幼子相继去世，终于同治元年（1862 年）郁郁而逝。自古而还，好像是有一个规律"怀才者不寿"。

墓葬于钱圩镇西北。1933 年县文献委员会邀集各界士绅，

117

集会公祭立碑。至今这座在青松翠柏中书有正楷"金山顾尚之先生之墓"的石碑，与圆形水泥坟墓，静静地发出它翰墨之香，使人肃然起敬。在他逝世 100 周年时，县人民政府把顾墓列为县文物保护单位。

130 年了，在白驹过隙的红尘里，不能算短暂，但顾氏的遗泽留芳，到 1300 年后还不会削弱而淡化。

为纪念我家乡名医顾观光逝世 130 周年而作

读　书

闲 话 书 名

正因中医文献"浩瀚如烟海",故而书名也奇多,从《黄帝内经》《神农本草经》到今天,真的可数以万计,因而书名也光怪陆离、丰富多彩。如其把它归纳起来,分门别类,倒也十分有趣。

书名是一本书的记号,也可目之为"提要"中的"提要"。一看这个简明的记号,即可知道此书的精神与内容。

一、简而明的

《诸病源候论》:作者为隋·巢元方等,50卷。使人一目了然是专论病因、病机的专著。

《脉经》:作者为晋·王叔和,10卷。

《辨舌指南》:作者为近贤曹炳章,6卷。

《运气易览》:作者为明·汪机,3卷。

《本草纲目》:作者为明·李时珍,52卷。

《食经》:作者为隋·崔禹锡,4卷。

《血证论》:作者为清·唐容川,8卷。

《温疫论》:作者为明·吴有性,2卷。

《集验背疽论》:作者为宋·李迅,不分卷。

《妇人规》:作者为明·张景岳,2卷。

《妇科发挥》:作者为明·万全,4卷。

《眼科阐微》:作者为清·马云丛,4卷。

《喉科指掌》:作者为清·张宗良,6卷。

《奇症汇》:作者为清·沈岷源,8卷。

《医述》：清·程杏轩纂，16卷。

以上书名都径直地把全书内容精神，醒目地展示出来，内《医述》或许有人认为并不醒目，其实也十分醒目，述者述而不作之谓，《实用大字典》："凡纂人之言，皆曰述。"《医述》则百分百做到了这一点。

二、费解的

与此相反，有些书名晦涩费解，使人一时无法理解，但如加以分析，则又相当有意义，如：

明·沈之问不分卷的《解围元薮》。根据自序的解释，才能懂得"元"是第一等，"薮"是大湖。其意是凭这本第一等大湖那样丰富的方药，可以把围困在麻风病中的人解脱出来。

明·孙志宏8卷的《简明医彀》，"医彀"难解。根据该书"题辞"谓"医者之中病，犹射者之中的。射匪入彀，虽羿蒙冈与呈如树之巧；医匪入彀，纵轩岐莫能奏霍然之功。"可知它的含义是本书是射中目标的医书，而且还是简单而明确的。

日本加藤宗博在1721年写成2卷《卢经裒腋》。考裒者，有聚集与减少之意；腋为集腋成裘之意；裒腋者，是说把已经集腋成了裘的著作。再加之以去粗存精。卢，是扁鹊曾居过卢国（今山东省长清县），故扁鹊又称卢医。本书专论《难经》。相传《难经》作者为扁鹊，故称"卢经"。

明·李汤卿著有不分卷的《心印绀珠经》。凡心中了然者，称心印。绀珠乃借用绀珠故事。故事为唐·开元间宰相张说，有绀色之珠一颗，凡事遗忘而无法回忆时，一玩此珠，即可记忆犹新。书名含义是，要心中了然，则应该经常看看读读该书。

清·郑梅涧著有不分卷的《重楼玉钥》。道教称喉为重楼，意即咽喉一病，势必呼吸困难，犹如喉关上了锁，只能用好的

（玉）钥匙来开启。虽然书名晦涩，但一究原意，就明明白白的是一部喉科专业书了。

三、既文学气息浓厚又简明的

笔者十分欣赏这类的书名，如：

唐·亡名氏 2 卷《排玉集》。古人常用编贝、漱石、排石等来赞美洁白整齐的牙齿。故《排玉集》三字，早就使人知道是口齿科专业文献。

托名于孙思邈的《银海精微》。眼称点漆、秋水、银海等，这是古人常用的赞美词。故此书一望而知是眼科书。

四、口气傲慢的

此类书名好像"老子天下第一"似的唯我独尊，使人一看就不太舒服。如：

明代亡名氏的《医家正典》及程公礼的《医家正统》。

明·李中梓 10 卷《医宗必读》，似乎为业医者不可不读，因之也惹怒了许多人，如秦昌遇《症因脉治》第一卷第一篇文章就是"论医宗必读症因差误治法不合"的反击。又如《吴医汇讲·徐叶埭的论医宗必读》，除指出"必读"两字的过于自大，并建议改名为《医宗不必读》。

五、本质上傲慢而书名巧妙的

还有本质上也是自大傲慢，但以书名巧妙而没有产生使人反感的后果。如：

清·亡名氏的《病机洞垣》。饮上池之水，才能见垣一方。用现代化语言来解释，是对疾病机制，本书能情同 X 线、CT

一样认识得清清楚楚。

六、谦虚的

与以上相反,有的书名十分客气谦虚。

晋·陈延之《小品方》。以小来自称,多谦逊,把这部书视为不登大雅之堂的著作。

清·余师愚《疫疹一得》。他引用《史记·淮阴侯列传》"愚者千虑,必有一得",把自己的经验学识视为一得之愚。

七、有儒家气息的

金·张子和14卷《儒门事亲》。

明·赵继宗《儒医精要》,不分卷。

八、有道家气息的

托名王冰的30卷《天元玉册》。

清·陈士铎16卷《洞天奥旨》。

九、有佛家气息的

隋·佚名氏4卷《龙树菩萨药方》。

清·卢万钟1卷《医说佛乘》。

十、有基督教气息的

明·魏直3卷《博爱心鉴》。在内容里并未找到与基督教有关,"自序"的精神是"窃惟天地以至仁之心"。

十一、书名字数最少的和最多的

最少的为宋·沈括10卷的《良方》，仅2个字。

最多的为清·喻嘉言4卷《尚论张仲景伤寒论重编三百九十七法》，计16个字。

十二、以本书之命运而题名的

明·卢之颐《本草乘雅半偈》。他本来已完成《本草乘雅》，以世乱而全部遗失。之后虽追忆补写，"仅得其半，故称半偈"。

清·费伯雄4卷《医醇賸义》。情况与卢氏的《半偈》相同而更惨，卢氏补写"仅得其半"，而费氏则"不及十之二三"。

十三、地方性浓厚的

《西域名医所集要方》，隋·佚名氏，4卷。

《岭南卫生方》，宋·僧人继洪，4卷。

《北京要术》，唐·陈元（有作立），不分卷。

《吴医汇讲》，清·唐大烈辑，11卷。

十四、富丽堂皇的

《金匮玉函》旧题王叔和集，8卷。

《珍珠囊》金·张元素撰，不分卷。

十五、诗意盎然的

《玄珠密语》，唐·王冰撰，10卷。

125

《红炉点雪》，明·龚居中著，4卷。

《评琴书屋医略》，清·潘名熊著，3卷。

十六、风流香艳的

《香奁润色》，明·胡文焕，不分卷。

十七、刺耳难听的

《鬼遗方》，南北朝·龚庆宣著，5卷。

《流犯喉科药方》无名氏著，1809年发现，甘肃中医学院图书馆翻印，分上下两卷。

十八、莫名其妙的

《立命元龟》，明·朱东山著，7卷。

《生雅》，明·全申之撰，不分卷。

《二本一例》，明·赵献可撰。

以上三书：《立》未见，《二》在《医籍考》谓"赵氏献可"，但查遍《浙江通志》《鄞县志》在内的各种第一手资料，俱无此言。

《生》虽有原件可证，但此"序略"，所言亦笼统浮泛，不着边际。仅仅一句"发明岁运经髓，阴阳表里"，可以体会出为研究运气学说而已。

笔者以读书无多，藏书有限，定然遗漏者决不在于少数。

《医籍考》

"《中国医籍考》为日·丹波元胤所编，原书名《医籍考》，成书于公元 1826 年（道光六年），全书共 80 卷，收辑我国历代医籍，远起秦汉以降，近及道光初年，将达 2600 种，除直接取材于医学著作外，凡历代史书、各科书目、地志博物、艺文著述、笔记杂说等书中有关记载，均加以搜罗，进行条分缕析，分门别类，对每一种书籍，都注明出处、卷数、存佚、序言、跋语、著者传略、历史考证等项目，有的还附有作者按语。不失为一部具有相当实用价值的工具书。

该书作者，日本·丹波元胤。"丹波"又作"多纪"（原文版作"多纪元胤"），又名奕禧、绍翁、安良、安元。远祖丹波康赖，著有《医心方》30 卷，梓版于日本永观二年（984 年），相当于宋·雍熙元年。之后世传到父亲丹波元简（1755～1810 年），为江户医学的权威者。元胤即继承父业为医学馆督事。弟元坚（1795～1857 年），也精于医。

《医籍考》的开始，在元简手中展开，但没有写多少，即谢世了。当时年近 22 岁的元胤即子承父志，写了 16 年方才定稿，时在 1826 年。不幸的书甫完成，也以劳瘁而西逝。他出生于 1789 年，殁于 1827 年，享年 38 岁。元坚在《医籍考·序》中谓："……先兄既成是书，命不肖元坚以序言。无几一疾弗兴，永捐诸孤，元坚泣血之余，将付之梨枣……大日本天保二年太岁在重光单阏春三月。"全书最后附有"天保二年辛卯岁六月二十日写于存诚药室。常陆·饭岛正博，"这是全书誊清后的志识。又"是岁十一月二十九日三更灯下校讫民，元坚"，这是元坚清稿校对之后的记录。因之证明本书的付印，

127

在 1831 年。十分遗憾的是元胤也像李时珍一样不能目睹自己心血之作的出版。

此书传入我国，当在 20 世纪 40 年代或更早一些。由宋大仁出资购得，范行准发起翻印工作，之后加入这个工作的还有周济、张幼安、张绍楷等诸君。

出版单位用"中西医药研究社"，总代售所为"开明书店"，发行者为周济。1935 年 5 月付印，1936 年 9 月发行。分 4 册，为日本手抄本影印，缩小为 1/4 版面，连丝纸，四眼线装，大 15 厘米×25.8 厘米。书签为余云岫篆体"医籍考"三字。全书共 824 千字。当时印得很少，似乎仅有 300 部。

展卷第一页为日本医文博士富士川游"医籍考解题"，次即著作者弟元坚亲笔撰写的"序"文。

亡友宋君大仁，1988 年在广州中医学院宿舍相晤时，曾言及此书出版时实况，谓："当时《医籍考》全国仅两部，一为宋氏所购，一为叶楚伧先生所藏。计划用宋氏本作蓝本，叶氏本作校对。叶氏也许诺，但后叶氏食言，故而此书无校对。

128

人民卫生出版社，在 1956 年铅字排印翻印，改称《中国医籍考》，计出 5500 部。1983 年再版，又出了 5800 部。

批卷审稿难

40年批卷打分，20载评文审稿，初则金睛一览，"明察秋毫"，毛锥在握，横扫千军，不可一世。逮至今日，渐感难以胜任，锐气荡然。无他，自知读书太少了。

曾批答金元四大家考卷，卷答"张仲景、刘完素、李东垣、朱丹溪"，当时批之以"错"。后读李中梓《医宗必读》，竟然如此。

又批问"续名医类案作者为谁?"卷答"魏玉横"。当时把"横"字杠掉，注一"璜"字。其实，"横"字对，而"璜"字错了。

南京中医学院（今为南京中医药大学）第一届外科试卷，内有释"外溃"一辞，理应为"脓疡泄脓"。但答案为"鼻衄"，余即打一"×"。孰知《评琴书屋医略》赫然谓："瘟疫鼻衄，名曰外溃。"因之思及"天白蚁"一名所指之病有白喉、脑鸣、喉结核，卷答其一，错乎对乎?

诸如此类，不胜枚举。例如：扁鹊有四人，一为黄帝同时人；一为战国时人；一为撰《内外经》作者；一为所有名医都可称为扁鹊。

牙齿有四释：①《内经》："上曰齿，下曰牙"；②《本草纲目》："两旁曰牙，当中曰齿"；③《疡医大全》："外板曰牙，内床曰齿"；④牙即齿，齿即牙，一物两名。

咽喉位置有五：①《喉科指掌》"咽左、喉右"；②《伤科汇纂》："盖男子食嗓在左，气嗓在右"。本书虽未言及女子，但以语气来推敲，女子曰"咽右、喉左"了；③《医学正印》"咽在喉之前，喉在咽之后"；④《医碥》："喉在咽前"，那么必然咽在喉后了；⑤《重楼玉钥》："喉咽并行"。

五官有 8 个说法：①《荀子·天论注》耳、目、鼻、口、形。②《荀子·正名注》耳、目、鼻、口、心。③《隋书·刘炫传》口、耳、目、双手。④《灌顶经》生、老、病、死、现任官员。⑤《灵枢·五阅五使》鼻、目、口唇、舌、耳。⑥《针灸甲乙经》鼻、目、口、舌、耳。⑦老《辞海》耳（听）、目（视）、舌（味）、鼻（嗅）、皮肤（触）。⑧一般公认的是眼、耳、鼻、咽、喉。

五气有七种不同：①《素问·六节脏象论》是金、木、水、火、土。②《素问·阴阳应象大论》是喜、怒、悲、忧、恐。③《素问·刺法论》是青、白、赤、黑、黄。④《素问·六节脏象论》是臊、焦、香、腥、腐。⑤《素问·奇病论》的"此五气之溢也"的五气，专指脾气。⑥《史记·五帝纪》东、南、中、西、北。⑦《周礼·天官·疾医》肺、心、肝、脾、肾。

七窍有三种：①《周礼·注》眼（双）、耳（双）、口、鼻（双）。②《难经·三十七难》眼、耳、鼻、口、舌、喉。③《史记·殷纪》的七窍，专指心而言。

七情有五种：

	喜	怒	忧	思	悲	恐	惊	哀	惧	爱	恶	欲	乐	憎
《素问·举痛论》	☆	☆	☆	☆	☆	☆	☆							
《济生方》	☆	☆		☆	☆	☆	☆	☆						
《礼·礼运》	☆	☆						☆	☆	☆	☆	☆		
《佛学大辞典》	☆	☆						☆		☆	☆	☆	☆	
《黄庭经》	☆	☆	☆					☆	☆		☆		☆	

且看以上最常见者，普通之常识，尚且各说纷纭，何况其他。谁能遍读群书，宏观博览。以有限的知识，去蠡测无边的文海，试问谁具有这种能耐？不能不深叹批卷难、审稿难矣。

王清任与《医林改错》

《医林改错》是一部好书、奇书。虽然全书仅仅 12 万字左右，但对临床的指导作用却不小。

作者王清任，字勋臣，清代直隶省（今河北）玉田县鸦鸿桥河东村人。生于乾隆三十三年（1768 年），殁于道光十一年（1831 年），享年 63 岁。殁后"由妻、子扶灵棺回乡，著述散失殆尽"，可知他的手笔不止一部《医林改错》。

他出身武庠生（相当于秀才），出资买了一个"千总"官衔。所谓千总，乃武职官员中最低级的官。具体职位，是"武略骑尉"。因为此时，系封建统治阶级的腐朽没落时代，所以他也没有去上任工作。由于他深晓医术，于是投身到中医队伍里来，寓北京开业，并开设一个中药铺，名"知一堂"，寓意于《庄子》"知一万毕"的精神。

他文化水平不高，至多相当于现代的初中，所以他的《医林改错》写得朴实无华，一无粉饰做作，直来直去。他的敬业精神可钦可佩。生性对不尽不实错误的事物，立志要去纠正过来。限于文化水平，对历代文献的失确之处，无能指摘批判，对古人在人体上的误识误解，绝对有能力来矫正，因之他就致力于这个不为人们所重视的一门科学——解剖学。

嘉庆二年（1797 年），他游滦州（今唐山一带）稻田镇，当时小儿传染病，十死八九，尸体大多以草席包裹浅埋，故孩尸破腹洞胸者数以百计。于是他不避污秽，天天去观察细看，在 10 天中看了 30 多具尸体，用以对照书本上的错误之处。当时王氏仅 29 岁。之后，又 3 次在刑场上观察被斩的尸体脏腑。照理讲，刑场是戒备森严的，更不允许闲人去翻尸捣骨，王氏能做到这一点，很可能叨光靠荫于满人贵族四额驸（驸马）那引的关系。因为王氏与那引，结为异姓兄弟，且长寓于那引驸马府中有数十年之久。王氏又请教镇守哈密、领兵喀什噶尔、看惯诛戮尸体、熟悉膈膜的江宁布政司恒敬，获得了不少人体解剖知识。最后王氏绘成"脏腑全图"来充实于道光十年（1830年）杀青的《医林改错》中。所以也可以说《医林改错》是由纠正古人对脏腑的错误认识和王氏临床经验两个部分组成的。

当时西医尚未大量输入我国，所以王氏之作，是相当了不起的。现在则以时代的关系而迹近明日黄花。但他的临床经验，经我们实践中证明，日形伟大。更其以下两方剂，为我们耳鼻喉科的王牌方剂。

通窍活血汤：为我科常用方，更其是对慢性喉炎之肥大性者，常有出神入化之妙。肥大性鼻炎及某证耳聋、耳鸣，疗效也很满意。

补阳还五汤：方名"补阳"，不难理解。"还五"可能是王氏所谓"元气亏五成，下剩五成"，把亏损的五成偿还过来之意。其中黄芪用生、用量特重，为归尾的20倍、红花的20倍、赤芍的13倍，也有他的道理所在。否则一味阳（气）药、何以匹敌六味阴（血）药。

132

陆离光怪话书名

中医自古至今的书籍，既然是浩如烟海，那么书名当然也多到车载斗量。其中还有些书名冷僻拗怪，使你有茫然之感，一待通读之后，才能恍然大悟，原来是这样类型的医籍。同时也更佩服作者题名的典雅含蓄、意邃义深而妙不可言。兹将案头座右几部有趣的书名，欣赏一番。

《祖剂》

属方剂学文献，书成于明·崇祯十三年（1640 年），作者为上海松江人施沛。全书 4 卷，搜集历代名方 800 首。作者认为历代的古方，都以《灵枢》《素问》为宗，《伤寒》《金匮》为祖，都是祖宗的方剂，故名《祖剂》。

《串雅》

作者清代浙江钱塘（今杭州）人赵学敏（1720～1805 年）。全书共有《内编》4 卷、《外编》4 卷。书中以民间及铃医的医病治疾方法为主，力求便（取材方便）、简（用药简单）、贱（药价便宜）、验（效果灵验）、显（反应迅速明显）五个字。铃医又称串医，因为手上持有串铃，内行人称为"虎撑"，最为人们所鄙视，而赵氏则偏偏力排俗议而尊之为"雅"。

《春脚集》

系清·洵阳（今河南汝阳县）人孟文瑞搜集编辑而成。计4 卷，全由方剂组成，其方大多为不见经传的杂方。"春"是大地回春之意。"脚"，凡工厂作坊在制造成品之际产生的废料或残余者，称"下脚料"。春脚者，谦虚的自称本书乃回春术中的下脚料。

《寓意草》

作者为清·喻嘉言，江西新建人。本书搜集以内科病为主的各种疑难杂症 60 余则。成书于明·崇祯十六年。为何称为"寓意"？喻氏自谓："医者意也，一病当前，先以意为运量。后乃经之以法，缉之以方，《内经》所谓妙在意者是也。……即昌（喻氏名）之一得微长，并蒙格外引契，参定俚案之近理者，命名寓意。"至于"草"字，也是谦虚之词，目为仅仅是草稿而言。医书之名草者，还有无名氏的《疹正觉草》、陈耕道的《疫痧草》等。

《简明医彀》

作者武林（今杭州）人孙志宏，梓行于明·崇祯二年（1629 年）。全书 8 卷，第一卷为总论，其余俱为各论。简、明、医三字易懂，但"彀"字难解。考彀字读 gòu，乃拉弓射靶的意思，意即本书的方药都能作中的之矢，不会虚发的。

《丹台玉案》

计 6 卷，是一部"卷中有类，类中有论，论中评脉，脉后立方，兼议察色辨纹，调摄养生"的医学文献。作者孙文胤，系明末安徽新安县人。曾遇道士于武林，道士授以"还丹接命解形度世术"。所以他是道教中人物。虽然晚年又兼信了佛，但毕竟是属于道教信徒，因之本书书名，完全是道教的。

考丹台为神仙所居之处，《道经》称之为玄都丹台。玉案的案，为古代进食用的短脚木盘。所以有人把梁鸿、孟光的"举案齐眉"的"案"字作酒杯、茶杯的"杯"字来讲，是错的。玉案也是道家用以盛琼浆玉液的仙人用具。孙氏把书中的方药，吹嘘成神仙的珍品，故谓"丹台玉案"。

《理瀹骈文》

全书不分卷，为中医外治法中最最有名的著作。作者吴师机，字尚先。清代浙江钱塘（今杭州）人，后侨居江苏省泰州（今泰州市）。工于文墨。

书名取意于《日华子》的"医者理也，药者瀹也"而为"理瀹"。考瀹字读 yuè，碧绿澄清的水称瀹。全书用对仗、四六的骈体文写成。故曰"骈文"。

《解围元薮》

4 卷。作者沈之问，为明·嘉靖时人，生平籍贯无考。于麻疯病研究有年，其父沈艾轩抄有不少麻疯病药方，之问加以整理及补充，辑成此书，于嘉靖庚戌（1550 年）梓行。

沈氏认为，人撄疾病，犹如败军之被围困，有了大量的援军，才能解围。薮，读 sǒu，大的湖泽。元，古人把天字第一号的第一，称之为元。元薮，就是再大也没有的大泽。沈把本书喻为最大的解围大军。用大泽来比仿大军，乃古人常用的夸张笔法。

《红炉点雪》

是全世界最早的一部肺结核专业书。法国林匿克（1781～1863 年）是号称最早发现结核病者，但比此书晚 3 个世纪。本书为明·江西金溪县人龚居中所撰写，1553 年问世。除此书之外，龚氏还有不少著作。

红炉指烧得很旺发红的炉子，在红炉上放上一点雪，立即可以融化。意思是读了此书，一经点拨，立即悟解之意。同时也可领会为治疗肺结核并不困难，例如《高子遗书·会晤七八》的"若红炉点雪，不必言难"。

《本草述钩元》

全书 32 卷的《本草述钩元》，是一部尚有些知名度的本草书。为清代江苏武进（今常州）杨时泰所撰。他是山东省莘县的县令，但深知医学。

钩元，亦作钩玄，意思是"采取精微，摘抉要义"。语出唐代文豪韩愈《进学解》的"记事者，必提其要，纂言者必钩其玄"。此书为杨氏整理及重纂前人刘若金的《本草述》而成书。故而书名用来十分恰当而巧妙。

《重楼玉钥》

是一部有名的喉科专业书。作者清·嘉庆时安徽歙县人郑梅涧。梓行于嘉庆九年（1804 年），全书上下两卷。《黄庭内景经·黄庭》"重堂焕焕明八威"，梁丘子注谓："重堂，喉咙也，一曰重楼。"其所以称重楼者，《天仙真理》解释为"喉之十二重楼"。

古时称喉病为喉痹。痹者，闭也。用玉钥来开启闭锁的喉痹。玉钥，无古典，仅仅形容这个钥匙的宝贵而已。

两部政府编纂巨著的命运

《圣济总录》

命途多舛的《圣济总录》，乃北宋·政和年间（1111～1117年）徽宗赵佶召集海内名医，参阅宫廷所藏的禁方秘药，用7年时间纂辑成书，凡200卷。书成梓版待印，藏板于宣和殿大清楼（又谓龙图阁）。宣和四年（1122年）十二月，金兵侵入及占据了燕京（即北京）。翌年金政府以燕京等六州归还于宋。四月童贯奉命到燕京接收，但京中所有金帛文物早已被金人掠劫一空，同时还把《圣济总录》原稿及梓版也一同盗走。靖康元年（1126年），金国大军再度侵入燕京。翌年宋亡。在一般史书上俱谓《圣济总录》在靖康之乱中被金人掠去，实则在五年前早已流入金邦了。

金·大定二十九年（1161年）世宗·完颜雍定邦燕京后，乃把现存的《圣济总录》付印。

元·大德四年（1300年），由政府主持，经过耶律楚材精校，重梓新版印刷。之后，如日本文化十年（1813年）木活印本、清·光绪丁丑（1877年）等重刻本，俱以大德版作依据。

此书的颠沛命途，故丹波元胤叹谓："呜呼，其书成于北宋而晦于南宋，不伟于中国而存于夷狄"（见《医籍考》47卷）。

《御纂医宗金鉴》

直到今天还没有出版的大型《医宗金鉴》。

清·乾隆四年（1739年）（《清史稿·艺文志》《四库全书总目提要》《医籍考》作十四年，俱误），弘昼、鄂尔泰、钱斗保、吴谦等，奉命编纂《医宗金鉴》。

乾隆五年（1740年）春季，在太医院内即开馆工作。当时计划是"成书二部,其小而约者,以便初学诵读。其大而博者,以便学成参考"。也即一部为简明本,一部是宏伟的《医宗金鉴》。故把大内所有藏书,以及民间的"旧医书无版者,新医书未刻者,家藏秘本,世传经验"的书和书稿,通过收买、借抄及贡献捐赠等方法,集中了大批资料来充实到"大而博者"的《医宗金鉴》。

经过3年的努力工作,到乾隆七年(1742年)12月中旬,"小而约者"杀青定稿,并付梓印发,也即我们现在所读的《医宗金鉴》。理应接下去入手续纂一部"大而博者"了。

可是国家多难,兵灾人祸不断。在这样的情况下,人力、财力、物力早已捉襟见肘,乏力支撑。加之在1747~1749年三年中政府又梓刻、编写了《十三经注疏》《二十一史》《通典》《通志》《文献通考》《王朝本纪》等几部巨著,更无力组织出版一部"大而博者"的《医宗金鉴》。

我们现在读的是一部"小而约者"的简明本而已,真正的《医宗金鉴》到今天也还没有出来。

138

礼失而求诸野

"礼失而求诸野"，语出《汉书·艺文志》。意为朝廷上礼乐制度失传了，可在民间倒找得到。也就是任何东西在应该有的地方没有，反而在其他地方寻到了。笔者唯有藏书一嗜，经常在旧书摊上淘到梦寐以求而难以买到的，确为得来全不费功夫，这也是礼失而求诸野。

例如喻嘉言为什么不姓自己的原姓朱而易姓为喻，正史上一言未及。但清·康熙时高士奇《牧斋遗事》中谈得详详细细，谓："本姓朱，同讳明皇之朱，加上一'捺'而为余，又以余改俞，最后加上一口。"

上古研究药物的不止神农一个人，还有偓佺其人，时在黄帝后一朝代的尧，见刘向（公元前77～前6年）《列仙传》，而在医史上也没有见过。

在长安市上卖药有名的有两人。一为后汉·韩康，以见于正史而知名度很高。其实还有唐代的宋清，丢了官到长安来卖药，而且还有"人有急难，倾财济之"，所以当时有这样一句童谣，谓"人有义声，卖药宋清"（见唐·元和中翰林学士李肇《国史补》）。两位卖药人，一位清高，一位仁义，多少替我们医药界添了些光彩。

宋代名医庞安时，字安常，嗜好广泛，根据正史所言，有读书、买书、斗鸡、走狗、蹴踘、击球、博弈、音乐等，但喜欢收藏善书、古画则未见。苏东坡《东坡志林》中曾谓："庞安常为医不志于利，得善书、古画，喜辄不自胜。"

明代大名医戴思恭，也曾离开老家义乌到苏州下海经商，而且还是很大的买卖，这在正史上从未见过。明·成化进士杨

139

循吉在《苏谈》中言："金华戴原礼事于朱彦修，既尽其术，来吴为木客。"当时最大的商贾，就是盐商和木客。

唐·韩愈大家都知道他是在长庆四年逝世的，什么病不知。徐珂（？）《大受堂札记》这样写："韩愈病，将卒，召群僧曰：'吾不药，今将病死矣，汝详视我手足支体，无逛人'云。韩愈癫病人。"

民间的"野"，的确有助于正规的"礼"。就是我们治病，在山穷水尽之际，不妨也来一个"求诸野"、有时也能获得较好的疗效。例如对顽固得无法治疗的耳鸣耳聋，可以试用单方，如仅仅葛根、破故纸、益母草 2～3 味草药水煎，吃他 1～2 个月，竟然也有少数患者能息鸣并提高了听力。

曾记得解放初，故乡中医组织了"官教兵、兵教兵、兵教官"的中医进修班。当备课到《素问·阴阳别论》的"死阴之属，不过三日而死""心之肺，谓之死阴"的"死阴"两字实在无法解释。没办法只能求之古书，可是王冰仅谓："火乘金也"，马莳谓："克我者，来克之谓"，张志聪也有类似的解释。看了古人解释，反而越来越糊涂。正在百筹莫展时，旁边搞卫生的工友见我们翻书找典，搔头摸耳，焦灼不堪，乃问我们为何这样，我乃告以讲解不出"死阴"两个字。清洁工人莞尔一笑说：这最容易，阴至极顶的时候，是死阴。我们在热得要命的时候都在喊"热死了"；冷到要命的时候也喊"冷死了"；阴到再阴也没有了，当然是"阴死了"，所谓"死阴"就是"阴死了"。

听君一席话，胜读十年书，信非虚话。

·

中医药古典书籍中的
假、冒、伪、劣之作

所谓"古典"的概念，是古代具有代表性的有名著作。至于"古"自从什么时起、什么时止？至今尚无标准定论，而这个"代表性"与"名"，更没有什么杠杠了。所以这里指的古，是 1949 年之前，就把现在能读到的中医古书，个个作为代表性的名作。

本来假、冒、伪、劣四者，只要世界上有这个事物，那么它们就像影子似的出现于形象之后，有形必有影，除非在没有丝毫亮光的情况下。照此说来中医药古典书中一定有这四者了，是的。

第一先谈"假"：《内经》《本草经》《中藏经》如其称之为《黄帝内经》《神农本草经》《华佗中藏经》，那就把真的书一变而为假书了。

第二谈"冒"："古今同一恨"，就是无名作者的手笔，尽管水平很高，但无人去阅读，万不得已只能冒充知名度高的同一时代或稍稍前些时期的名人之作。例如清·雍正乙卯五月，覆舟于蓉湖遇难的无锡高医姚球，著《本草经解要》为博得大量的读者，不能不冒用叶天士名义出版。

又如陈修园亲手撰写的仅仅《伤寒论浅注》《金匮要略浅注》《时方妙用》《医学实在易》等 14 部，除此之外，所有《陈修园三十三种》《陈修园七十种》中的其他著作都是冒牌货。

第三谈"伪"：《银海精微》绝对不是孙思邈手笔。
《窦太师疮疡经验全书》更非窦汉卿所作（见 1955 年《新

141

中医药杂志》6 月号干祖望《窦汉卿考》)。

这两部典型的伪书，水平极高，确是眼科、外科中的代表作。

第四谈"劣"：劣书延祸后世，贻害医林，的确应予以曝光，而且为数不少。

如清代顾世澄的《疡医大全》40 卷。内容都从历代文献中抄袭而成，这种"述而不作"的风格也是古已有之，但此书则杂乱无章，不加选择，不分年代，有的用书名，有的用人名，使人无法进一步深究探讨。如"奎光曰"，是何人？出何书？谁都不知道。"心法曰"，以心法为书名者不少，指哪一本？而且始版为巾箱本的"坊"版，错字之多，在所见古籍中所未见。原文错之于前，印刻再错于后，使人无法卒读！

又如 1898 年石印本无作者姓名的《喉证杂治联璧》，全书东抄西袭而缀成。其中如用"瓜蒌、当归、甘草、乳香、没药"以治乳岩，"可杜病根""病甚则服一料，以瘥为度"，真是妄人梦呓，荼毒生灵！

142 总之，假、冒、伪三者，无伤大局，而独独劣书，非曝光不可，非清除不可！

尽信书不如无书

孟轲（约公元前372～前289年）曾说过："尽信书不如无书。"的确，此言时历2000多年而仍然有用。

苏东坡《物类相感志》："人或夜卧夜坐，多为百虫入耳为患，用两刀耳边以刃相击作声，其虫必出"；周密《志雅堂杂抄》："耳暴聋，用全蝎去毒为末，酒调下，以耳中闻水声即愈"；王士贞《香祖笔记》："耳暴聋，用全蝎去毒为末，酒调，滴耳中，闻水声即愈"；鲍相璈《验方新编》："两耳聋闭，甘草、生地研极细末，胭脂包三分，日间塞耳"；梅熙照《梅氏验方新编》："诸般耳聋，用好新铁片三块，咬口内，将好磁石塞两耳内，静坐，其耳忽鸣，有顷即通。"

以上都是书，而且还是较为有名的书，但上述办法都已有人用过、试过，无一效者。昔孙思邈用方用药，强调实地试验，确有见地。

143

《素问病机气宜保命集》作者是谁?

《素问病机气宜保命集》亦称《病机气宜保命集》,又称《活法机要》。《简明中医辞典》谓作者刘河间,错了。谢利恒《中国医学大辞典》为"金·张元素撰",对的。

因此书一直纳入《刘河间医学六书》中,而且题名也是刘河间,当然"似无异议"了。后披阅清·光绪十年《畿辅通志》后,才证实非刘氏之作而系金·张元素手笔。原来张书成之后,传流未广,金末杨威得其手稿,将作者姓名易为刘河间,并为之梓刻发行。明初宁王朱权又予以重刻,并伪撰托名刘河间自叙文以冠之扉页,因之"假作真时假亦真"地成为刘氏之作了。

但引以为奇异者,向以搜集广博、考证认真、罗列精细见誉的丹波元胤《医籍考》也没有给此名著以一度座位。虽然在50卷中有《活法机要》一书名,但仅用了6个字以注释,谓:"医藏书目一卷。"不过把它编排于李东垣《内外伤辨惑论》之后《东垣试效方》之前,可证丹波元胤的古籍研究还是具有相当高的水平的。

朱权,何人也?乃明太祖朱元璋第十六子(根据《中国人名大辞典。但新《辞源》作十七子)。封邑为宁王。为领衔编纂医林巨著《普济方》的明太祖第五子朱橚之异母弟。橚与权两人都精通文学,权晚年自号涵虚子而归宗道教。托名刘河间自叙的伪序,也比较高明,竟无破绽可寻。毋怪乎后人被欺而尚不知其受骗。

第一个纠正此误者,恐系明·李时珍,谓:"金·易州明医张元素……又著《病机气宜保命集》四卷,一名《活法机

144

要》。后人误作河间刘完素所著，伪撰序文词调于卷首以附会之"（见《本草纲目·序例上》）。李氏明知伪撰序文者为谁而不敢指姓道名者，良以朱权为当朝贵族，而且朱权弃世仅仅百年左右。

145

《中西汇通医经精义》100周年重读

唐容川《中西汇通医经精义》写成于清·光绪壬午九月（1882年），至今恰好100周年。那么这"中西汇通"4个字，也整整在中医界出现了100年，今年适值百年纪念。

唐氏名宗海，清代四川省彭县人，生于1863年，殁于1918年。光绪己丑（1889年）中进士，后应召为慈禧太后治病。他先后写了许多著作，但以《中西汇通医经精义》影响最大。此书又名《中西医判》，计2卷30篇。

唐氏时代正是鸦片战争把封闭大门打得洞然大开之际，洋枪、洋炮、洋烟、洋文化潮水般地涌进中华大地。医学方面据不完整的零星记载，如：

1847年，第一部西医学《中英文医学辞汇》在中国出版。

1848年，第一次在中国使用氯仿麻醉法成功。

1856年，我国军队第一次任用西医关韬为军医（1874年卒）

1857年，合信氏《西医略论》在上海仁济医馆出版（笔者孤本藏书）。

1858年，合信氏《妇婴新说》在上海仁济医馆出版（笔者孤本藏书）。

1859年，当时调查，全国医院共有外国医生28人。

1860年，当时调查，全国有西医教会医院20多所。分设在北京、上海、汕头、烟台等处。

同年，第一次胚胎截开术在中国成功。

1861年，中国第一张肿瘤医学X线照片，在广州博济医院拍摄。

1863年，江南设牛痘局。

1865 年，湖南设牛痘局。

1868 年，河南设施种牛痘局。

同年，天津设医院于海大道。之后的马大夫医院即在此基础上发展。

1872 年，第一所中医西医结合医院，为香港东华医院。内分中医的与西医的，任病人自择。

1873 年，第一批外国留学西医黄宽回国。

1875 年，第一次卵巢肿瘤切除手术成功。

同年，高继良译《西药略释》出版。

1879 年，广州博济医校，录取两名女生，开中国西医培养女医生的先河。

1880 年，中国第一份西医刊物《西医新报》在广州发行。

1881 年，开办天津医学馆，12 年后改为北洋医学堂。

1885 年，金韵梅毕业于美国纽约女子医学校后回国。这是中国第一位留学的女西医。

1886 年，美国医生洪士提反的《万国药方》在中国中文版出版（笔者孤本藏书）。

147

1887 年，中国第一张英文医学杂志《博医会报》在上海发行。

1890 年，第一届中国博医会（西医学会）全国大会在上海召开。

1892 年，第一例产妇开腹取儿术，在博济医院施行成功。

西医冲激之浪，在中医文献中的反映也不少。例如：

徐灵胎《洄溪医案·发背》中有"以洋刀点之"一语。洋刀为进口的蛇头刀，"点"是指小的切口。徐氏是比较保守的，但他也使用洋刀，并为洋刀作宣传谓："洋刀坚利非凡。"

汪昂《本草备要·辛夷》："人之记性，皆在脑中，小儿善忘者脑未满也，老人健忘者脑渐空也。凡人外见一物，必有一形影留于脑中。"

余听鸿《外证医案汇编·咽喉》:"阅西医治喉肿闭塞,不能通呼吸者,在颈旁喉管,开一孔,插入银管,在颈旁可通呼吸。"

对如此波涛汹涌般的西医之浪冲击,中医不能不加以关注并有所反应。当时的反应有两种,其一,顽固保守,负隅反对,当然是愚蠢的。其二,为虚心接受,以西医作他山之石以充实自己,唐氏当然是后者的代表人物。所以唐氏绝对不是像一般所誉为先知先觉者,也不过是"时世造英雄"而已。其实早在唐氏《中西汇通》之前47年,郑光祖的《一斑录》,就已吸收了不少西医学说灌注于中医学说中,只不过没有明明白白地指出"西医"两个字而已。

唐氏在学术思想上尽管偏于保守,但他毕竟是能够接受新生事物的人;虽然在书中有不少牵强、片面的观点,但总属有功之人。更其他的序文中开始两句话,到今天还闪闪发光,可以作为现在中医更其是搞中西医结合工作者的座右铭。

序文:"守方隅之见者,不能驰域外之观。而好高骛广辈,又往往舍近求远、趋新奇而废正道。"用现代语来说,是眼光短浅者站在三尺土地之内,当然看不到外边大千世界的事物。但也有好高骛远的人,又把身边的东西丢掉,偏偏在远处索取,一心求新求奇,把自己是中医也忘了。

148

医书同名多

古来中医药书书名，异书而同名者实多。故而引用某书、更其是有同名者，务须注出作者姓名，否则即无法根索原始资料矣。

《喉科心法》有 2 种，且为同一时代（清代）作品。一为沈善谦撰，计两卷；一为 1847 年潘葆真撰，不分卷。但两者水平悬殊，后者为喉科书中不可多得的佳品。

《千金方》谁都知道系唐·孙思邈所撰，但不知在他之前，已有一部范世英的《千金方》3 卷。在他之后，也有一部《千金方》，为宋代，作者姓宋名佚。可惜两书俱已失传，前者见于《隋志》，后者见于《医籍考》。引以为巧合者，也是孙氏的同乡明·万历进士王淑抃，也撰有一部《千金方》（见康熙六年《陕西通志》）。可知此书事实上有 4 种。

《外科心法》有 3 种：一为薛己的 7 卷；一为万全的 12卷；三为 90 卷《医宗金鉴》内的一部分，计从卷 61～卷 76 的16 卷。这三者以第三种的知名度最高，因为出于"御纂"之故。

《外科集验方》有 2 种，俱为明代产物。一为周文采撰，计 2 卷；一为杨清叟所撰，不分卷。后者 1957 年人民卫生出版社排印版改称《仙传外科集验方》。

《集验方》有 8 种：姚僧坦的 10 卷、陆贽的 15 卷、陈尧叟的 1 卷、郎蔺的×卷、洪氏的 15 卷、元好问的×卷、王东野的 5 卷、佚名×卷。余所不知者，更不知还有多少。

据余所知，除了知名的《罗天益经验方》之外，还有《陈总卿经验方》《王素经验方》《王仲勉经验方》《戴古渝经验方》

《龚氏经验方》《蔺氏经验方》《陈氏经验方》《杨氏经验方》《唐璜经验方》《张氏经验方》《刘松篁经验方》（以上见《医籍考》）《程璀经验方》（见弘治十五年《徽州府志》）、《徐远达经验方》（见乾隆十五年《当涂县志》）、《张允嘉经验方》（见光绪二十年《亳州志》）、《程大礼经验方》（见光绪十一年《庐江县志》）、《阎超群经验方》（见民国十四年《太和县志》）、《许绅经验方》（见嘉庆六年《嘉兴府志》）、《程家学经验方》（见《杭州府志》）、《王幼孙经验方》（见乾隆四十一年《吉安府志》）、《廖玺经验方》（见同治十年《安福县志》），等等，还有20多种。

《经验良方》也有元代佚名氏（嫌文冗长，以下不著出处）、吕尚清、邹鲁济、殷成冕、邵继稷、游东之、陈炳珍、黎景垣、刘渊、潘仕诚、杜无成、关云凤、魏广贤、吴毓嘉、崔杰、李景旭、何金熔、蒋侃、郑步堂等20种左右。

《伤寒正宗》有2种，作者都是清初人，史以甲写的为8卷，吴嗣昌写的为21卷。

《伤寒类证》4种：一为元·大定宋云公撰，计2卷；一为明·洪武黄仲理撰，计10卷；一为清·乾隆赵道震撰，为8卷；清末·无名氏撰，也8卷。

《医衡》，沈时誉收集名家之作而成，4卷，读者较多。托名叶天士筛选的《叶选医衡》虽然仅仅2卷，但知名度也颇高。不过两者内容基本相同。还有安徽歙县洪正文的《医衡》，尚未见到，未知内容如何？

《医通》韩悉短小精简的2卷与张路玉洋洋万言的16卷，早为医家所熟读。但尚有沈国柱40卷与江西万戴辛炳炎的，则知者甚少。

《医学纲目》为楼全善撰，40卷，大家公认是医林巨著。而同一时代的江苏太仓人邵弁、浙江绍兴人黄武，两人都写有一部《医学纲目》，清初遂宁人曾芳同也写了4卷的《医学纲目》。如没有这三县的《县志》，这3部书有谁知道？

《医镜》最早的为宋代河北顺天卢昶所作。之后，明代江苏武进蒋达善的计20卷（《医籍考》作30卷），许兆祯的计2卷，王肯堂也有6卷。至清·光绪间江浦陈氏重刻本起改称《医学津梁》。清代有6人皆写有《医镜》，计顾松园的16卷，罗国纲的4卷，何操敬的×卷，吕越的×卷，刘用康的1卷，石垢之的20卷。除顾松园、罗国纲的两种流传较广外，其余四人之书未见。

《脉经》者，同名异作最多，约有18种之多。除甄权与王叔和之外，其他无存者。《脉诀》也有10种，除宋·高阳生所作之外，其他也无处可见。

有署名李时珍的《食物本草》22卷，实则出于同一时代姚可成之手而托名于李。考《食物本草》一名，在李氏前已有两部，一为明·正德时九江汪颖所著，一为东阳卢廉夫所著，俱2卷。在李氏之后，也有两部，一为吴炳所作，计4卷；一为夷白堂主人所作，计3卷。

《痘疹全书》有5种，计赵继宗著者1卷，黄廉著者10卷，李延昰著者×卷；翟良著者×卷；无名氏著者×卷。

《本草音义》有4种：一为隋·姚景（《中国医学人名志》作"最"）撰计3卷；二为唐·武德年间（618～626年）太常丞甄立言撰，计7卷；三为唐·开元（713～741年）中京兆府三元县尉陈藏器撰，计10卷；四为唐·大历（766～779年）时隐归茅山的李含光撰，计2卷。

被徐灵胎赞为"宋人治伤寒书第一"的朱肱22卷《南阳活人书》之外，还有一种同名书是明·山东东阿县吴南阳写的。

《医林绳墨》都作于明代，作者同为浙江人，平湖唐导元的8卷，杭州方隅的8卷。前者已佚，后书流传到现在。

《雷公药性赋》又称《珍珠囊》，或谓李东垣所写，或谓他的老师张元素所写。但清代也有一部《珍珠囊》，作者为河北何文炳，计2卷。

《医统》明·徐春圃撰100卷，洋洋大观，的确是部巨著。同时代的杭州人张懋忠也写过一部，因张系进士，故而水平很高。阅《中国医学大辞典》谓李中梓也有一部。则共有3部《医统》。

《医学入门》明·李梴撰9卷，启蒙时诵读者很多。同名书清代有4人都写过，计有李绍青、同治间张仲秀、宝山人甘德溥与江西人曾鼎。如再加以秦伯未主编的科普性《医学入门》，则共有6部之多。

《明医杂著》明代有2种，一为浙江慈溪的王伦，一为河北南皮的汤宾。前者流行很广，后者无有人知。其实汤氏还是嘉庆庚戌进士，质量未必有逊于王氏。

《医门法律》谁都知道是喻嘉言名著，但清·湖南永顺张官曙也写过一部同名书。

《医述》作者为程杏轩，900万字，是一部述而不作的名著。清·江宁汪履中也有一部，不过规模小得多，仅仅4卷。

《证治汇补》是一部常见书，用作中医入门的读本，李用粹著8卷。还有一部为清·张金照撰，仅1卷。李为松江人，张为川沙人，现都归属于上海市。

《医略》3种，俱在清代写成。一为嘉兴钱一桂作，计4卷；一为苏州周伦作，计4卷。一为松陵李焕文作，计20篇。钱著在1985年中医古籍出版社影印发行后流传已广。周、李两著未见过。

《医学正传》明·浙江义乌虞天民的8卷，是医林中一部好书。还有清·辽宁海城徐象坤10卷，知者寥寥。

《医学指归》两部皆为清代作品，其一为山东济宁查景绥撰，计3卷。一为江苏江都谈鸿谋作，计2卷。

《医学三字经》是清·陈修园大名鼎鼎之作，4卷。同代甘肃古浪人秦凤鸣也作有一部。

《医学实在易》也是陈修园名著，8卷。同时的沈阳人庆恕也写过一部《医学实在易》不过仅仅2卷。

《医方集解》有2种，一为清·江苏赣榆刘凤文所作，一为安徽休宁汪昂的门客所写而署名汪昂的。

话说《神农本草经》

上古有没有神农其人？谁也不敢下此定论。不过古人对于畜牧耕植有贡献的集中在一起而塑造出这样一个伟大形象，是肯定的。换句话说，是集众多对畜牧耕植有贡献者于一身。药食同源，药从食出，那么理所当然这个伟大形象就是中药的祖师了。因之在《本草》前冠以神农，也在情理之中了。加之《淮南子·脩务训》"神农尝百草之滋味，一日而遇七十毒"一言，则更名正而言顺了。

其实我想神农的尝百草，不可能是找治病的药草，仅仅是为了找到人类能赖以充饥的食物而已。同时也发现了能治疗某些疾病或致人于痛苦甚至死亡的药。他在许多能充饥而又无毒的百草中选出了谷食，于是"神农之时，天雨粟，神农遂耕而种之，作陶冶斧斤为耒耜锄耨以耕草莽"（见《周书》）。

《本草经》不可能是尚无文字出现的上古神农氏所写，乃与《内经》同样，为经过战国、秦汉这些时期中许多无名氏集体创作，最后由后汉·扬州人华佗大弟子吴普增添修润而完成。《嘉祐补注本草·序》的"旧说本草神农所作而不见汉书，艺文志亦无录焉"一言，更证实此点。

丹波元胤《医籍考·本草》，第一部就是《神农本草经》，实以丹波氏限于种种条件而把之前作了一个空白的交代。事实还有一部比《神农本草经》更早的本草学著作《万物》。遗憾的是此书在 1977 年安徽省阜阳出土的一批简牍中才面世，系西汉开国功臣夏侯婴儿子夏侯灶墓室里的随葬品。与《五十二病方》于 1973 年在长沙马王堆三号汉墓出土，同样的际遇。

其中药名，从最古老的兰草、矾石，到西汉·张骞出使西域带回的葡萄和大宛国的胡麻，都深深地烙着时代的烙印。

有人认为徐长卿一药，非汉前之物，理由是徐氏一姓，最早见于汉代。其实徐姓在春秋战国之前早已有之。《元和姓纂》明白地指出"……伯益之子，夏时受封于徐，至偃王为楚所灭，以国为氏。"《广韵》也有"郑公子有食采于徐吾之乡者，后以为氏"。

本书早已散佚，现行本为后世从历代本草书中集辑而成。主要的有清·嘉庆四年（1799 年）孙星衍、孙冯翼辑本，3 卷。清·道光二十四年（1844 年）顾观光辑本，4 卷。但这两书内容很不相同。名义上为 365 味，而孙辑本上品有 143 味，中品仅 109 味，下品仅 105 味，共 357 味。顾辑本则规规矩矩，上品 120 味，中品 120 味，下品 125 味。而且两者对三品的归纳，也有不同。

每味药的注解与所归品级，也有些各异。例如：云母，孙本有，而顾本则无；孙本有"生三谷"，顾本无"生三谷"三字，还有孔公蘖、殷蘖，孙本归于中品，顾本归于下品等。

如以顾辑本为准，则我们耳鼻喉科的用药很少。计上品中包括口腔仅有 15 味；中品 1 味；下品 6 味，但凡言"利九窍""通九窍"者并不在内。

现存主要版本，孙辑本的有清·嘉庆四年己未（1799 年）阳湖孙氏刻《问经堂丛书》版，清·光绪三十二年丙午（1906 年）善成堂版；顾辑本的有清·光绪九年癸未（1883 年）独山莫祥芝梓《武陵山人遗书》版，日本嘉永七年（1854 年）温知药室重刊版。1955 年，商务印书馆排印了孙氏辑本，人民卫生出版社影印了顾氏辑本。

另有一本《神农本草经百种录》，系清·乾隆元年（1736 年）江苏吴江名医徐大椿所辑。他筛选了上品 63 味、中品 25 味及下品 12 味共计 100 味而成。笔者认为 3 种重辑本中，以此本最实用。徐氏为什么大刀阔斧地删去其绝大多数而独钟情

155

于这百味？用他的自诉是："若必尽解全经，不免昧心诬圣。是以但择目所习见不疑而理有可测者，共得百种，为之探本溯源"（《神农本草经百种录·自序》）。

最后必须提醒读者，它把水银、雄黄等剧毒药，目为"久服神仙不死""久服通神明不老"，是极端错误的。唐·大文豪韩愈，晚年就是进食以硫黄制成的"火灵鸡"而结束他宝贵的生命的（见宋·陶谷《清异录》）。

书有未曾经我读

古谓"书有未曾经我读，事无不可对人言"，的确是千古颠扑不破的名言。任何一位古今大读书家，绝对不可能把在他以前的所有书籍都读过。

例如宋代名人，后人誉为"穷经学古，自为一家"的庆元（1195～1200 年）间进士魏了翁，博学多才，辞官筑室白鹤山下，设馆授徒，当时学者尊称为鹤山先生。但在他的《鹤山渠阳经外杂抄》中谓："注《道义经》曰：'魂居肝'魂静则至道不乱，神处心，意托脾，魄在肺，志藏肾，志营则骨髓满矣。此未知《道义经》谁为之？姑录出。"其实《灵枢·本神》中言之甚解，谓："肝藏血，血舍魂，心藏脉，脉舍神，肺藏气，气舍魄，肾藏精，精舍志，脾藏营，营舍意。"可知大读书家魏了翁没有读过《内经》。

清代人称"栎下先生"的周亮工，他的《书影》有一节"男女同异"的文句，云："人身男女同者，五脏、六腑、九窍、三百六十五节（《灵枢·邪客》作三百六十节——干祖望注）十二经脉、十五络脉、六百六十五穴。男女异者，男骨白，女骨黑；男顶骨八，女顶骨六；男肋左右骨各六，女各七；男缀脊两旁棱骨九窍，女平布六窍；男督脉行背，女经脉行腹；男气钟外肾，女气宗乳；男八岁而更齿、二八天癸至、七八（《素问·上古天真论》作八八——干祖望注）肝气衰而天癸绝，女子七岁而更齿、二七天癸至、七七天癸竭而地道闭。"周氏这段节录于哪一本古书？则我们也未曾读过。

后汉·曹操凭他的文学才华，写了一部《孟德新书》。一天张松来访，见案头置有草稿，松乃全神贯注以读。待两人见

157

面时，曹操傲然地问张松，这部新书写得怎样？张谓此书为古人之作并已读过。曹操询其内容，张乃一字不漏地背诵出来。原来张有一种"一目十行""过目不忘"的特异功能。曹操乃把新书付之一炬，并自言自语地叹息，怎样会这样的凑巧。曹操此举，也深信了"书有未曾经我读"一言，否则决不会把自己辛辛苦苦、呕心沥血的作品，承认是从古书上抄来的。

博学多才的唐代名医孙思邈，当写好了《千金要方》之际，还没有读过张仲景的《伤寒》《金匮》，你相信吗？

158

《竹林寺女科》

《竹林寺女科》，在妇科方面很有地位。

中医古籍出版社 1989 年出版的《珍本医籍丛刊·竹林寺女科二种·前言》谓："《竹林女科证治》四卷，于清光绪九年癸未（1883 年）梓行，尔后又十多次重刊。"又："《宁坤秘笈》三卷，初刊于乾隆五十一年丙午（1786 年）。"辑者把它合在一起，题名为《竹林女科》。

黑龙江科技出版社 1982 年的《三百种医籍录》中有《竹林寺女科》，即搜集于《四部总录医药编》的《胎产新书三种》（下编《现存医学书目总目》）共 20 卷，为萧山竹林寺静光禅师等考定。内含《女科秘要》8 卷，为静光禅师考定；《女科秘旨》8 卷，为轮应禅师纂；《女科指要》4 卷，为雪岩禅师增广。梓刊于清·光绪十二年丙戌（1886 年），梓版者为成娱堂（《三百种医籍考》作"成娱堂"——干祖望注）。

又有一部（竹林寺女科秘传），又名《女科密录》，1 卷，为清·常茂徕校定，初刊于清·道光七年丁亥（1827 年）。或谓清·光绪十七年辛卯（1891 年）皖江节署重刊版《竹林女科》中的 4 卷《女科证治》即以此版为蓝本而重分卷的。

这样一种有名著作，但使人有几个不解之疑。如：

一、向以搜集广博、取舍认真的《医籍考》为什么没有将它收集进去。当然我们更需知道《医籍考》的搜集，至日本·天保十二年（1832 年）止，故而不能搜入。但《宁坤秘笈》早在乾隆五十年（1786 年）面世，比《医籍考》搜书截止期早上 46 年之久，有很充分的条件来搜集进去。

二、《四部总录医药编》的女科书，从唐代《产宝》起至

159

清《产孕集》止，一般名著都在收集之范围中，其中民国十八年（1929年）哑斋居士撰的《达生编》尚且被列入，那么为什么清代的《竹林女科》却无一席之地。

三、根据《三百种医籍录》介绍《竹林寺女科》谓："竹林寺，位于浙江省萧山县。相传自五代·后晋建寺后，寺中僧人善治女科，世代相传，闻名于世。"那么为什么翻遍了浙江省志书，现在能读到的如《浙江通志》《浙志便览》及临安、钱塘、杭州、仁和、萧山等府志、县志、镇志，见不到竹林及其与医事有关的记录，甚至连一个字、半句话都没有。

四、一个有贡献的人，后人决不会忘怀于心的，更其是对有"立言"的医药界人物。如梁代写有《论气治疗方》的昙鸾；写有《释道洪方》的北齐·道洪；写有《广陵正师口齿论》的唐·普济；献出《蕴录秘方》的宋·洪蕴；写有《岭南卫生方》的元·继洪；写有《慎柔五书》的明·住想；写有《明医诸风疠疡全书指掌》的清·傅杰等写有著作的历代和尚，哪一位不是名留人间。而写有知名度极高《竹林女科》高僧如静光、轮应、雪岩三禅师——无遗迹可寻，谁都不知道。

五、佛门是禁谈酒与色的，女子在禅门中已被视为污秽者，更其是在临经期中，更不能登堂入室，和尚哪里有条件来研究妇女的经、带、胎、产。更其是《竹林女科证治·求嗣上》一章，走笔用词，迹涉秽渎，一个昔日的士人，尚且不敢下笔，遑论一个佛门弟子！

六、医书是指导临床的，反过来也正是临床上的经验才能升华为书籍，故而医生非临床者决不能写出临床的学术书籍。那么试问谁见过或听过寺庙里设有女科门诊部。更其是封建思想至今还没有全部破除的中国人，在20世纪80年前的能允许年轻女子去寺庙里治疗女子病吗？

因此种种，我们有理由来怀疑《竹林寺女科》是确有高水平的中医妇科医师所撰而托名和尚的。

刻书与赞助

纵然古代的书是赠送与交换，而到清代中叶才开始作价买卖，到现在则就有标码定价的今昔不同，但刻书梓版印书的需要用钱则完全相同。

古人有很多极好的著作因没有钱来刻印，不知有多少作了复瓿的废纸。所以古人好书，都是有钱的人出钱梓刻印行。李时珍《本草纲目》的迟迟不能刻印，千言万语总结两个字，是"没钱"。

陆九芝（1815～1887 年）若没有当了状元郎的儿子陆润庠（1841～1915 年），则其《世补斋医书》永远也不会在我们书架上出现。君如怀疑，可以翻一翻《世补斋医书》三《序》，即可证实。袁序作于同治五年（1866 年），吴序作于同治六年（1867 年），可知《世补斋医书》在同治五年（1866 年）已杀青，时九芝年 50 岁。梓版印刷在光绪八年（1882 年），正是陆润庠于同治十三年（1874 年）一举魁天下得中状元的那年后 8 年之际。那时要梓印一部大书真是不费吹灰之力了。其成书到出版观望了16 年者，无钱梓版。

此外也有自己无钱者，不能不依赖于亲朋好友集腋成裘以赞助，这种情况也不少。如郑梅涧的《重楼玉钥》清·道光己亥（1839 年）再梓版，即因有乐善堂、朱亮卿等 25 人或单位捐助银两而成。又如过铸的《治疗汇要》清·光绪二十四年（1898 年）初版梓印，也借助资助者的财力才能出书，见附于书末的"出资印送诸君姓氏列左"，而且下面还有一行"以笔书多寡为次"的注释，则同时更知道"以姓笔画为序"不是现在所有，早在百年之前已开始了。赞助者从丁仕奎起至龚汇存止，计 49 人。

当然那时的赞助与现在的赞助，其形式和性质已完全不同了。

不谈医学技术的名医传

既是名医传记，势必以医学技术为重点。自宋·甘伯宗《名医传》、明·李濂《医史》开始，之后清《古今图书集成·艺术典·医部》14 卷（524～537 卷）"医术名流列传"，直到最近（原）中国中医研究院广安门医院主编一套《中国历代名医学术经验荟萃丛书》，哪一本、哪一篇、哪一位名医，不是都在谈其医学成就、医术特点、医学贡献和医宗派别吗？如其不谈这一点，则犹之成了无米之饭与无水之汤了，再也没法来写了。

但宇宙间竟有"理之所无而事之所有"的真实事物。以下几部不谈医学技术的名医传，已在陆续地出版问世了。

说来话长，容我细细道来。

早在 20 世纪 80 年代初陆定一同志，秉毛泽东同志"从孔子到孙中山，我们应当给以总结"这一建议的精神，准备写一部《中国思想家评传丛书》，把中国两千余年中各方面有代表性的人物的思想来个大总结。可是由于主编很难物色而一直踟蹰徘徊，终经当代大教育家匡亚明（南京大学）名誉校长首肯，于 1986 年在南京大学成立了丛书的工作中心。

这十年来，陆定一同志的接力棒一传再传到李铁映同志顾问这部巨著，匡老当然呕心沥血地履行任务。旁的不谈，光光一份供全国（还有少数国外）撰写人员沟通信息的《动态信息》在 1987 年 7 月的第 1 期，到 1992 年 12 月，已发行了 59 期。其组织的庞大和工作的艰巨也不言可喻了。

全《丛书》共有传主 200 多人，分为 200 部，每部约 20 万～30 万字。争取在 2000 年 200 部全部出版。

全书传主都是历代各行各业有代表性的人物，医家当然也已虚席待坐了。计医家有：张仲景、陶弘景、孙思邈、李时珍、傅山等人。因不谈医学方面的而从哲学角度上出发，所以大多执笔者不必为医家，而委任于从事该方面研究的教授、专家和研究员。

内25万字的《李时珍评传》已出版，作者武汉大学哲学系主任唐明邦教授。他1989年在巴蜀书社出版的《本草纲目导读》，对本草学的研究和深入，可以说"不是内行而胜于内行"。

《孙思邈评传》，35万字，作者南京中医药大学干祖望教授，已于1995年在南京大学出版社出版。

还有《张仲景评传》《陶弘景评传》及《傅山评传》，都在撰写中或将近杀青。

可能还有一些这种形式的中医书要出版。"全国古籍整理出版规划会"第三次规划会议1992年5月在北京召开。中医界出席者，是（原）中医研究院中国医史文献所所长余瀛鳌教授。

以上几部医家评传虽然没有重点谈及医学技术，但能够浏览一下的话，毕竟能有所收获的，诚如清·李蕊所谓"开卷有益"（见《兵镜》第四卷）。

163

医 学

捕　　捉

　　"捕捉"一词，仅见于《汉语大辞典》，疏为"抓住机会"。似乎意犹未尽，应该再添一句"抓住特点"，才较全面。

　　例如轰动国际的1941年9月21日10时55～59分中国日食观测委员会在甘肃临洮摄得的"日全食的过程"纪录片，就是依靠这个伟大的"捕捉"而获得的。当时祖国正在日本铁蹄的践踏下，江山破碎，甘肃等地天天遭到狂轰滥炸，他们正是在炸弹硝烟之中摄到了这从明·嘉靖二十年（1541年）隔了400年才遇到的日全食。这就是抓住机会的捕捉。

　　漫画家能在三笔两笔下画出惟妙惟肖的肖像，而且从形似到神似。他靠的是什么本领？就是抓住特点的捕捉。因为各人的面孔各有不同的特点。子产（？～前522年）早在2500多年前就说过"人心之不同，如其面矣"（见《左传·襄公三十一年》）。谁都会得认清各人不同的面孔，而名画家则更会抓住特点。

　　对付一个疑难杂症，就是靠你善于捕捉特点的本领。可惜的是这种特点在粗心眼儿的人是视而不见的。关于捕捉疑难杂症的特点，自古以来，谈者不乏其人，可惜的是我们未能好好关注而已。即使你也予以关心，但决不比亲身体会的印象更深。余虽专业于耳鼻咽喉，但对所有疑难杂症，都有特殊兴趣。

　　一税务局青年职员，奇寒七载，冬天重裘难温，坐在火炉边不能出门一步。夏天不能吃西瓜，也需在无风无冷处度过其一个盛夏。初诊在新春之际。一翻七年来病历，都是细辛、肉桂、炮姜、附子、鹿角胶、鹿茸之类，但总难生温，如其一周不服此药，即寒冷难以度日。望诊则面白无华，较为消瘦，脉

167

细，舌质苔俱白。唯一特征，两掌心烧灼如焚，十分难受，试握体温计，为 36.7℃。因之即回忆起《续名医类案》卷六的"恶寒门"中有戴思恭（1323～1405 年）用大承气汤、李士材（1588～1655 年）用银花汤治愈了 2 例冷得出奇的奇寒怪病。现在捕捉到掌心焦灼一个特点，肯定为真热假寒证。但为了审慎起见，嘱他明天再来。借此一个宵夜，将《续名医类案》吃透精神，翌日裁方取用葶苈大枣汤。2 剂入腹，重盖的大棉被揭去了两条。5 剂药后，病者自谓"全身舒服而温暄"了。复诊取白虎汤，一无成效。再三思维，葶苈大枣汤是大泄肺经，肺主皮毛，久困之邪（热）通过玄府而被逐出体外。白虎汤清阳明，所宣而泄者，不落门径，焉能谈疗效。此后取用宣肺清热，终以玉屏风散调理而愈。

客岁一位八旬的离休高干，口腔腐（不是糜）烂经年，近来口水如涌。疼痛并不明显，但烧灼感十分严重。片片白腐假膜较厚，间隙间黏膜充血，用了不少清热解毒甚至犀角地黄在内的内服药，一无成效，而且日趋严重，也曾屡用犀角及羚羊角，开始 1～2 剂明显改善，3 剂之后又严重如初。捕捉其特点，口中臭味严重，但不呈一般的恶臭、尸臭而呈腥味如鱼。就凭这一个特点，即可证明属虚寒证。斗胆取用附桂八味汤。药仅 3 剂，病去其半。之后以金匮肾气丸调理而告痊。

以上两例严重而顽固的疑难杂症得以轻取告捷者，完全得力于捕捉。前者捕捉住"掌心烧灼"，后者捕捉住"臭呈腥味"。《宋史·张焘列传》："自古未有不知敌人之情而能胜者。"这掌心烧灼与臭呈腥味，正是忠实反射出来的"敌人之情"。而且这种"敌情"也好、病情也好，它总有或明或晦甚至不太看得到的特点暴露出来，诚如《文选·晋纪总论》所谓"潜谋虽密，而在机必兆"，关键就是要看你有没有本领去捕捉。

从"牛刀"话起

"割鸡焉用牛刀"（《论语·阳货》）是孔老夫子在"莞尔而笑"之际说的。后人就把它的意思领会为无必大材小用。尽管此言与我们医生毫无瓜葛联系，但此言在中医临床时裁方取药当口，大可运用一番，确有很好的借鉴之处。

第一个给人启示者，即小病不必用大方峻药。

同时也可作这样的理解，牛刀是专用于宰杀牛的，它的一切与杀鸡是对不起口的。因之我们必须注意药物和方剂的归经属脏。这是第二个启示。

这里还有一个体会，所谓牛刀也者，是大件的锐器，在某些场合，大件的锐器，不一定能发挥出它的作用。例如巷战起来，你的大炮、导弹、飞机能发出威力吗？相反，一些匕首、刺刀倒大有其用武之也。再打一个比喻，我们生活中的常事，一本精装的书本，内有几页以重叠皱褶的纸张，多余出纸赘一角，只需用小小裁纸刀轻轻一裁即得，如其取用菜刀、斧、锯等"大家伙"，这本精装书势必损坏。这已非"大材小用"的问题，而是"狂犷而坏精品"的事情了。这一点在临床上大有借鉴之处。且阅《张聿青医案·便闭》（卷10），内10例22诊，仅仅有一次用了风化硝（即芒硝）一钱五分，那当然绝对不是"牛刀"了。同时我们更要进一步分析这10例22诊的病情，都属不足之证。如其大热大实者，我想张聿青也会高举牛刀，狠狠一割了之，这是第三个启示。

169

三 字 经

　　《三字经》是笔者5岁进姚氏家塾第一部所读的启蒙书。当时尽管读得滚瓜烂熟，但内容除"教不严，师之惰"之外，什么也不知道。为什么"教不严，师之惰"理解得如此深刻，因为与老师应该打我们手心、罚立壁角、关夜学有直接关系之故。之后读《古文观止》之际，每篇文章之下都有作者姓氏，因而也想知道《三字经》是谁写的？翻了许多资料，有谓宋·王应麟（1223～1296年）的，或谓宋末区适子（生殁无考，但知为广东南海人）写的，更有谓明·黎贞（生殁无考，但知为广东新会人）所撰的。究竟为谁的手笔，不必深究，而且也不一定能"究"出来。不过写来用最少的字数，表达了祖国上下古今所有的大事，一览无遗，而且以三字一句的韵文出之，既利朗读，更便记忆，确是一部启蒙佳作。毋怪乎大文豪章太炎（1869～1936年）在1928年加以重订。1990年贵州人民出版社予以重新排印发行，可知其古为今用还有相当的价值。

　　在清末之际，又有什么《时务三字经》、《女儿三字经》、《卫生三字经》等，夏衍《懒寻旧梦录·家世童年》中还有一部《新三字经》，内容当然是新的了，如"今天下，五大洲，亚西亚，欧罗巴，南北美，与非洲……"

　　除了"正宗"三字经外，当以陈修园（1763～1823年）的《医学三字经》最有名。从第一句"医之始"到第末句"度金针"，共728句、2184字，分为24门（目录作34门，两者不相符），真是包罗万象，丰富多彩。

　　1958年4月份《中共中央发布对卫生部党组关于组织西医离职学习中医总结报告的批示》发表后，越2～3年笔者就带教了不少高年资西医来耳鼻喉科临床学习。他们读的都是内科，没有我科的读本。那时就也写了《耳鼻喉科三字经》作教材，倒也十分顶用。

《中医耳鼻喉科三字经》全文为：

一、归经

人五官,功各异,其生理,五脏系。肾之窍,耳中寄。肝胆经,循耳际。鼻居中,归经肺。阳明经,挟鼻倚。肺连喉,咽连胃,足少阴,通喉气。三寸舌,心苗称。脾之窍,布口唇。龈牙齿,上下分,肠卑下,胃土矜。

二、辨证

【疼痛】 风上腾,见表证。红而肿,热毒盛。肝阳升,痛必甚。虚象疼,轻而钝。

【痒】 皮肤痒,风或湿。多嚏痒,过敏质。喉久痒,相火炙。

【肿】 红肿热,白肿痰,漫肿气,久肿衰。

【脓性分泌物】 虚或寒,清且白。黄和稠,热毒泊。

【充血】 深红热,淡红寒。久病晦,似猪肝。新病艳,如染丹。

【出血】 血离经,分虚实,热迫营,涌出急。脾失统,缓渗滴。

【积液】 积液生,是痰浊。清白稀,因寒作。黄而稠,热与毒。

【耳鸣、耳聋】 鸣和聋,兄弟气。陡然作,痰或风。来之渐,肾水空。

【鼻塞】 清阳升,畅呼吸。鼻不通,寒瘀息。

【咽干】　咽干燥，因素多；风邪袭，失太和。肾气虚，阴水枯。脾土弱，生化无。

【咽喉异物感】　梅核气，鲠于喉。有痰气，肝失柔。六郁结，七情愁。当警惕，防肿瘤。

三、治疗

【耳】　耳病医，重辨证。实泻肝，虚补肾。鸣与聋，"左慈"*问。有"天钩"，眩晕镇。

【鼻】　疗鼻疾，辨久新。新宜表，取"翘银"。久"益气"，或"聪明"。治脑漏，"藿胆"清。"十灰散"，血可停。鼻甲肿，治心经。破瘀结，取"效灵"（效灵丹）。

【咽喉】　论咽喉，明缓急。急病因，风痰热，"六味汤"，最合适。慢喉痹，"参苓术"。"铁笛丸"，声音出。喉炙脔，赖"越鞠"。

172

【口齿】　口齿病，新久分。久责肾，新遣心。见实火，投"上清"。唇失泽，补脾经。齿龈腐，"玉女煎"。"归脾"法，治牙宣。口疮烂，"导赤"先。反复作，"附桂"宜。

你们不要轻视这篇三字经，当时我们下士中不乏西医耳鼻喉科界第一流名家，如江苏老前辈翁瀛教授、南京军区总医院王永福主任、第四军医大学王全教授等，都曾读过这篇三字经的。

　　*　引号内者均为方剂名称。

蹠

蹠，俗作茧，又称老茧。是手跖易受压迫或磨擦部位形成淡黄色条索状或斑块状的角质增生肥厚，质地韧硬。内中无血管及神经，所以刺破或割开后，既不出血，更不疼痛。一般多见于体力劳动者，更其是用手操作或长期奔走者。

它的正式名称为胼胝，而且还把在手者称胼、在足者称胝，故明代·万历进士区大相《区太史诗集·治水歌》谓："胼手胝足不言瘁，烈风淫雨有休时。"唐·诗人皮日休《鲁望昨以五百言见贻过有褒美内揣庸陋弥增愧悚因成一千言》诗中也有"苟无切肉刀、难除指上胼"之句，更可以证实胼胝有手足之分。

明代修《元史》的宋濂在《瞿员外墓铭》中谓："彼人胝肩茧足，以求升合利"，这是劳动者多发本病的证明。《史记·李斯列传》："禹凿龙门，疏九河……手足胼胝。"

它与鸡眼不同。鸡眼除了也有坚硬的角化质外，在着皮底层还有钉状角锥形式嵌入皮肉里，所以必然伴以疼痛。唐代诗人杜甫《入衡州》诗的"隐忍枳棘刺，迁延胝胼疮"，乃误把鸡眼作为老茧。杜甫毕竟不是医生，对胼胝和鸡眼当然难以区别。

至于《素问·五脏生成论》的"肉胝胗而唇揭"，这似乎为剥脱性唇炎而非老茧。

说也奇怪，这个常见病，却很少见之于许多中医外科文献，可能是不必治疗之故。《外科启玄》第九卷的"担肩瘤"，基本上可能也是老茧位于肩部者，故又称胝肩。

喉病中声带小结，就是典型的老茧，不过它不在手足而在声带而已。它成对而作，证明由于摩擦。所以凡多言、大声呼喊及不正确的发音（指唱歌及吊嗓而言）者的发病率就高。故国外都称为"歌唱者小结"。而且它的损害位置一定在声带前 1/3 与中 1/3 接壤处的游离缘，因为此处为发音摩擦的重点。

因之，一般也不需要大惊小怪，不一定找医生、上医院，只需"禁声"一个时期即可。真的金人缄口而一言不发，也是不可能的，但求做到尽量节言罕语，用以避免或减轻声带的摩擦。

事实上声带小结本身没有多大危害性，不过它的存在，使两声带无法紧密闭合而产生不同程度的嘶哑。

如其小结体大而坚韧者，用手术摘除。如取药治，当采用攻坚、消痰、化瘀手法。常用药为三棱、莪术、归尾、赤芍、红花、桃仁、泽兰、五灵脂、昆布、海藻、海蛤壳等。同时伴以禁声，效果还是使人很满意的。

此外，用山楂作内服药，也是一味较好的民间单方。

治喉病十六字诀

余治喉病 60 多年，总算并不虚度一生，总结出这十六字治法口诀。为：

先锋解表，

把守四关，

虚扶险劫，

脾肾先衰。

所谓"先锋解表"，是一切急性喉病的开始，应用解表法来作开路先锋。解表的含义，是把病邪瓦解而推出体外的表而出之。君不见外科名著《外科证治全生集》用于初期的痈疽，没有一个不用解表的。此书作者强调的"以消为贵"，的确能将急性喉病解决于初期。

一般常用方为荆防败毒散，喉科则六味汤。以单味药来说，麻黄最神奇，君不见外科治疗至阳至危的疔疮，就是七星剑汤（麻黄、苍耳子、野菊花、豨莶草、蚤休、紫花地丁、半枝莲）。治至阴至毒的阴疽，是阳和汤（麻黄、熟地、鹿角胶、干姜、肉桂、白芥子、甘草）。两种截然不同重症，都取麻黄为主药，不是偶然的。《白喉忌表抉微》把麻黄列为喉科禁忌之药，而且还列为第一名，毕竟外行人写专业书，难免暴露出外行话。

解表适应期过去或解表法失效后，乃考虑四个关口，即痰浊、热毒、血瘀和气滞四者。不过急症之痰，多风痰、热痰；慢症多燥痰、结痰。热在急症多实证，虚火或龙雷之火的虚热都在慢性病中出现。血瘀、气滞少见于急性病，独多于慢性病，更其是声门慢性病。破瘀利气药是必不可少的。

出现虚证，当然须扶正补养。

古称"走马看喉风"，因为急性咽喉病，常有急、险、逆三个特点。急症险是每个急性病所必具者。逆则虽属少些，但一旦来临，使你手足无措。例如会厌水肿、喉梗阻、声门痉挛等，来势骤急而凶猛，治疗分秒必争，所以非用劫法不可。谈到劫法，只有喉科所独有，过去擎拿为唯一法宝，现在则气管切开更为有把握。药物如控涎丹、雄黄解毒丸以及外治法中的巴豆油捻子等，都是喉科劫药中的有名药物。还有竹沥、六神丸、猴枣、明矾等，有时也作为劫药来使用。

急症除白喉的恢复期中往往出现虚证之外，其他急性病基本上没有虚证。慢性病虚证，习惯上多强调肾虚，事实上并不尽然。临床上脾虚的大大超过肾虚的。治疗脾虚代表方为参苓白术散等，治疗肾虚的代表方当然是六味地黄汤和大补阴丸等。

精 神 疗 法

宋·《陆九渊集》云:"心病最难医"(见《语录下》)。你光靠正规的方药治疗,未必可以药到病除。明·李中梓《医宗必读·用药须知内经之法论》"病无常形,医无常方,药无常品"一语,可能即指治疗心病而言。

杯弓蛇影的故事,是最典型的精神疗法。典出《晋书·乐广传》:"尝有亲客,久阔不复来。广问其故?答曰:'前在坐,蒙赐酒,方欲饮,见杯中有蛇,意甚恶之,既饮而疾。'于时河南听事壁上有角,漆画作蛇,广意杯中蛇,即角影也。复置酒于前处,谓客曰:'酒杯中蛇所见否?'答曰:'所见如初。'广乃告其所以,客豁然意解,沉疴顿愈。"乐广仅仅是当时"善谈论,每约言析理"的一个秀才,但他的精神疗法则比医生还高明。

《中国医学大辞典》记载:"唐时京城医者,名元颜,治妇人误食一虫,因疑成疾。颜知其故,乃择其家之谨密者,戒之曰:'今以药吐之,吐时盛以盘盂,诡言小虾蟆跃去,切勿令病者得知,则病可愈。'其人如其言给之,疾果除。"

清·乾隆元年《江南通志》载有,明代苏州名医邵达,邻人病危将死,乞达去治疗。达于药囊中取出金以予之,病人即霍然而愈。原来此人并没有真正的病,因太穷而愁困所致。

清·康熙二十三年版《浙江通志》也有一则很好的精神疗法故事,谓:"(明)新昌人俞用古……一女子欠伸,两手直不能下,用古曰:'须灸丹田。'因灼艾,诈解其裙带,女惊护之,两手遂下。"

三国时陈琳替袁绍写了一份《讨曹操檄文》,列数曹操的

177

罪行。曹操搞到了原文，当时曹操正在头痛。一读之后，惊骇万分，并为之出了一身冷汗，可把头痛失掉了。《幼学琼林·文士》的"陈琳作檄愈头风，定当神针法灸"正指此事而言。这也是一个典型的精神疗法，不过它不是为了治疗而治疗，仅仅是偶然之得。

清·青城子《志异续编》谓杜甫的诗曾经治愈了友人郑虞夫人的疟疾。还有白岩朱公患气痛病，每在发作之际，诵读几篇杜甫的诗，即可止痛。我想郑虞夫人读杜甫诗而止疟，比奎宁还有效，实使人难以置信。白岩朱公读杜甫诗而气痛止，倒很可能，因为痛由郁致，诗能畅意，郁得解而痛必能除。

精神疗法既有其作用，反过来说，某一种精神刺激，也可以使人致病致死。1947年邻居陈慎言君，习医而不行医，典型的一位"狷介之士"。年底除夕，他买了许多燃料，计850公斤（旧制1700斤）。他就在桌上一张红纸背后暂记一下，写成了"㑉"（当时简写的数字号码）。"†"为一千，"乙"为七字，"勺"即百字。我乡习俗，除夕需要红纸裁成条状，交叉贴在门窗上，名为"封门"。陈君即以方才记有"1700斤"记号的红纸裁条封门封窗。翌日元旦，陈君开门，贴在玻璃窗上的长条红纸上赫然一个惊心刺目的"死"字，陈君一见大惊，即骇然失措，从此即抑郁而病，诸药罔效，不出百日，淹然长逝。原来这个"死"之来，乃昨天自己写的"㑉"，现在他正写反看，竖写横看而使然。

痰

《内经》中没有"痰"字。《金匮要略》里才见到痰饮。可知公元前2世纪之前，医学上还没有认识到"痰"之疾病候。

视野放宽一些，再读读那时的所有文献，《周礼·天宫·疾医》有"冬时有嗽上气逆"、《礼记·月令》有"则国多风咳"，但两者，都没有谈到与咳嗽同时出现的"痰"。《说文解字》的："謦，咳也"也是言咳而不及"痰"。情况与医业专书同样。

根据《文字集略》"淡，胸中液也"与《康熙字典》"淡、痰古字"，可知没有"痰"病之前，连"痰"字也没有。但奇怪的是晋代早已有"痰"字，而王羲之（303～361年）在草书的《初月帖》中把"胸中痰闷"还是写成"胸中淡闷"。

《诸病源候论·痰饮病诸候》16候，开辟了"痰证"的天地。

《中国医学大辞典》解释"痰"为"人体气血不顺，则脏腑津液酿为痰涎，从喉头气管内面之黏膜，分泌而出，梗于喉中，由口唾出"，相当不全面。《杂病广要》解释为"今之痰者，古之云涕、云唾、云涎、云沫是也"，也丢了病理性的"痰"。《简明中医辞典》较为满意，谓之曰："某些疾病的病理产物或致病因素，但却又忘掉了生理性的"痰"。

所以要真正认识这个"痰"，应有两个概念：其一，是正常的来自于肺、吐之于口的痰；其二，各种疾病的终产物，如鼻窦炎的黄涕、卡他性中耳炎的鼓室积液、脓性分泌物、白带等，都属于"痰"，总括一句话，是人身上不正常的体液都可称"痰"。为了两者不致混淆起见，前者可称为"痰"，后者为

"痰证"。

中医有句话："见痰不治痰"，乍听起来，大似"骇人听闻"，其实中医之所以是中医，就在这个诀窍上。因为痰是疾病的终产物，你光去处理这个终产物，而不消除其致痰之源，舍本求末，试问能处理得了吗？中医是靠"辨证论治"的，所以这个"见痰不治痰"在这个问题上就是"辨证论治"的具体表现。

你看治寒痰的理中化痰丸仅有一味消痰药（半夏）；健脾制痰的补中益气汤也仅一味（陈皮）；治溢饮的小青龙汤也仅一味（半夏）；他若治肾水泛滥为痰的"肾气丸"、治伏饮的倍术丸、治支饮的泽泻汤、治留饮的桂苓汤、治痰血的白金丸、治湿痰的五苓散、治热痰的二丹丸等方，基本上都没有消痰药。

如其我们也是见病发药，不辨其证而"见痰治痰"，大用消痰药，最后结果一如《医林绳墨·痰》所谓："若攻之太重，则胃气反虚而痰愈胜矣"，医生当然就吃了一个大败仗。

走黄·乳蛾

自《疮疡经验全书》《外科正宗》提出了"走黄"一词，至今还没有一个明确的解释。有些文献越解释越使人糊涂。《实用外科学》最为客观，关于走黄二字的解释，诸说不一。有的说黄即毒也，走黄即毒走散也；有的说黄即横，散也。综上所述，尽管各家对走黄的字义解释不一，而各家对走黄实质的理解，还是一致的。

据我所知，提出这个病名的是孙思邈。他在《千金要方·解毒并杂治》中就谓："误中于毒，素不知方，多遭其毙，岂非枉横也。"

考"枉"字，典出《礼·月全》的"斩杀必当，毋或枉桡"，故冤死的称"枉"。"横"字典出《汉书·扬雄传》的"上乃群臣横大河"，就是把大河中间截断，使水不能流，故世人称冤屈不寿而死为横死。孙氏之意，是言中毒致死者，是"走入枉"而"死于横"。因之"走黄"两字是错的，应是"走枉"。

扁桃体炎称乳蛾，俱谓"因其形状如乳头，或如蚕蛾，故名乳蛾"。据我理解，乳头是圆的、锐角隆起的，而扁桃体是长圆的、钝角隆起，二者根本不像。蚕蛾有眉有脚有翅，扁桃体光秃秃的一无所有。因之我替光明中医函授大学写的《中医喉科学讲义》上就这样写："考乳者，幼小之谓。例如小虎称乳虎、小羊称乳羔、婴儿称乳子；植物中小黄瓜称乳瓜……蚕蛾的幼小者，是乳蛾，也就是蚕蛹。说明此病特征，在咽两旁有肿物如蚕蛹然。"

此外，中医称扁桃体炎为乳蛾也不通。因为扁桃体或乳蛾是人身上组织之一。生了病即可称扁桃体炎，那么中医此时方可称"蛾风"。而且在 640 多年前《世医得效方》早就采用了这个病名。

毫无意义的外科"消托补"三法

自《外科真诠·治疮疡要诀》倡"初宜散风解毒通经为主，以图消散；中宜排托为主，以图逐毒成脓；末宜温补为主，以图易于收功，此大法也"后，这个外科消、托、补三法，在这150多年来，一直被外科医生奉为圭臬。

其实，此说一放到临床上，即成为废话。且看一个毛囊炎形成的痈，一开始即先从毛囊坏死所导致，试问用什么办法去消。夏疖暑疖，轻轻便便地出来，焉用补、托。扁桃体周围脓肿、浅在性小脓疱等，根本不需要什么补，脓泄之后，即告愈合。

笔者20多年前兼业疡医，那时就使用我自己的一套治疡方法，仅16字，为：

先锋解表；把守四关；

托僵泻实；补益虚衰。

先锋解表：任何疮疡一开始，以"表而出之"为先锋将。例如荆防败毒散、牛蒡解肌汤、蟾酥丸、醒消丸等，哪一个不是"取汗"消散（西医称吸收）。最典型阳证之方七星剑汤和最典型阴证之方阳和汤，主药都是麻黄。麻黄是表药中的屈指巨擘。

把守四关：四关者何？热毒、气滞、血瘀、痰凝。任何阴阳、急慢、大小的化脓性疮疡，都不会越出这四个病因，因之我们把守好清热、理气、化瘀、消痰四法，足以应付外科诸证了。所以被誉为外科第一方的仙方活命饮所以夺得"第一方"的金牌，就是一方中具备了解表、清热、理气、化瘀、消痰5个作用。你看这13味药配合得何其紧凑协调。方解见图1。

当然，这里并不是说仙方活命饮能治疗一切化脓性疮疡，因为每一个疮疡，各有其重点，有热毒者、气滞者、血瘀者、痰凝者，理应针对其重点才是。在四者交错相混中无法分析出重点时用它，那是最适合不过了。所以仙方活命饮成了治疗这一型疮疡的王牌。

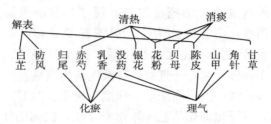

图1　仙方活命饮方解图

托僵泻实及补益虚衰：以限于篇幅从略。

笔者否定消、托、补三法学说，独创十六字诀，在 20 多年前撰有《魏塘外科学》，后以脱离外科，后继乏人，至今束之高阁，非徒没有深入发展，而且部分稿件，也已虫蠹鼠啮，连覆瓿也无用了。

184

"天人合一"学说是中医的精髓吗?

"天人合一"是中医精髓吗?回答为"是的",当然最对。"不是,而且是糟粕",也不错。世界上没有两个各走极端的问题都是对的。为什么?关键全在乎对"天人合一"本身的认识问题。

"天人合一"原出于《易经》。后被儒、道、医三家所吸收,之后各家凭自己的条件、环境和需要来各自发展,于是成了各家的"天人合一"。而且以"失之毫厘,错之千里"的定律而发展到各自为政,甚至到背道而驰的局面。

这三个绝对不同的"天人合一",什么时候开始分道扬镳的?似难考证,不过董仲舒(公元前179~前104年)、张道陵(34~156年)和张仲景(145~208年)三人为代表而奠定了儒、道、医三家"天人合一"论的基础,准确地说起来,是开始于汉代。

儒家董仲舒继承了子思、孟子"天人之际"思想,发展为"天人感应",完成了儒家的"天人合一"观。道家张道陵从老子、庄子的经典派,葛玄、葛洪的丹鼎派中分离出来,吸取了占验派思想,在鹤鸣山写成了道书24篇,产生了道教的"天人合一",用他们的话来说,是通天神、遣地祇、镇妖驱邪、愈百病,人是可以与天合作共事的。医家张仲景,继承了《内经》传统学说,发展为伤寒杂病的临床应用,他的"伤寒一日""伤寒二三日""日晡所发潮热"(见《伤寒论》)、"四季脾旺""冬至之后,甲子夜半……""从春至夏,衄者太阳……"(见《金匮要略》)这些论述,奠定了医家"天人合一"的系统学说,之后后世医家更深入、阐明而完整之。

所以你要讨论、研究医家的"天人合一",必须先把儒家的、道家的"天人合一"论排除出去，否则"不是中医精髓，而且是糟粕"的答语，当然要产生了。那么，《内经》中的"天人合一"学说，是完全准确的、唯物的、科学的吗？我敢斗胆地说："不一定。"例如《灵枢·邪客》篇的"天圆地方，人头圆足方以应之。天有日月，人有两目。地有九州，人有九窍。天有风雨，人有喜怒。天有雷电，人有音声。天有四时，人有四肢。天有五音，人有五脏。天有六律，人有六腑。天有冬夏，人有寒热。天有十日，人有手十指。辰有十二，人有十指茎垂以应之⋯⋯岁有三百六十五日，人有三百六十节。地有高山，人有肩膝。地有深谷，人有腋腘。地有十二经水，人有十二经脉。地有泉脉，人有卫气。地有草蓂，人有毫毛。天有昼夜，人有卧起。天有列星，人有牙齿。地有小山，人有小节。地有山石，人有高骨。地有聚邑，人有䐃肉。岁有十二月，人有十二节。地有四时不生草，人有无子。此人与天地相应者也。"这些虽不能称为糟粕，但也非精辟之言，《内经》所以写上这段，不过是把抽象的"天人合一"予以具体化而已，在临床上并没有指导性的意义，仅仅是张介宾所谓"人身小天地，即此之谓"（见《类经·十六》卷三）的衬笔而已。

186

　　像这样巧合的事物，在我们身边很多。案头适有一副扑克牌，我们也可以写一篇"天牌合一论"："年有五十二星期，牌有五十二正牌以应之。天有日月，副牌二张以应之。岁有春、夏、秋、冬，牌以桃、心、梅、方以应之。天有昼夜，牌以红黑应之。每季有十三星期，牌每一花式十三张以应之。每季九十一天，十三张牌以共九十一点以应之。岁有三百六十五日，牌有四种花式点数总和加小王一点以应之。如再加大王一点，以应闰年天数⋯⋯"

　　未闻打牌者借重于"天人合一"来指导打牌。如果我们一定死抱着《内经》所有内容来作为法宝，其结果适足以资反对派的炮弹，趋自己于医盲。

肺主皮毛

1992年1月19日《扬子晚报》第6版《"金人"何以窒息身亡》介绍说："国外发生过这样一件事。有位演员为拍摄'金人'，就从头到脚用真正的黄金涂满全身，只留下鼻孔呼吸。可他大约只经过两个小时，就因窒息身亡了。"

回忆在日寇侵华时代，日兵把同胞竖立在深达1.56米井坑中，然后用泥土填满到颈子以上，仅仅一个无法转动的头颅露在外面。虽然身无外伤，但不到半天都能死去。

以上两者，并不奇怪，因为缺氧致死。表面上看来人的氧气都从鼻孔吸入，但更要知道皮肤也是吸氧器官之一。原来早期低级动物就是靠皮肤来输入氧气的，经过亿万年漫长时日的进化过程慢慢地演变成用鼻子呼吸。虽然皮肤吸气功能逐渐退化，但现在还有不少动物仍然保留着用皮肤吸氧的能力，人类也不例外。

揭开这个秘密者，是两千多年前《内经》的"肺主皮毛"理论。《素问·五脏生成》："肺之合，皮也，荣其毛也"；《素问·阴阳应象大论》："肺主皮毛"，都说得十分明确。《素问·生气通天论》索性把毛孔称为"气门"。

1851年，德国兽医学专家、权威人士盖尔拉赫氏又用科学实验证实了"皮肤是司呼吸的另一个器官"。

1864年，吴师机《理瀹骈文·许序》："人身八万四千毫孔，皆气之所由出入，非仅口鼻之谓"。这里更说得明白无误。同时更可贵者，竟然把口、鼻、皮肤三者，认为都是可以呼吸空气的。但"八万四千"个毫毛孔，似乎迹近信口开河了。不过比之李白《秋浦歌》的"白发三千丈"要规矩得多了。

187

法官听讼与医生听诉

《春秋繁露·精华》："听讼折狱，可无审邪。"的确，从来就是"无诈不成状（即书面的诉词）"。听讼者，必须边听边分析，不能不听，更不能尽听。

病人的主诉，基本上是正确的，但也"未必尽然"。例如他想混一张休息诊断书，那医生就应该明察秋毫了。余遇这个谎诉，也有对付手段。第一诊时，把他的"病"一个一个详细记录。第二诊时，掩上病历本，问他"你上诊的毛病，有几个好转一些，哪几个没有好转？"因为他是信口开河，上次口诉当然不可能记忆犹新，他的回答也就是牛头不对马嘴了。

还有，明明药后有所好转，但他说"没有好转"。他之所以如此，不出两种原因：其一，凡病痛在增加之际，感觉很明显。病痛减轻时，感觉就不那么明显所致；其二，纵然也感到好转，但为了盼医生处更好方药，使病好得更快一些。对这也有办法来对付，你可按照上诊所述的几个症状分开来逐一追问他与上诊时有什么不同。这样往往能追究出究竟好转了多少。

还有一种谎诉，与上面绝对相反，明明没有好转，但他总说好点，这种情况都出现在面对老年名医时。病人一见老医生诚恳庄严，门生学徒四旁簇拥，为了老医师的"体面"，不好意思说"不好转"或"更坏"。此时的医生凭他职业的嗅觉，心中了然知其"无此见效"。那么你应该一言破的地与他说明："你不要为顾全我的体面而硬说好些，你一谎诉，我上当了，处的方药就失准了。"这样一说，病人即说出真情况了。但也有一小批老中医不以为这是"谎诉"而自我陶醉，结果直接倒霉的是病人，间接倒霉的是医生自己。

法国有这样一个笑话：

甲："他的话，是言过其实的，你只能听他一半。"

乙："那么教我听哪一半？"

甲："！？"

其实在我们身上，很有准确的回答，是"去伪存真"。至于如何"去"和"存"，那就要凭借你的经验了。

胆移热于脑,则辛頞鼻渊

我是一个纯粹的老中医,对中医四大经典著作真可谓如《礼记·中庸》所云:"拳拳服膺而弗失之矣"。但对《内经》,有时也会产生怀疑。因为它不论对脏器组织或疾病种类、病机的配合与解释,都在五行范畴里取演绎法来推算,并没有用科学的归纳法,多少感到它有点儿唯心。

鼻子一有病,理所当然地隶属于肺,因为经曰"肺开窍于鼻"。但令今人不解的是为什么鼻窦炎(鼻渊)偏偏离开了这个规律,而在《素问·气厥论》中谓:"胆移热于脑,则辛頞鼻渊。鼻渊者,浊涕下不止也。"一个"奇恒之腑"的胆,怎样与鼻子挂上了钩?根本是风马牛各不相关的。虽然也有过"鼻如悬胆"一言,但毕竟是与医学毫无联系《红楼梦》第三回的一句话。

190

在百思不得其解中,倒悟出了一个道理,因为鼻窦的青黄色分泌物迹近胆汁,故而雷越了五官归经规律,独取五色而推及胆经。

我在临床上,对急性或实证的分泌物特别黄浓的鼻窦炎,取用龙胆泻肝汤,竟然效如竿影。但不能久用,中病即止。

这个怀疑纵然还是无法尽释,但不能不对这个"怀疑"产生了新的"怀疑"。

天 白 蚁

白蚁，谁都很熟悉，与蚂蚁同属于蚁总科。是对人类危害性最大的害虫之一，它可以破坏房屋、木器、书籍甚至金属制品，而且还有过嗜食水泥的报道。至于还有周穆王的八骏中，也有一骏名白蚁者，那知道的人就不多了。

天白蚁，则知者甚少，除中医专业辞典外，永远也找不到这个词目。

此名最早出现于明·楼全善（1332～1401年）《医学纲目·肝胆部》中，谓："头内如虫蛀响，名曰天白蚁。"因此文出于"头风痛"章中，故而《简明中医辞典》（人民卫生出版社1978年版）即解释为"脑鸣的别名。一般伴有耳鸣、目眩等症"。至于梅尼埃病是否也可称天白蚁，则不能不进一步探讨了。

之后，清·顾世澄《疡医大全·喉风》中也有天白蚁一病，谓："咽喉内生疮，鼻孔俱烂，此名天白蚁。此症方书不载，多有不识，常作喉风医，最为误事。"以其症状表现，故《简明中医辞典》解释为"指喉癣经久失治，霉烂起腐，旁生小孔如蚁蚀的病症，预后都不良。"谢利恒编《中国医学大辞典》亦谓天白蚁为"喉癣之别名"。但此解释，亦难使人满意，中医"喉癣"内有喉霉毒与喉结核两症，那么同一部《疡医大全》为何把喉霉毒的"咽喉生疮，层层相叠，渐渐肿起，不痛，多日乃有窍，臭自出……"的一节，不写在天白蚁中而独独另置于第四十卷的"奇病法"里呢？

再后，在清《奇症汇》中也有"有人患头内有声，如虫蛀响，名天白蚁，此肝火为患"之记载，事实上是通过《串雅奇病》《杨氏医方》而转再继承了《医学纲目》的说法。该书计8

191

卷，作者为浙江嘉兴人，姓沈名江（根据嘉庆六年《嘉兴府志》）字岷源（见《新塍镇志》），曾任职于太医院。但1981年中医古籍出版社影印本则称作者为沈源，别号抱元子。

1954年第5卷第11期《新中医》刊登的我的《白喉及它的一切在我国的发展史》一文中，则强调天白蚁为白喉的最早名称，它的名称演变是：天白蚁→白缠喉风→白喉咙→白喉。

根据以上资料，则天白蚁者内有脑鸣（相符于梅尼埃病）、喉癣（内有喉霉毒、喉结核）和白喉之症。尽管病属三宗，但均在耳鼻喉科所处理病种范围之内。因之，该专业医生要对它认真深入地探讨一下。

老年痴呆症

清·王士祯（1634～1711年）《居易录》中"忽病不识字"的记载谓："桐城姚文燮，年六十余，忽病不识字，即其姓名亦不自知，医不知为何证也。"这是一例典型的老年痴呆症。考姚文燮，清代桐城名士，字径三，号羹湖，顺治间进士，能文善画，官至云南开化同知，在康熙间很有声望。那么中医的老年痴呆症第一例见于资料者，当然是姚文燮了。

后，王端履在《重论文斋笔录》中转载了这节文章，并加以解释谓："余友汪苏谭（继培）吏部，亦患此症。有医者云，凡人记性皆出于脑，吏部久患头风，脑已枯涸。矧脑处至高之位，药力所不能及。后竟不起。或云，得百活马脑，食之可愈。营制马有定额，安能得其百马以疗病，盖明知疾不可为，姑为大言以欺世耳。"

以上王氏之言，在《重论文斋笔录》第二卷。但在第四卷又有一文谈及此病，为："道光丙申，同邑蔡凝堂大令，成进士归里。余询吴梅梁近状（吴为此科的副总裁，系王端履老友——干祖望按）。曰：吾师（因此科为吴主持，故得中的蔡称为吾师——同上）畏风特甚，见客亦风兜。予叹曰梅梁危矣，此与汪苏谭同病，盖脑枯也，其能久乎？未几而讣音至。"根据语气，姚文燮、汪苏谭确是老年痴呆症，而吴梅梁并非此症，王端履"误诊"了。

不过从这里可以知悉，老年痴呆症的发现，并非始于今日，古已有之。唯以新病种的开始出现，医家未能认识耳。认识本来要有一个过程，你看在康熙年间还是"不知为何证也"，一到道光年间，就初步认识为"病出于脑"了嘛。

梓行于 1694 年的《本草备要·辛夷》云："人之记性，皆在脑中。"是中医学中第一次谈到人脑的作用。随着医学知识传播，慢慢地一般有识人士也知道了老年痴呆症出于脑病。至于王氏又称"脑处至高之位，药力所不能及"，毕竟外行人而说外行话了。

醒　　酒

我曾为"开门七件事——柴米油盐酱醋茶"一言而替酒被摈除在外呼吁过，酒在生活中，决不比以上七件有所逊色。而且也有过"医不离酒"的说法，否则为什么繁体字的医，下面是"酉"字。

喝多了酒要醉，醉了就要闯祸，赵匡胤在桃花宫一醉而把他盟弟杀掉，薛刚酒醉之后闹花灯而打死国舅，吕洞宾在岳阳楼醉后调戏妇女……真是害人不浅。当然也不能一概而论，肖恩醉后，也不过自谓"昨夜晚吃醉酒，和衣而卧"（京剧打鱼杀家唱词）而已，还是太太平平地没有惹是生非。

不过本人在醉时，的确有难言的痛苦，所以聪明的人，就有诸多"醒酒"妙法的产生。例如德国人的醒酒法，是把一大块咸鲱鱼和洋葱同煮成汤，再加上热啤酒送下肚里。荷兰人是把羊蹄、牛肝和麦片，煮 6 小时，待稀烂后去骨，然后吃下。海地人最幼雅可笑，他们把醉酒人喝过的空瓶，在瓶塞或瓶盖上刺入 13 支黑头针，据说是最好醒酒法。方法多种多样，不一而足。

中国毕竟是礼仪之邦，醒酒大多借重于药物。最方便的是喝浓茶，明·陆树声《茶寮记·七茶勋》的"除烦雪滞涤醒"一语，就把醒酒功能也列为其功勋之一了。

我们临床上常用的醒酒药品，有：①葛花，《本草品汇精要》谓："（葛）花主消酒"。②鸡距子，钟道生谓："余醉，唯鸡距子可醒。"③酒杯藤，段成式《酉阳杂俎》："酒杯藤大如盉，花坚，可酌酒，实大如指，食之消酒。"④槟榔，罗大经《鹤林玉露》："槟榔功有四……醉则使醒，酒后嚼之则宽气，余醒顿解。"⑤简子藤，陈元龙《格致镜原》云其"候骚蔓生，如鸡卵，既甘且冷，轻身消酒……"但其中酒杯藤与简子藤，不知为何物？

其实二陈汤也是消醉佳品，在北宋时常在街头茶摊、茶铺里作冷饮一般地畅开供应，用以理湿化浊、清心醒酒之用。不过这种二陈汤是否即为现在我们用的茯苓、陈皮、半夏、甘草的二陈汤，那还须考证。

对醉者的确希望其醒，但在医学上也有求"醉"来治病的。例如《外科全生集》的醒消丸、小金丹、梅花点舌丹、飞龙丹等，都需用酒来送服，而且还要求一"醉"，才能疗效提高。

靠"硬挺"是无用的

《续名医类案·恶寒》卷六，所举 11 例病，大多奇寒恶冷，如盛夏重纩不温、六月重衣狐帽蒙首、盛夏拥火坐密室等，投以胡椒、姜、桂、附子、硫黄、乌头等，其寒愈甚，最后还是治以大承气汤、金衣汤、硝黄大寒剂及黄连解毒汤等，或用冷水淋至三四桶而愈。其理何在？

徐灵胎《杂病源·寒热真假》谓："假寒者，火极似水也"，"假寒者，切忌温热"。毋怪乎愈进温热而其寒愈甚。

这型病种，我科多见于鼻病。例如鼻塞不通，清涕如涌，更甚是过敏性鼻炎，一遇寒冷，其嚏愈狂，如其无限制地取用热药与病"硬挺"下去，最后不是病屈服于你，而是你屈服于病。故而余常用大苦大寒之剂如龙胆泻肝汤、黄连解毒汤、三黄石膏汤等，而反能大奏其效。

197

当然，若辨证不明，效尤此法，则毫厘之失千里之罪你是没法逃避的。

耳鸣、耳聋并非全属虚证

耳鸣耳聋，事实上虚实各半。近见一般人，一遇鸣聋，一提笔即处以"六味地黄汤"。殊深浩叹！

《类证治裁》："由痰火者其鸣甚，由肾虚者其鸣微。"《景岳全书》："凡暴鸣而声大者多实，渐鸣而声细者多虚。"以上的"甚"与"微"、"大"与"细"，非指音量而指音调而言。有时低音调，而音量大如潮汐者，正是大虚证。

成书于百年前的唐宗海《医学见能》云："耳虽肾窍辨声音，绕耳游行是胆经，时辈不知清木火，漫将滋肾诩亮明。"现在滥用六味地黄的"时辈"，应该好好地把唐氏之言，多多读上几遍。

198

洞　　察

一次医务工作者联欢会上的灯谜，1/3 是我送去的。内有一谜面为"钥匙眼里看动静"。猜中的仅仅两人，很少。谜底为"洞察"。揭晓之后，颇多以绝妙而赞赏之。其妙之一，就是十分传神，毫无斧斲之痕。之二，十分忠于自己的专业性，不论中西医，你不洞察病情，怎能谈治疗。

洞察是深入的观察与了解，然后加以分析而得到洞彻。杜甫《送韦讽上阆州录事参军》诗曰："韦生富春秋，洞彻有清识。"洞彻的结果才有清楚无误的认识。

洞察的故事，在儒家有"燃犀烛奸"，讲的是晋·温峤到牛渚矶，水底有怪。峤乃燃点犀角而烛之，水底诸怪都现出了原形。在医家有"饮上池水"，讲的是春秋战国时扁鹊饮了长桑君送的上池水，三十日后能洞察人的五脏六腑。不管是火或水，对于人具有这样的神奇作用，也只能温习一下《庄子·齐物论》的"妄言之，妄听之"了。至于托名为汉·郭宪所著的《汉武洞冥记》的"钓影山……上有金镜，广四尺。元封中，有祇国献此镜，照见魑魅，不获隐形"，就更属无稽之谈了。

其实这种烛奸显怪、见人脏腑的能力，靠一切什么犀啊、水啊、镜啊，都是毫无一用的，只有靠自己，而且这样能力基本上每个人都具有的，可惜你自己不去使用而已。当一名中医更不能不具备。

当一个好医生——古人称为上工的，大家都知道是疗效高到"十全九"。它的顺序是用"八纲"为准绳，借"四诊"的手段，产生"证"，因证立"法"，据法裁"方"，随方取"药"。现在精简为八个字"四诊八纲、理法方药"，但独独没有提出强调"洞察"的重要。在这八字下，当然能出好医生，但同样可以出不及格的医生，关键在于你有没有"洞察"能力。

其实你要做到真正"洞察"也不困难，只要读一下《千金要方·大医精诚》的"欲得澄清内视""省病诊疾，至意深心""详察形候，纤毫弗失""唯当审谛覃思"，并不折不扣地履行这几点，你不考虑"洞察"而"洞察"会自己送上门来与你合作了。

临床上你没有洞察能力，你永远也成不了高手的。且看目下很多中医，2～3分钟处理一个病号，不要说"洞察"连一个"察"都没有"察"，能治好病吗？中医治证，同样一个病，根据证，从最凉的黄连、胆草直用到最温的附子、肉桂都可取用，你不洞察行吗？明·徐祯稷有一句名言，见《耻言》，谓："马异视力，人异视识。"意思是马的差别在有无力气，人的差别在乎见识的高低。现在我可续貂一句，谓"医异视洞察"。

解放前，许多医生取《礼记·中庸》的"慎思之，明辨之"节成"慎思明辨"四字来作处方笺上的起首闲章，的确有其意义。盖先有慎思，然后有明辨。明辨者洞察也。

200

从侧面来认识辨证论治

京剧里一出《天雷报》，内容是说无情义子张继保不孝，在清风亭被天雷殛毙。京剧《遇皇后》中包公见到李妃，判断为真正的太后，把她接驾回朝。理应包公向仁宗说明事实，晓以大义，使仁宗认识自己的不孝。但这样正途去做，深恐难获佳效。故而包公编导了一出《天雷报》给仁宗御览，在仁宗激动之际，再说明李后之事，仁宗大悟大惭，奉为母后，接下去就是《打龙袍》。包公这个手法，就是采用"从侧面来"的方法。

我曾教过一位西医朋友，一张朱丹溪的大补阴丸方，总是无法记住。之后采取董汉良《中药记忆法》中"音同（近）义通法，"教他五个字——"伯母洗地板"，谐音于川柏、知母、猪脊髓、熟地、龟板。从此记得牢靠，而且永远不忘。这又是一个"从侧面来"。

中医的辨证论治，苦于没有一个有形的公式，谈起来总感到是"空对空"的抽象得很，笔者也写过些文章来介绍辨证论治，例如1987年《江苏中医杂志》第10期的《中医要推陈出新，不要新陈代谢》、出版于1989年的光明中医函授大学讲义《中医喉科学》第六章《辨证》等文章里写得很详细，而且还创造性地制作几幅"辨证公式"图表。可惜的这种场合只能一本正经、规规矩矩地讲说教式的正面话，绝对不能采用"从侧面来"。我也明知"从侧面来"的效果特佳，可惜迹近旁门左道，野狐参禅，难登大雅之堂。"嬉笑怒骂尽是文章"的医话，则可以像淳于髡一样地"仰天大笑，冠缨索绝"（见《史记·滑稽列传》），无所顾忌地"从侧面来"说上一通。

201

以治疗出血为例。一般人认为止血何难，只须打开《本草》《药物学》，什么大蓟、小蓟、仙鹤草、丹皮、茅根、三七、白及、地榆、紫珠草、蒲黄等以及一切凉性药炙成的炭，都可凑上几味，因为这都是公认的止血药。其实这样就大错而特错了，这哪里是一个中医的思想与技术，仅仅是一个抄书的无知机器人而已。

真正的中医处理出血症，自有一套办法——辨证论治。大体上不外乎：

风热犯肺的，法宜疏风清热，方宜桑菊饮之类。

血热妄行的，法宜清营凉血，方宜犀角（现用 10 倍量的水牛角）地黄汤之类。

热毒入营的，法宜清凉解毒，方宜黄连解毒汤之类。

胃火过旺的，法宜清化阳明，方宜白虎汤之类。

肝气郁而化火者，法宜疏肝清热，方宜丹栀逍遥散之类。

肝阳上亢者（高血压的居多），法宜泻木清肝，方宜龙胆泻肝汤之类。不过体弱正衰的，少取苦寒药，多用甘寒药。必要时羚羊角粉。

湿热下注者（大多为尿血症）法宜清化湿热，方宜导赤散合小蓟饮子。

瘀血内停的（大多为吐血、痰血），法宜化瘀活血，方宜化瘀活血汤之类（山西省中医研究所·罗国钧《中医内科学》48 页）。

恶性肿瘤后期的，法宜扶正抗癌。

脾虚不能统血的，法宜健脾益气，方宜归脾汤或止血归脾汤。

气虚不能摄血者，法宜升清益气，方宜补中益气汤。但头面出血者慎用，更其是肝阳上亢者，绝对不能取用。

气血两亏的，法宜气血双补，方宜八珍汤或十全大补汤。

大出血到气随血脱地步，法宜峻剂益气，方宜独参汤。严重的应回阳固脱，方宜参附汤。

尚有两点应该注意：上身更其是头面上的，需并取降气药物，如苏子、代赭石、牛膝之类；下身更其是子宫出血，需并取升提药，如柴胡、升麻之类。

以上种种，是中医的辨证论治法。一个抄书的无知机器人哪里会体会得到"当一个及格中医有这样的难"。

以上许多方药，很少直接取用止血药，这就是"见血不治血"的从侧面来介绍辨证论治的最好办法。除此之外，还有什么"消痰不治痰""止泻不治泻"等在辨证论治中产生出来的绝妙的中医治病手段。

音 声 论

〔无形之用者，心为音声之主，肺为音声之门，脾为音声之本，肾为音声之根。〕

范缜（450～510 年）《神灭论》："形者神之质，神者形之用。是则形称其质，神言其用。形与神，不能相异。"很显然中医之谓"用"，是相同现代语的功能；"质"，是器质。

心称君主之官，所以人的发音高低和音韵，以及语言的组织、措词的逻辑，都由心来主宰。一旦君主失明，即下不安而语无伦次，甚至仅有狼嚎鸟叫样的无表达能力。肺主气，声门部位的声带全赖肺气的冲击而发出声音，故称门。脾为后天之本，肾为先天之根，肺之气赖脾的宗气和肾的纳气而能完成其工作。故《医述·瘖》谓："发音之本在肾，其标在肺。"不过程文宥忘掉了一个脾。

〔有形之质者，声带属肝，得肺气而能振颤；室带属脾，得气血之养而能活跃；会厌披裂属阳明，环杓关节隶乎肝肾。〕

上节言功能，本节谈器质。《素问·阴阳应象大论》谓："肝生筋"。中医所谓的筋，是指白色、具有强有力的弹性和韧性，硬中有软，软中有硬的纤维组织，如韧带一型扁平薄而且长者，故声带应属于肝。但无肺气的冲激鼓动，则声带亦不能出声。肌肉结构的室带，当然以"脾主肌肉"而属脾，它的生成就是靠气血来荣养。会厌、披裂为足阳明经循行之处。环杓关节的荣养和活动，离不开肾液和筋样物的存在。

〔音调属足厥阴，凭高低以衡肝之刚怯；音量属手太阴，别大小以权肺之强弱；音色属足少阴，察润枯以测肾之盛衰；音域属足太阴，析宽窄以蠡脾之盈亏。肝刚、肺强、肾盛、脾

204

盈，则丹田之气沛然而金鸣高亢矣。〕

中医的所谓"瘖"，是指发音失常甚至丧失。但其病变不外乎音调、音量、音色及音域四者。音调属肝最为明显，一个平时和言悦色的文静幽雅者，一发了肝火，音调也会高了起来。肺主宗气，宗气一衰，音量当然不可能大了。《素问·灵兰秘典论》："肾者作强之官，伎巧出焉。"故而音色的甜纯润泽，都系之于肾气。《楚辞·九歌》："五音纷兮繁会"，《汉语大词典》解释"繁会"谓："繁多的音调互相参错"的"交响"。考土在五音中属"宫"，"宫"属五音之首，所以对音域的调节起到了主导作用，而脾则适为土脏。

〔闻诊之重，其在斯乎？〕

五诊（经笔者加入查诊之后，成为五诊）的闻诊，在这里最有指导作用。临床上掌握了上述辨声要领，可以判断并调理其病所在的五脏，多少可以免去许多歧途错径。

205

西医容易中医难

"西医容易中医难",保证没有一个人会举起共鸣之手。而且西医师听了,客气的"嗤之以鼻",不客气的必然"反唇相讥"。即使中医本身,承认的不会超过 30％的人。更其是为数不少存心在中医队伍里想跳槽到西医那边的医师,更要掩口葫芦地笑发此言论之人,非白痴即疯子。

假如说"大学教授容易,幼儿园老师难",那么附议的肯定很多。大学教授只需精通一门科技,就可当起来了;而不懂教学法、心理学还不会唱歌、跳舞、剪纸、画图、讲故事、操作多种乐器的人,能当幼儿园的老师吗?

为什么?因为幼儿园老师的难,是明显的,谁都可以见到的。中医的难,是隐蔽的、谁都看不到的,甚至 50％的中医界人士也看得迷迷糊糊,甚至一无所见。

不论中医或西医,由门外汉而成为高明的医家,必然通过四个层次:

第一个"懂",就是学习,使外行者成为内行。

第二个"通",懂了以后,能够搞得通,头头是道。

第三个"熟",通了之后,多多使用(即临床),由生疏而熟练。熟了之后使用起来左右逢源,得心应手。

第四个"精",以西医来讲,已到了登峰造极的境界了。但在中医则仅仅是学到 50％。因为这四个层次,都是在"固定安排"范围内的事。而一个完整的中医在这四个属于"固定安排"的范围之外,还有"化"与"神"两个层次。

第五个"化",是变化,也就是单单有固定安排的基本功之外的"灵活应用"。那就是辨证论治,这个辨,是有一定的

206

章则而又没有范围的，甚至"见痰不治痰"而能治好痰证；"见血不止血"而把大出血止住。例如《张聿青医案·泄泻》中章左一案，泄泻夹血。张氏用于术、陈皮、茯苓、川连、防风、米仁、炮姜、滑石、泽泻、薄荷 10 味没有止泻药的药方，竟然在复诊时已"温脏清腑，注泻已止"。又如《柳选四家医案·环溪草堂医案》中的便血案，用熟地、炮姜、茯苓、泽泻、陈皮、车前、川朴、茅术、五味子、丹皮、山药、阿胶 12 味都非止血药的药方治愈了一例便血（见卷下《便血门》第二案）。再如《吴鞠通医案》治疗一例肺脓疡，仅用苦桔梗、桃仁、冬瓜子、米仁、甘草、芦根 6 味药（见《卷三·肺痈·王氏》），而且没有消炎药。这就是中医绝对不同于西医的理论体系和治疗思想，也就是"治证不治病"的"辨证论治"。

第五个"神"，中医能达到神通广大，取方取药真的有左右逢源之概，那才是真正的高级中医了。

那些头痛医头、脚痛医脚的医生，只能称之为"用中药的人"，我们不承认他是中医。"用中药的人"何难之有，只需在地摊上买一本"文革"期间各地大量出版的塑料封皮 32 开的《常用中草药》之类的药物手册，碰到炎症，就在清热解毒药中抄几味如银花、夏枯草、菊花等；出血找止血药中的大蓟、小蓟、陈棕炭等；咳嗽多痰的找化痰止咳的半夏、陈皮、杏仁等；大便解不下来找泻下药中的大黄、元明粉、火麻仁等；失眠的找安神药中的远志、酸枣仁、珠粉等。

因之，我敢说一个合格的中医要比合格的西医难，现在恐怕没有人来反对了吧。

207

问

一个问字，的确大有文章。你要学到技术，就非问不可，否则为什么把这两个字联在一起而称为学问？故而求学称问业；你要适应你的生活环境，又少不了问津、问禁、问俗等等。但你必须聪明一点，切勿问道于盲。

当然，你千万不要问鼎，否则就是野心家；更不能问柳，否则你就是浪荡子。至于对父母的问安、问膳、问寝，再多问也无妨，尽管现在年轻人早已不知"孝"字为何物。

问的范围也极广，如宋·辛弃疾《满江红》"问人间，谁管别离愁？杯中物"，多么潇洒；金·元好问《迈陂塘》"问世间，情是何物？直教生死相许"，多么情痴；宋·苏老泉《太玄论上》"疑而问，问而辨，问辨之道也"，求学多么认真。唐·李白《忆旧游寄谯郡元参军》"问余恨别知多少？落花春暮争纷纷"多么怆然；宋·陆游《满江红》"问鬓边，都有几多丝，真堪织"，暮年多么地哀叹；唐·李益《喜见外弟又言别》"问姓惊初见，称名忆旧容"，把久别相逢于异乡的欢乐，描写得入木三分。

中医五诊（笔者传统的四诊改为望、闻、问、切、查五诊）中就有一个问诊。但可惜的是许多人并不重视它，甚至把问诊理解为问问姓名、年龄、籍贯、工作单位和病史等一个常规顺序，真荒谬之至。

中医问诊，传统的内容有问寒热、问汗、问头身、问大小便、问饮食、问胸、问口渴、问旧病及问原因等共十问。其实这十问相当粗糙简略，在临床上使用起来远远不够。笔者一直重视并善于使用问诊，有把握说"十纲"（表里、虚实、寒热、

208

标本、体用——经笔者整理过的）40％的依据从问诊中得来的，而且准确性特高，切诊远远望尘莫及。惜乎这样问法，为书本上所没有。

笔者专攻耳鼻喉科。下面试就该科问诊举例一二。

耳科：耳鸣的问诊，如《医贯》"以手按之，不鸣或稍减者，虚也；手按之而鸣愈甚者，实也"之言，在临床上毫无指导意义，良以古人用演绎法把外科"拒按者虚，拒按者实"的辨证规律推衍到耳鼻喉科而得之，全非经验之言。后世文抄公更盲目照抄，依样画葫芦遗误到现在。即使符合于临床的如《景岳全书》的"凡暴鸣而声大者多实，渐鸣而声细者多虚"，也仅仅50％可信。盖古人不懂什么是音调什么是音量，把高音调与大音量俱作为声之大者；低音调小音量俱作为声之细者。其实音调的高低确是辨虚实的可靠辨证，但音量则不然，在指导虚实之辨上，并不重要。但特大的音量则又有辨证价值，唯更须佐以旁证，其同样之大，一则为大实而另一则为大虚，犹之同样黑苔却为大热与大寒之别。

笔者对耳鸣问诊，必分清音调与音量，但病人不知音调音量之别，乃问他如蝉鸣、火车声、沸水声、风吹声等后，再予以分析。如蝉鸣，调高而量小。一只蝉鸣固如此，其如一群蝉噪，则调高加以量大了。飞机声，近者调高量大，远者调低而量小了。

耳鸣病，对外来噪音的接受或拒绝，更是辨别虚实的主要问诊。绝对拒绝而心烦神躁者大实，安于接受者虚。漠然无所谓者，无参考价值。

咽科病的慢性咽炎之干，为该病重点的问诊。如干燥而不思求饮者，实证有湿浊，虚证为脾虚；干而狂饮者，喜热汤者脾虚，喜凉饮者肾虚，喜大冷大凉者，更必须考虑五志之火；凡不择温凉者，无参考价值。

口腔科的口腔病，关于臭气的辨别，问诊也属重点。病人主诉有臭气，则必须追问："旁人是否也闻到你的口臭？"如其旁人并不闻到，属主观性臭气，虚证最多；旁人同样闻到，属客观性臭气，实证居多。但对客观性臭气，你更必要自己也闻一闻，内中粪便臭者，阳明经大热；尸臭者可考虑肿瘤（急性坏疽性齿龈炎，也是尸臭）；抹布臭者，实证湿热，虚证脾虚；腥臭者，实证很少见，大多为气血两亏。

涉及全身性的问诊，如失眠，必须追问他在上半夜或下半夜，或通宵迷迷糊糊难于酣沉，凡上半夜的实证多，下半夜的虚证多，通宵者有虚有实。当然，凡疼痛、周围环境的突然改变、环球性时间差等，当另作别论。

大便溏薄，不一定脾虚，不论为时多长多久，凡伴以腹痛、有臭气者（腥味不在内）者，可以排除脾虚。至于虚的程度，可问病人用多少手纸可以擦净肛门的粪迹。一般用手纸愈多者愈虚。不过患有痔漏者例外。

在临床上也有儿童、老人甚至虽然年轻而颟顸的病人，那就必须向伴随者去了解了。

210

宋·王安石《书洪范传后》对发问者的要求，也发过议论谓："问之不切，则听之不专，其思之不深，则其取之不固。"所以我们的问诊，必须词简意赅，不说废话，针对性强而且专，并就病人的回答深深思考与分析，为五诊服务，这种问诊就是成功的了。

闻

《吕氏春秋·自如》有个掩耳盗铃故事，谁都讥笑这个盗铃者是超级笨蛋。其实最聪明的学者，照样也可偶尔笨到这个地步。君不知亚圣孟夫子就也笨到这样吗？曾谓："闻其声不忍食其肉，是以君子之远庖厨也"（见《孟子·梁惠王上》）。这里的闻，是用耳朵的。也有并不点出一个"闻"字而一望而知是闻的，如《列子·汤问》的"余音绕梁，三日不绝"等。

汉·刘向《说苑·杂言》的"如入兰芷之室，久而不闻其香，如入鲍鱼之肆，久而不闻其臭"，这里是用鼻子的闻。同样也有并不点出一个"闻"字而一望而知是闻的，如唐·杜甫《自京赴奉先县永怀五百字》的"朱门酒肉臭"之类。

还有一个"闻"字，既不用耳朵，也不用鼻子，但不知怎样对你也有所感觉的闻，如应酬词中的"久闻大名，如雷灌耳"，及解放前商店广告的"名闻遐迩"之类。

此外如明代廉吏闻泽、清代学者闻斑、近代教育家闻一多等，都是姓闻。过去称官高名显者为闻达。

我们中医的望、闻、问、切、查五诊中闻诊也占了一个重要席位，而且坐上了第二把座位，可知也属重要了。其中既有用耳朵的闻，又有需鼻子的闻。不论哪个闻，在耳鼻喉专业科中特别显得重要。

用于耳病的闻：耳中闻到臭气者，肯定是化脓性中耳炎的久病者。臭气浓郁者，更应考虑伴有乳突炎或并发胆脂瘤。

耳聋病音叉检查，更是每一个来诊者必不可少的常规。内"W""R""S""G"尽管你中医不懂，但也必须学会掌握，老中医也不能例外。不过老中医首先自问你的耳朵是否靠得住，否则，"曲竹安有直影"，永远也得不到准确的数据。

耳鸣病人，必要时还要通过一次局部听诊。就是用去掉了"体件（即胸件）"的听诊器，把"胶管"直接塞入外耳道去静听有无客观的鸣响，有以排除刘河间所谓"耳鸣有声，非妄闻也"（见《素问玄机原病式》）的振动性耳鸣以提高疗效。

对鼻病更其是萎缩性鼻炎、臭鼻病、干酪性鼻炎以及久病的鼻腔异物和鼻咽腔肿瘤等，闻诊显得更为重要。

鼻腔的开放性鼻音、阻塞性鼻音等用耳朵的闻诊，可以供应你不少辨证的有力根据。

口腔病，重要的闻诊，在鼻子。

喉部疾病，在古代是属于"喑"或"瘖"的一门中，那是重要的也在用耳朵的闻。这个闻诊，笔者已探讨了数十年之久，初步总结出这样一个概念，即：

无形之气者，心为声音之主；肺为声音之门；脾为声音之本；肾为声音之根。有形之质，声音属肝，得肺气之冲而能震颤；室带属脾，得气血之养而能活跃；会厌、披裂属阳明；环杓关节隶乎肝肾。

音调属足厥阴，凭高低以衡肝之刚怯；音量属手太阴，别大小以权肺之强弱；音色属足少阴，察润枯以测肾之盛衰；音域属足太阴，析宽窄以蠡脾之盈亏。肝刚、肺强、肾盛、脾盈，则丹田之气沛然而金鸣高亢矣。

笔者所做这些总结，竟然蒙国家中医药管理局编的《建国40年中医药科技成就》予以搜入承认（见422～430页）。可能尚有一些可供参考的价值。

失　眠

明明得到火种而酿成火灾，为什么偏偏称之为失火？明明是失去了人格、灵魂和节操的良心，为什么称为失足？明明喜悦得不能自制，为什么偏偏称为失喜？……真让人大有莫名其妙之感。中医方面也有如此，齿痛到欲哭无泪之际，用荜茇、细辛、冰片三味研末，搽在痛处，即可痛定而笑，但《疡医大全》偏偏名之为失笑散？至于中医失眠一名则十分恰切，此病就是失去了一个眠字。

最早谈到失眠的，当然是《内经》，如："夜不瞑"（见《灵枢·营卫生会》）"不得偃卧"（见《素问·病能论》），"目不瞑"（见《灵枢·大惑论》）。《诸病源候论》的"大病后不得眠候"（卷三）、"伤寒后不得眠候"（卷八）、"卧不安候"（卷二十二）等，讲的也是失眠。

古人都称不寐或不眠，近来都称失眠。

失眠原因很多，《医宗必读》归为五证，即气虚、阴虚、痰滞、水停与胃不和，该书作者还加了一个补充，谓："大端虽五，然虚实寒热，互有不齐。神而明之，存乎其人耳"（见《不得卧》篇）。笔者认为此系历来论失眠病最精辟之言。

陈士铎又加上"胆虚而风袭之"（见《辨证录·不寐门》），唐容川也加上"失血家往往有之"（见《血证论·卧寐梦寐》），俱有见地。

虽然历来讨论失眠者甚多，可惜的是有关失眠的辨证，似难见到。笔者多年摸索，似有这样体会，凡失眠不出四型：其一，失眠在上半夜者，实证多于虚证，虚证寥寥可数；其二，失眠在下半夜者，虚多于实，如其老人鸡鸣即醒，乃老年性失

213

眠，属于正常；其三，通宵难寐，或似睡非睡，虚证居多，实证可以不加考虑；其四，难寐通宵，一寐即梦，不问虚实，病在心肾，当然也以虚为多，其中醒后而其梦境能记忆犹新者则有虚有实，乱梦一场，醒后无法回忆者属虚证。

以上个人体会，未经广泛的客观检验证实，然欤否欤，希读者验证赐教。

214

中西医的同词异义和同义异词

这一件 60 多年前的事，至今天还记忆犹新。童年时家居上海郊区，老祖父来了一位客人，说是"同年友"，其实是他与我祖父同在一年考中了秀才，当然以佳宾接待。母亲知道北方人不吃米饭而喜面食，为了殷勤尊敬，在餐前问一声："伯父，你要面还是要饭？"哪知此言一出，客人即满面不悦，拂袖告辞。为此翁媳两人间也闹了一场。北方人原来"要饭"是乞丐求乞的另一个名称，上海郊区人哪里知道！

中医与西医，其理论体系当然不同，就是有几个名称偶有相同，但其内涵意义往往相左，最明显的例子有：

喉：中医对咽与喉的划界很模糊，肉眼看得见的口咽是喉，甚至看不见的下连气管都算喉，例如《太平圣惠方·咽喉论》谓："喉咙重十二两，广二寸，长一尺二寸，有九节。"西医的喉则仅指位于相当 3～6 颈椎的水平处的上通喉咽、下接气管的声门一个小范围内的组织。

开刀：中医仅指局部切开的小手术。西医泛指一切用手术刀的所有手术。

水肿：是"水始起也，目窠上微肿，如新卧起之状，其颈脉动，时咳，阴股间寒，足胫肿，腹乃大，其水已成矣。以手按其腹，随手而起，如裹水之状"（引《灵枢·水胀》），基本上是腹水。西医则专指人体组织不是增生的肿胀者。

结核：中医指皮里膜外的水结节，如颈部、腹股沟的淋巴结肿，或乳房上的结节之类，都称结核。西医则仅指由结核杆菌所导致的病称为结核。

脑漏：中医称鼻窦炎为脑漏。西医是把脑脊液自蛛网膜下腔经群鼻窦或筛板瘘孔流入鼻腔的病称为脑漏。

痈：中医把人身任何部位的浅在性脓肿称痈。西医把成簇的毛囊炎融成一片，大面积组织坏死者称痈。

溃疡：中医将没有溃破的脓肿，一概称为肿疡，穿破后一列称溃疡。西医把缺乏愈合倾向的皮肤或黏膜的损害，称溃疡。

伤寒：中医泛指一般急性热病为伤寒。西医则专指由伤寒杆菌引起的急性传染病，相当于中医的湿温。

牛皮癣：中医的牛皮癣指的是西医的神经性皮炎。西医的牛皮癣指的是中医的银屑病。

天疱疮：中医的天疱疮，是偏身发生小水疱，内含浆液性分泌物，常伴有发烧等全身症状。水疱自溃之后，渗出大量黄色的浆液性分泌物，常致浸淫为患。西医的天疱疮，为突然发热，出现严重的全身症状。继之大疱性皮疹首先在指部、口腔或颈部开始。小的豌豆大，大至鸡蛋大。初期内含浆液，以后变为脓性或血性。溃后倾向融合，类似烧伤，且带臭味。经过迅速，痊愈或伤亡，不过数天或数周。

216

除此"同词异义"之外，中西医还存在"同义异词"现象，如辨别脓肿的有脓无脓，西医称波动，中医称应指；肿物的消失痊愈，中医称消散，西医称吸收等。

至于我喉科方面的：西医描写的"咽后壁淋巴滤泡增生"，则中医为"斗底气子丛生"；西医描写的"咽后壁小血管扩张暴露"，中医则写为"喉如海棠叶背"或"喉如哥窑"；西医描写的"咽后壁黏膜污红萎缩"，中医则称为"喉如网油"。这种不胜枚举的"各异"，真是言之不尽。

"乳蛾"的笑话

扁桃体或称扁桃腺，它是咽部淋巴组织的成员，我们所指的仅仅是三个淋巴组织中之一的腭扁桃体。以其体积最大，站在前排的"黄金地段"，因之它也"毫不客气"地代表了三个。

考蔷薇科落叶乔木巴旦杏，其果实卵圆而带扁，又称扁桃。而扁桃腺的形状与巴旦杏十分相像，故名扁桃体。

中医称扁桃腺为乳蛾，也是以其形状与乳蛾相仿而言。但笑话也来了，大家都认为"因其形状如乳头，或如蚕蛾，故名乳蛾"，错误地把乳蛾一物，硬分为乳头和蚕蛾两物。其实乳者，幼小之谓也。如幼小婴儿称乳子、小狗、小老虎、小鸡、小燕、小牛等称乳狗、乳虎、乳鸡、乳燕、乳犊等。所以蚕蛾而称乳者，是小的蚕蛾，是蚕蛹，扁桃体的确如蚕蛹。蛾则有翅有足，外形显然与扁桃体不同。

中医的乳蛾之称，与西医的扁桃体之称，同样是人体上一个组织的解剖名称。一旦有病，即称扁桃体炎，如其还称扁桃体，你承认它有病吗？如其把有病的乳蛾，还是称乳蛾，岂非天大的笑话。所以《咽喉经验秘传》称乳蛾风、《重楼玉钥》称蛾风，是相当科学的。咽炎称风，那么扁桃体炎应该"当风不让"了。

扁桃体炎就是扁桃体炎，蛾风就是蛾风，名简意达，实事求是。可是古人硬把蛾风一病，取了许许多多的异名、别号，如：

《儒门事亲》的单乳蛾、双乳蛾；

《类编朱氏集验医方》的肉蛾；

《寿世保元》的喉闭；

《医林绳墨》的闭喉；

《简明医彀》的喉瘅；

《疡科选粹》的横蛾、竖蛾；

《洞天奥旨》的蛾疮；

《疡医大全》的阴蛾；

《医方类聚》的莺翁、蛾聚；

《喉科泄秘》的联珠蛾、烂蛾；

《瘟疫明辨》的结；

《喉科心法》的鳅症；

《喉科秘制》的烂乳蛾、石蛾；

《喉症大全》的死乳蛾、乳蛾核；

《秘传喉科十八证》的烂头蛾；

《喉科金钥》的蛾子；

《囊秘喉书》的飞蛾。

　　这些说得好些是"落英缤纷"，说得难听些是"乌七八糟"，尽非中医的精华，而是糟粕，务宜扫而去之。如其也想保存下去，则成 4 月 1 日（愚人节）的最大笑话了。

应付"疑难杂症"

疑难杂症者，疑指迷惑难解，难指困难、艰难而无法解决，也就是这个病是辨证起来迷惑不解，治疗起来难于收效的病症。所以一个能治疗疑难杂症而取得一定疗效的，不愧是高明之医——上工了。

笔者对疑难杂症很感兴趣，但治疗起来总是难惬人意。虽然单位里给我挂上了一个"擅治疑难杂症"的桂冠与招牌，但总是惴惴于心地唯恐真正的疑难杂症找上门来。

据说三国时曹操千方百计想与诸葛孔明谋求一面，但其缘分吝薄而始终没有得以握手一下。的确，不论在史书上或舞台上从来也没有见到过孔明与曹操同时出现。相反的司马懿最怕碰到孔明，更其是在西域上了一次孔明的大当（舞台上为《空城计》）后更不敢相见。但老天是最会捉弄人的，还是常让他俩狭路相逢，即使孔明死了以后，木偶造成的诸葛亮，还把司马懿吓了半死。我与疑难杂症，竟然一如司马懿与诸葛亮，愈怕它它愈要找我。

经常有人问我，用什么方法来对付疑难杂症。当然这个回答是"一言难尽"的。我对业务一向抱有"生不保守，死不带走"的明朗态度，并非不肯讲，乃是无从说起。但言其大略，亦未为不可。

应付疑难杂症，主要的是掌握四点：

第一点，首先不要重视现象，咳嗽的不必泥于咳嗽，失眠的不必泥于失眠，头痛的不必泥于头痛。"见痰不治痰"、"出血不止血"等之原则，正是处理疑难杂症的钥匙。理由很简单，中医是治"证"而不治"病"的。例如《王旭高医案·吐血门》，基本上都非止血药，即使人们必用的炭，在 39 张处方

219

中仅有 13 张（为：朱、邢初诊、邢三诊、顾、范、吕、薛初诊、薛复诊、薛、华、钱、殷、郁）中出现过，而且许多方中仅有一味。更其是尤姓的七诊处方，没有什么直接止血的药味，真名副其实的"出血不止血"。它的形式固然如此，而其精神确是真正掌握了辨证论治。

第二点，务在多读书，因为从历代中医古典文献到昨天方才出版的西医书籍，在这个书海中都可以得到灵感。你凭你几尺枯肠，是搜索不出灵感的。治疗疑难杂症，全部依靠特殊的灵感。例如我遇见过这样一个病号，鼻黏膜苍白，滂沱清涕一如自来水，见风遇寒即倍形严重，脉细，舌薄苔白，人亦喜暖恶寒，从脱敏汤到桂枝汤甚至附桂八味，治来一无效果。正困厄于江郎才尽、技穷无能之际，忆及《续名医类案·中寒》第三例病案，得到了启发、灵感，取用葶苈大枣汤合人参泻肺汤去人参，药仅 5 剂，霍然而愈。

第三点，必须深入明了、分析以前的治疗经过，包括西医的在内。这样既可明了用过而乏效的方药，不使多走重复之路，又可分析当时的病情背景，还可根据药后反应悟出供刻下辨证的极好根据，还可分析出是否由于错误的治疗所造成的。要知错误治疗导致的疑难病症很多很多，所以古人常有"不死于病而死于药"的感叹。

第四点，一般疑难杂症中的"戏药"病，占有绝大多数。"戏药"见清·赵濂《医门外要·医法补要》（卷上），谓："有病日久，初服此医之方一二剂，颇效，再服则不效。又延彼医，不问药对症与不对症，初服一二帖亦效，再服又不效。及屡更数十医，皆如此。为戏药，终不治。"赵氏虽然准确地认识了、提出了这个病，可惜对病因机制及治疗只字未提，仅仅留下了一个悬案。笔者的对付，是实证，学游击战战术，打一枪换一个地方，也就是每一次复诊换一套方剂。虚证，当要大补元气，可以目为轻症的"离魂症"。但在这里虚实之辨必须准确，否则出入太大，为害也大。

一忍 一静

宋·苏洵有一句名言："一忍可以支百勇，一静可以制百动。"（见《心术》）的确是一个极好的战策。但可惜的是"三十六计（策）"中没有它，多少有些使人遗憾。这"三十六计"，虽然比较庸俗一些，但也大可补充《孙子兵法》的不足。旁的不谈，三国·诸葛孔明在西城，知悉街亭失守，司马懿乘胜追击，再攻西城。此时西城大兵压境，而城内则仅有2000余名老弱病兵，如何是好？但孔明一忍与一静，使了一个空城计，使司马懿不敢进城，相反地还把大兵后退四十里。如其孔明没有一忍、一静，其后果是不堪设想，这部《三国志》也另行重写了。

南朝·宋·褚澄曾谓："用药如用兵，用医如用将"（见《褚氏遗书》）。清·陈修园也说："攻病如攻乱，用药如用兵"（见《陈修园医书七十二种·古今医论》）。故而兵法上的东西，我们大可借用，仿"洋为中用，古为今用"而成"兵为医用"，其谁曰不宜？

很多疾病初发之际，更其是大病、重病，往往出现许多特殊的症状，要不了多久，可以自行消失，所以在这个时候，务宜静心观察（忍），等待它稍事稳定一些之后再出手截击。更其是"若药弗瞑眩，厥疾弗瘳"（引《书·说命》）的瞑眩，更容易出现各种假象来使你上当。还有病房里的病员，因其终日无事，在疾病严重之际，倒也不过如此。一旦步入恢复期间，于是什么小毛病都出来了，最多见的是失眠、耳鸣、眩昏、胃呆、头痛、关节酸痛等，他们的主诉当然要用心倾听，但你应该予以观察与筛过，切莫一言一听、一听一用药，最后势必乱

221

了你的一套治疗计划。这个功夫也就是"忍"。

《千金要方》中的"寻思妙理"（见《大医习业》篇）、"唯用心精微，始可与言于兹矣"和"凡大医治病，必当安神定志"（见《大医精诚》篇），都是在"静"字之下才能做到。而且这起画龙点睛作用的"安神定志"四字，更显示出"静"字是如此重要。

中医而能真正掌握这"一忍""一静"的功夫，决无鲁莽误事了。

雾

雾，是近地气层中的天气现象。由大量悬浮的小水滴或冰晶构成，常常使人视野模糊不清，致能见度减低，故而古人用"雾里看花"来形容视物模糊。诗人杜甫就有过"春水船如天上坐，老年花似雾中看"的诗句。

雾的形成、现象，不论南方、北方，甚至国外，都是相同的。重庆之雾与伦敦之雾也一无差别。可是在预测天气变化方面，则春夏秋冬四季之雾的意义各不相同。中国农谚"春雾太阳夏雾雨，三朝大雾发西风"，就是说春天的雾，预示着天气必晴，夏天则预示下雨，冬天的大雾后必然气温下降而西风怒号。这一点与中医的辨证，完全一致。同样一个病，其证可千变万化。如其对伦敦之雾用这个农谚去测晴雨，则必然以失灵而告终。

忆曩昔北京脑炎，死亡率之高足以惊人，即使国外专家亦为之瞠目束手。后用蒲氏轻清化浊之方，无一死者。总结疗效，震惊国际。可是以后再用，竟无效果可言了。无他，乃用"春雾太阳夏雾雨"来预测冬雾之故也。

1958～1963年间，湖南衡阳、醴陵、长沙一带，白喉几度大流行，死者无数。后采用当地名喉科世医张氏之方，挽救了不少生命，张氏也得到了政府崇高奖赏。但现在用此方也已远非当时的神效了。

1992年春夏之际，江南淫雨，遍地汪洋涝淹，泽国一片。当时笔者治疗了不少疾病，不管耳、鼻、咽、喉、口腔，也不论什么风、寒、暑、湿、燥、火，一律取用燥土渗湿，佐以芳香化浊之剂，无不一剂而知、再剂而愈。如其循规蹈矩地如法

223

处理，反而获效殊鲜。假定现在还是以一张燥土渗湿化浊药剂来应付一切疾病，非被病人把你轰出医院不可！

中医辨证论治的妙处，就在这里。毋怪乎西医同道们把"有效"之方，拿来取用，毫无一效而很不相信中医。

论左说右

读到 1992 年 7 月 29 日《解放日报》刘祥之《论左说右》后，即想到中医关于左右的资料，虽然与《解放日报》上谈的毫无相关。

自《素问·刺禁论》"肝生于左，肺藏于右"一说之后，中医对左右两字，就具有特殊的用途。

左脉含心肝，右为肺脾，显然左属阳而右属于阴。肾阳在左，肾阴在右。

以此类推及药，张介宾之左归、右归更寓意于此。此外左经丸（见《苏沈良方》）治筋瘫手足不随；左龙丸（见《证治准绳》）治肝风；左金丸（朱丹溪方）治肝火燥盛，都是肝经之病。

至于乳突炎，左侧称夭疽，右侧称锐毒；腹股沟脓肿，左称鱼口，右称便毒；臀部脓肿，左称上马痈，右称下马痈，等等，同一个疾病以其左右的不同而名亦各异。一病以左右而异名，是否有其必要？我看未必。

中医还有"左病右取""右病左取"，《梅氏验方新编·鼻部》治鼻衄，则"独蒜切开，贴手脚心即止。左鼻贴右，右鼻贴左。"还有许多病的外治，用药敷足心，也是左病敷右、右病敷左。不是如此，是否无效，惜乎没有做过实验来证明。

晕车晕船，以指掐内关可止或缓解，一般男子掐左，女子掐右。这一点倒有人试过，男而掐右，女而掐左，的确效果比男左、女右差了许多。

中医界还有一习惯，称男为左，称女为右，所以在处方上的男女都以左右两字替代。姓张的男子、姓王的女子，就写成

225

"张左"和"王右。"你只要打开《张聿青医案》《何鸿舫医案》《吴门曹氏三代医验集》《金子久医案》和《丁甘仁医案》就可证实这点。

耳　朵

据说老子（老聃，李耳，道家祖师）耳朵特别大，故人称李耳。但在正史上找不到这个资料，唯《史记·老聃本传》有"耳有三漏"的记载。漏，是洞，可能他耳上有三个先天性瘘管。但《淮南子·脩务》也有"禹（大禹）耳漏，是谓大通"，可是从未听过人说夏禹是大耳朵。

《后汉书·吕布传》："（吕）布目（刘）备曰，大耳儿最叵信。"再证之于《三国志·蜀志·刘先主传》："先主……顾自见其耳。"则刘备的大耳朵是可信的。

我曾出过一个最肤浅的考题，为"耳有哪两个功能？"其实很简单，是"听觉与平衡"。可是有一个学生答的是"听觉和戴眼镜"。

227

许由听到了尧要把天下传位于他的消息，马上取颍水之水把他不愿意听的语言从耳朵里洗涤出去。苟跞听到葵言葵语，把耳朵掩盖起来。但奇怪的是"许由洗耳"的故事人尽皆知，而"苟跞掩耳"则谁也不知，而且连苟跞是什么时代、什么地方的人也不晓得。为什么？可能许由的事经过了《史记》《汉书》《庄子》《高士传》四部名著的记载，而苟跞的事仅仅见之于不出名的《词林典腋·形体》。由此可知，宣传作用，何其伟大乃尔！

耳朵的听觉很灵敏，从每秒振动 16 次到每秒振动 20 000 次的声波都能听到。

耳朵的听，分为气传导与骨传导两种。对这句话请读者不要误认为是西医的，中国 800 多年前的医家陈言（1121～1190年）在《三因方》中早就指出："耳为听会之主，纳五音。外则宫、商、角、徵、羽；内则唏、嘘、呵、欠、泗。"这"外则"是指气导，"内则"是指骨导。

耳鸣也有两种病，一是震动性耳鸣，一是非震动性耳鸣，它们的病因、机制、治疗绝对不同。有人也认为对耳鸣的这种分类是西医的东西，其实也的的确确是中医的。也在八百年前，刘河间（1120～1200年）的《素问玄机原病式》中特别指出震动性耳鸣的特点，是"耳鸣有声，非妄闻也"。

渗出性耳软骨膜炎和化脓性耳软骨膜炎中医称什么？此题实在难以回答。1985年版《高等医药院校教材·中医耳鼻喉科学》称之为"耳壳流痰""断耳疮"。虽然是笔者提出来的，但一直觉得相当不妥，但妥当的呢？到今天还没有思索得之。

耳朵是人身重要器官之一，好好保护，千万别掐之挖之！陆定圃（1802～1865年）《冷庐医话》："贡武弁，年二十余，取耳（掐耳朵）时为同辈所戏，铜挖刺通耳底，流血不止。延外科治之，旬日间，忽头痛如破，体僵面赤……的系破伤风矣，已属不治。"我们在临床上也经常遇到这种情况。

噪音是致聋的强有力刽子手，90分贝左右的噪音就可以使你耳朵受到损害，时间长了更坏。所以耳塞子式耳机，危害性极大。

处在吸烟者旁边的儿童容易患中耳炎，以前我们不知道，读了1992年9月4日《参考消息》，方才长了这个知识。什么原因？并谓"香烟雾可令呼吸道的细胞数目和黏液分泌不正常地增加。"所谓呼吸道，可包括中耳和咽鼓管。这与王孟英《温热经纬》："肺经之结穴，在耳中，名曰笼葱"颇相符合。

鼻

　　每个人都是这样，当自己指自己时，把食指总是指在鼻尖上，决无指在口、眼睛或其他部位的。笔者研究及考证了数十年，到现在才"知其所以然"。因为甲骨文的鼻字，形近于"自"字之故，乃自己的自字。

　　胚胎的面部最早发于第一鳃弓及鼻额突。左右二鳃弓的腹端互相融合，成为胚口凹的下甲，名下额突。鼻额突出现于胚胎第三周。总之鼻子乃胚胎开始形成时的最先一个组织。《汉书·扬雄传》："有周氏之婵嫣兮，或鼻祖于汾阳。"原注："鼻，始也。"《方言》："鲁之初，谓之鼻。"明·张自烈的《正字通》中更明确地指出："人之胚胎，鼻先受形。"清·汪宏《望诊遵经》谓："天地氤氲，万物化醇，男女媾精，五官先生鼻。"鼻子是胚胎发生最早的器官，国外在 19 世纪才知道，中国比他们早得多，17 个世纪之前就了解清楚了。

　　鼻子除了呼吸之外，就是闻气味。任何一个没有受过训练的人，也能辨别出 2000 种气味。一个经过训练的专家可以辨别 1 万种气味。但也遗憾得很，也只能辨出所有 4 万种气味的四分之一。你们不要惊奇世界上有这样多的气味，而世界上的颜色竟有 700 万种。

　　谈到呼吸，每个成人，每天大约有 14 立方米的空气通过鼻子而出入于气管与肺。

　　你们知道吗？鼻子虽然管理呼吸和嗅觉两个大事，可是它们的"办公室"是分开的，"嗅觉部主任办公室"在"楼上"，"呼吸部主任办公室"在"楼下"。

　　人的嗅觉失灵，中医古代称为鼻聋。狗没有鼻聋病，而且比人还敏捷数十倍，远在 12 米的一些轻微气味即可以闻到。但与苍蝇来比较，那又不及许多，如有嗅力比赛，苍蝇拿到金牌的话，狗能否列入前八名还不一定呢！

根据史书记载，汉高祖刘邦鼻子特别肥大，称为"隆准"。《史记·范睢蔡泽列传》："先生曷鼻巨肩。"司马真索隐谓："曷鼻，鼻如蝎虫也。"鼻形如蝎子，倒也难知其毕竟是什么样子。《北史·王慧龙传》："王氏世渣鼻。"可知王氏竟是酒渣鼻世家了。唐·冯贽《云仙杂记》："贺知章忽鼻出黄胶数盆。"很可能是鼻窦囊肿的突然溃破。清·王士禛《香祖笔记》："王安石常患偏头痛，神宗赐以禁方，用新萝卜取自然汁，入生龙脑少许，调匀，昂首滴入鼻窍。"这样处理，王安石很可能是患了慢性鼻窦炎。考汉高祖为汉王朝开国皇帝，范睢为战国时魏相，王应麟为南宋礼部尚书，王安石为北宋政治家、文学家，所有记载，决不虚构。

至于明·徐应秋《玉芝堂谈荟》的"世间有一奇疾……有鼻中毛出，昼夜可长一二尺"，则显然为无稽之谈了。

230

释门《法华经·序品》中"下至阿鼻"的"鼻"，则绝非这里所谈的"鼻"字了。

咽　喉

《战国策·秦策》有"韩，天下之咽喉"，《史记·滑稽列传》有"……当关口，天下咽喉"，很早就有过如此作喻。如此观之，人体上的咽喉不言而喻是一个重要器官了。还有《汉书·严延年传》："河南，天下喉咽"的喉咽，和咽喉是同一意义。

中西医对咽喉的概念，殊不相同，因为中医古时的解剖知识十分缺乏之故。中医虽然知道在颈子里面，但说法各异，如咽左喉右说（《喉科指掌》）、咽右喉左说（《伤科汇纂》）、咽前喉后说（《喉科秘本》）、咽后喉前说（《医碥》）。更有荒谬者谓"咽、喉、咙三者并列"，毋怪乎《重楼玉钥·咽喉说》辟辨谓："一云喉中三窍者，非！"

尽管《灵枢·肠胃》中详细介绍了"唇""口""舌""咽门"的生理解剖，《太平圣惠方·咽喉论》云"喉咙重十二两"，说得头头是道，但一到临床上就没有一个医生能辨别得出哪一个是咽哪一个是喉，当然这是过去的情况了。因之中医一直把口咽就认为是喉了。

西医就分别得明确了，由鼻咽、口咽、喉咽三者组成"咽"，在上。以声门一区称"喉"，在下。所以笔者上到这课时，先在黑板上画一个梯子及一个屏风。在梯格里由上而下填写了鼻咽、口咽、喉咽和喉；在屏风上并写咽与喉。最后总结说："西医的咽喉，是梯形的。中医的咽喉是屏风型"，听课者就认识得清楚了。

道家称咽喉为重楼，《黄庭内景经·黄庭章》："重堂焕焕明入威。"原注"重堂，喉咙名也。一曰重楼，亦曰重环。"另

231

一部道教文献《天仙真理》谓："重楼者，喉之十二重楼也。"为何称十二重楼？《金丹元奥》的解释是"何谓十二重楼？人之喉咙管，有十二节是也。"所以清·郑梅涧的一部喉科专著，名《重楼玉钥》。至于黄精也称重楼，其理何在？则恕我不知。

　　为了不俯首于"不知"，乃找了包括本草在内的许多文献，都无法解释这个问题。内中对黄精资料最丰富的为《永乐大典》，计7000余字，标本图有滁州、丹州、兖州、解州、商州、荆州、永康军、扬州、洪州的黄精图十幅（内解州两幅），而独独找不到与咽喉的关系。

舌

世人称秦桧老婆王氏为长舌妇，其实王氏舌头并非真正的长，不过责其搬弄是非在岳飞的冤狱问题上为虎作伥。真正舌体奇长而载于史册者，为清·陈元龙《格致镜原》的："神异录，夔州道士王法朗舌长，呼字不正。"同时该书又谈到了一个短舌者谓："宋书，南都王义宣，生而舌短，言涩。"

《灵枢·肠胃》："舌重十两，长七寸，"但《史记·留侯世家》偏偏谓："今以三寸舌。"是否太史公没有读过《灵枢》？或嫌《灵枢》言之失实而从具体出发？南朝·梁·简文帝萧纲曾写一篇《舌赋》，内有"故微言传乎往记，妙说表乎丹青"等妙句，写来的是大好文章，千古奉为绝唱。可能萧纲之兄萧统，人称昭明太子，是历代大文豪之一，因之兄弟俩都具有天赋文才。

"舌为心苗"，"心为君主之官，神明出焉"，所以舌在人身上也是重要器官之一，更是中医诊断疾病、辨证论治的重要依据。自秦汉以还，历代医家在舌诊方面积累了丰富的经验，并总结汇集成文，而且还绘以图谱。元·敖继翁《金镜录》是第一部以图画出之的辨舌文献。同时的杜清岩在原有 12 个图之外，又增补 24 图，合成 36 图。近贤曹炳章（1877～1955 年）的《辨舌指南》，绘彩舌 122 图、黑舌 6 幅，因而可谓为划时代的专著。在 1984 年 9 月，同时出版了两部称得起佳作的诊舌图谱；一为陕西科学技术出版社出版的张学文、邵生宽编著的《舌诊图鉴》，计 102 版；一为人民卫生出版社出版的宋天彬编著的《中医舌苔图谱》计 287 版，都是图片清晰，光色如真，加之印刷精良，确属佳品。前者售价 3.5 元，可能亏本出售；后者45元，在当时则已使人乍舌，可能定价太贵，所以一般书店很难见到，笔者从珠海购得。

观察舌诊，应从舌体、舌质、舌苔、津液及动态五个方面，综合分析，才能得到准确的诊断。所谓动态，指歪斜、僵硬、震颤等而言。近人又增加视察舌下静脉，有时看来，也属重要，更其在观察瘀证、血虚等方面。

临床上也能看到舌背裂痕及斑斓剥脱，前者称脑纹舌，后者称地图舌。那时不能过敏地诊断为阴虚津脱。必须问他对酸味、咸味有无刺激感甚至疼痛感。如无则属生理性的，不必大惊小怪地养心补肾，尽可以视而无睹。

迩来食品加工精致，无毒有色添加剂，很多造成染色苔。可疑时，可追询一下，方才吃过什么东西。

如其用力把舌外伸者，舌体即瘦，舌似伸非伸时即胖。在观察舌体与质时务须注意，凡钡透、用间接喉镜检查声门时，应该先看舌苔，后再检查。

这一个问题，有人向我咨询，至今我无法解答。即舌尖属心肺、舌中央属脾、舌左肝舌右胆、舌根属肾，为什么根部的腻苔最多、最厚、最难化？不论肾虚肾火，都不能有湿浊来上熏生苔的。

腹

《素问》的《上古天真论》《金匮真言论》《阴阳应象大论》《灵兰秘典论》《六节藏象论》及《灵枢》的《本输》等许多经典文学中，广泛地涉及人身解剖组织，却未见有一个"腹"字。《灵枢·邪客》中有的是五脏、六腑、四肢、五官、九窍、募筋、䐃肉、骨节，从上至下的头、目、肩、腋、指、膝、腘、足等，也没有谈到一个"腹"。

但腹病倒不少，《素问》里有："少腹痛"（《平人气象论》）、"少腹冤热而痛"（《玉机真脏论》）、"泻腹痛""腹痛引阴股"（《举痛论》）、"病在少腹"（长刺节论）、"少腹上冲心而痛"（《骨空论》）、"病腹满"、"少腹痛"（《气交变大论》）、"腹暴痛"（《六元正纪大论》）、"腹中常鸣""腹大""妇人少腹肿"（《至真要大论》），《灵枢》也有："少腹偏肿而痛"（《邪气脏腑病形》）、"小腹痛肿"（《四时气》）、"肠鸣腹痛"（《五邪》）、"其腹大胀"（《玉版》）等。

四诊之一的切，一般概念当然是切脉，其实根据事实来讲，还有腹诊在内，因为切者按也，腹诊就是靠按。但可惜的是我国腹诊远远不及日本。

日本丹波元简的二卷《诊病奇侅》，对腹部的检查及诊断，真是一部佳作。单单展卷第一句的："胸腹者，五脏六腑之宫墙，一身资养之根本，阴阳气血之发源，外感内伤之所位"，就已填补了《内经》的空白。

之后又接下去谓："古来诊法多矣，若欲知其脏腑如何？则莫如诊其胸腹"，就烘托出腹诊的重要性。

但十分可惜，中国的腹诊反而简陋粗糙，仅汪宏《望诊遵

235

经》卷下有 834 个字的一节《诊腹望法提纲》；周学海《形色外诊简摩·外诊杂法类》中诊毛发、鼻、人中、唇、齿、耳、爪甲等而独缺腹部，仅在《按法》中有"水胀者，足胫肿，腹乃大，以手按其腹，随手而起，如裹水之状。肤胀者，腹大身尽肿，按其腹，窅而不起，腹色大变。鼓胀者，腹筋起也"的寥寥几句，与日本相比，真是相形见绌。

为什么日本的腹诊如此高明？有人说因为"中国人重视头而日本人重视腹"。证之中国人的：元首、带头人、头面人物、头名状元、头等大事、头奖等，都以头来比喻，更其是一句"头可断而志不可夺"掷地作金石声的豪言，更显示出头在人身上是最宝贵的东西。

日本人的腹，与"心地""思想"是同义词。例如指人为人阴险，称腹黑；品德恶劣，称腹污或腹秽；发怒，称腹立（中国人称怒发冲冠，又是在头上）；同心协作和同舟共济，称腹合；又如腹大，指度量大或气力大；腹决，指决心；两人对坐，称腹对腹（中国称面对面，又是在头上）。

日本人"壮烈牺牲"时采取剖腹自杀，表示主动切开最重要之处来象征忠诚正真。中国更其是古人，则以头撞墙壁或刎颈，也是以人身最重要之处来表达他的此死是重于泰山的。

如此猜度，质之同仁，未知然否？

方　药

漫谈方剂名称

"文革"的"破旧立新",的确一如水银泻地、无孔不入,连得我们几千年之久的病名、方名也要砍去"旧"的换上"新"的。你看:

仙方活命饮:初见于宋·《妇人大全良方》(1237年),取用至今已750多年。除张山雷在《疡科纲要》中吹毛求疵地漫骂一通之外,其他外科著作莫不赞誉颂歌之,目为"外科第一方"。但"文革"中认为"仙方"是四旧,即改称"消炎饮"或"消炎汤"。

破棺丹:有两种处方:一为《卫生宝鉴》方,用以治疗大热便闭、谵语结肠;一为《外科准绳》方,用以治疗疔疮走黄。因为土葬用棺,是旧宜破,火葬是新事物,当然要立。因之"革命家"把它改为"破骨灰盒丹"。当时某"革命委员会"主编1971年出版的《××××治疗手册》就是这样编入的。但出版之际又删去了,可能自己也感到"迹近滑稽"之故。

人参再造丸:过去上海名中药铺童涵春堂制有专治身虚体弱者的关节痛有效成药,称"滋补蠲痹丸",纵然疗效极好,可是销路不振。后来得到这样一个启发,即浙江海盐女科名医陈耀宗老先生,迁居上海,从此业务平平。去世后由其子接班,取名小宝,光是凭这个小宝芳名,门庭即若市起来。之后,即改称为"人参再造丸"。固然"人参再造丸"誉满国内外,至今还是一味热门的中成药。因之可以体会到名称虽然小事,但对个人或事业的影响有时却很大。前年某市某啤酒厂,出产一种"888"啤酒,深以为发发发最会受人欢迎,谁料全无饮者,原因是人身最怕发胖,女子更忌,那么试问谁敢再来

239

喝它？今已停产。

二陈汤：笔者从 1963 年开始，做过《二陈汤的运用》《再谈二陈汤》《三谈二陈汤》的报告。"文革"中即以"纪念二陈（陈立夫、陈果夫）、拥护国民党、敌视共产党"的"反革命行动"，受到数十次大小批斗。同时还有一位老中医因在处方中枇杷叶旁注上"去毛"两字，即被作为"现行反革命"处理。当时某报上竟言"南北反革命份子遥遥相对，借用方剂药名来作反革命武器"。天啊！药名方名，竟有偌大风波。

六君子汤：1903 年，慈禧病，总管太监李莲英推举马培之（1820～1907 年）替她治病。进药 5 剂之后，"自觉大好"，乃使李莲英向太医院取马氏处方一阅。谁知太后一阅，即龙颜大怒，随手把方笺撕成粉碎。李莲英见状魂飞魄碎，叩头请罪，但所犯何罪，连自己也不知，原来马氏医案上写有《崇六君子汤大法》。原来 1898 年林旭等戊戌六君子事件，虽然时逾五年而慈禧余恨未消。幸亏马氏为李莲英所保荐，李为慈禧宠宦，马培之还能保全了一个头颅而归。故而笔者在 1974 年 10 月 6 日之后，好多年在医案里不敢写"四君子汤"四个字，因为一想到二陈汤，即不寒而栗。

玉女煎：出于明·张介宾的《景岳全书》，配合巧妙，疗效稳定，亦为笔者经常乐用的几首效方之一。但不知怎样清·陈修园对它意见很大，抨击也很严厉，谓："（石膏）景岳竟与熟地、牛膝同用，圣法荡然。且命名玉女煎，自夸中露出不祥之兆。闽南风俗，人死戚友具奠烛者，俱书于烛上曰：金童去引，玉女不来迎。余目击服此煎者，无一不应此兆也。"（见《景岳新方砭》卷二）。若诚如陈氏所言，则服延年益寿百龄丹者，定然长生不老了。

安慰剂不是敷衍

余查病房，见即将手术的病员，必用安慰剂，即生地、竹叶、灯心、茯苓、白术、陈皮、太子参、柏子仁等，其目的是清心火、除烦恼，以戒恐惧心理。

莫枚士《研经言·用药论二》："凡药能逐邪者，皆能伤正；能补虚者，皆能留邪。"所以将进行手术者，主要需扶正；但是无病，人不会手术，当然有邪，故而不敢用补虚。有病当宜逐邪，但手术前又不能伤正。在这种情况之下，唯有安慰剂最为合适。

60年前业师钟道生氏常谓我侪谓："一个医生要有几手杀手铜、铁榔头，对重症顽疴，一下子来一个药到病除。但有时，也只能轻描淡写，要驾轻舟以过险峡。"老师的"轻描淡写"即今天之所谓安慰剂，纵然流水光阴和皓发银鬓夺去了我的红颜，但此言此语，真地深铭五中。

或谓安慰剂是"怕担风火，虚予敷衍"，非也。"平衡医学"理论学说（来自安徽省蒙城县香山乡潘湖村卫生所王佑三）的新兴，就是替安慰剂伸张正义，也可以有力地回答"不是敷衍"。

241

《汤头歌诀》

"汤头"，乃俗称方剂之谓。"歌诀"，即口诀，利用其五言、七言韵文，简明扼要地把所言之语归纳到最少字数中，便于朗读，更有利于记忆。《汤头歌诀》就是方剂的口诀，所以不是光光阅览而势必熟读。现在五六十岁以上的老中医没有一个人没有读过，而且读得滚瓜烂熟。"读读读，书中自有黄金屋""读读读，书中自有万钟谷""读读读，书中自有颜如玉"等，这是古代儒家的话。我们医家则是"读读读，书中自有胸成竹"。这个"胸有成竹"的典故，出于宋·苏轼的"筼筜谷偃竹记"。

《汤头歌诀》《中国医学大辞典》《简明中医辞典》《中国医史医籍述要》俱谓汪昂撰，都错了。考康熙三十二年《休宁县志》、1935年《安徽通志稿》的汪昂（1615～1698年）许多著作（撰）中独独没有《汤头歌诀》。又是1935年《安徽通志稿·艺文考·子部》明明白白书有："昂以旧有之书（指《汤头歌诀》），词多鄙率，义弗赅明，难称善本，乃重为编录，辑成是书……"1956年上海卫生出版社出版《汤头歌诀正续集》的"汤头歌诀叙"中也证实了这一点。

由此可知，《汤头歌诀》早已有之，后经汪昂整理重辑及补充，得200首（附方不在内）。之后又经严苍山（1893～1968年）补充了"疏漏颇多，不敷应用"的方剂近100首，名《汤头歌诀续集》。

此外，清末·张秉成（？）在1904年仿效《汤头歌诀》而另著《成方便读》，收方200首左右，虽然风格相同，但文笔更为藻丽。

《汤头歌诀》几百年来，对中医作出的贡献，实难以估计。但也有一个缺点，就是读起来更其是背起来，容易把这一首搞到那一首里去，例如代赭旋覆汤的"代赭旋覆用人参，半夏干姜大枣临"经常又搞到补肺阿胶散去，把"肺虚火盛人当服，顺气生津咳哽宁"接了上去，于是可铸成大错特错。为什么？因为"临"为阴平的十二侵，"宁"为阴平的九青，虽非同韵，但读音相近。如其为同韵的话，那更容易互相攀搭了。而且同为七言，一个模式，哪得不错！

现在打开《汤头歌诀》来看看，200首都是七言，而且不少为同韵（歌诀中越韵者很多，故而这里取每首的第二句作标准），有10篇以上者4个韵（阳平的一东、十一真，阴平的一先、九青）；15篇以上者1个韵（阳平的四支）；还有阴平的七阳，竟有36篇之多；怎能避免其交错攀搭。何况还加上不同韵而读音相近的，更从何说起。

《汤头歌诀》如此，《成方便谈》《汤头歌诀续集》也有同弊。责是，笔者课子所用者俱为亲手自撰，以免此流弊。

笔者的《汤子歌诀》体裁，有三言、四言、五言、七言，修短不一，大大地避免掉交错攀搭。例如：

（三言）控涎丹，大戟甘，白芥子，治顽痰。（控涎丹）

（四言）归芍地芎，号称四物，生血养营，方中一绝。加入四君，八珍名得。再加桂芪，十全无失。（四物汤、八珍汤、十全大补汤）

（五言）参术甘茯苓，补气四君称。再加陈半夏，衍化六君成。除去参与术，汤即二陈名。王氏同名剂，白芥一味增。导痰二陈化，多此枳实星。去星成温胆，竹茹方中采。菖蒲成涤痰，全方靠益删。（四君子汤、六君子汤、二陈汤、王氏二陈汤、导痰汤、温胆汤、涤痰汤）

（五言）甘麦大枣汤，甘草大枣藏，再加一小麦，歇斯底里方。（甘麦大枣汤）

243

（六言）荆防败毒之散，两胡两活桔甘，茯苓川芎枳壳，伤风感冒去寒。（荆防败毒散）

（七言）玉屏风散固卫功，黄芪白术及防风。（玉屏风散）

（七言）六味地黄汤两山，地黄泽泻茯苓丹，三能补正三能泻，主治肾肝两气衰。知母川柏称知柏。五味子成都气丸。枸杞菊花名杞菊。八仙长寿味冬裁。（六味地黄汤、知柏地黄汤、都气丸、杞菊地黄汤、八仙长寿汤）

可惜内容不多，否则也可以纂成《新编汤头歌诀》。

单方一味　气死名医

　　偶阅明·谢肇淛进士《五杂俎》中有一故事。谓："宋徽宗赵佶，有贵妃病咳，李姓太医屡治无效。徽宗召李太医责之，并谓非治愈不可。李回家一筹莫展时，适门外有卖药者，询之有无止咳药，答曰有。乃以十钱购十剂，急呈取服，一服而愈。徽宗乃赐千缗以谢李太医。李恐万一查询方药，乃重金向卖药者求方。实乃天花粉与青黛两味，丸成丸子耳。"

　　《冷庐医话·耳》在四卷，载有"乾隆时，杭州金氏以耳科致富，止恃一秘方……用之甚效。取大蚌壳全个，中装人粪、千年石灰、野猪脚爪，以铁丝匝（扎）紧，蚌壳外用泥涂，炭火上煅至青烟起，置地上去火性，研细末，入瓷瓶秘藏。凡患耳中烂及耳聍流水等症，以此掺之立愈。"

　　《历代名医蒙求·银匠下责》见第 51 节，载有："有女年七八岁，因将母金责子（耳环）咽下入胸膈……打银匠未见，黑药一包抄三钱许，用米汤调令服。明日从大便下。与二百千相谢，遂问此方，匠笑曰乃羊铤捣为末。"《名医别录》解释"羊铤"为羊胫骨。

　　故乡有蔡氏名幼科，治小儿赤游丹，药到病除。惜乎其方秘守，历百年而无人知之者。1949 年后，以组合联合诊所而作为同事，每见有小儿赤游丹者，必旁观之。见其取药不一定，有时以金黄散，有时取绿袍散，甚至有时用滑石粉……唯俱嘱取黄鳝血以调制，而且并嘱"药调得愈薄愈佳"，旁观百例以上，用药纵然不同，而嘱用黄鳝血与"药调得愈薄愈佳"则例例如此。原来作用全在鳝血，所谓药者，不过作为形式而已。而且不给以药，怎能向病家索取药资。之后，一遇小儿赤游丹，一涂鳝血，无一例不灵验。

可见有些不值钱的单方，其效能令名医大医瞠目惊视，你的真才实学毫无用武之地，哪能不把你气死！

方名析义

所有方剂名称，不外乎有以主要药物命名者，如：麻黄汤、桂枝汤、当归养血膏、甘桔汤、知柏八味丸、甘麦大枣汤之类；也有以作用命名者，如：清肝汤、截疟散、排石散、响声丸之类；更有以主治病症来命名者，如：消渴丸、肾气丸、痛经汤之类。还有凭药味多少来命名的，如：独参汤、二至丸、三妙汤、四物汤、五皮饮、六味丸、七星剑汤、十全大补汤之类。此外更有特具意义的方名，既非以药、以作用、以适应证命名的方子，也大有存在，而且涵意也十分动听、得体。例如：

九一丹：系外科主要的外用药之一。因内有升药占 1/10，熟石膏占 9/10，故称九一。

左金丸：朱丹溪方，用以清泻肝火，降逆止呕。取义是"肝生于左"，以左字来暗指肝经。金为万金至贵的意思，说是肝经药最名贵之品，可以价值斗金。

生化汤：傅青主女科方。是一张调经种子名方。方名取《汉书·五行志》的"夫妇生化之本"，意即生息化育之理。此外唐容川也谓："血瘀则化之，则所以生之"（见《血证论》），当然也有其道理。

七厘散：方出《良方集腋》。为治疗跌打损伤有名的内服药。言其疗效奇佳，药方猛峻，每次至多进服 7 厘（1 两为 10 钱、1 钱为 10 分、1 分为 10 厘）而名。

醒消丸：《外科证治全生集》方。用以消散（即刻下所谓吸收）一切痈疽。每服 3 钱，用酒送下，服后即有醉意而睡，一觉醒来即可消散云云，故称醒消。

247

阳和汤：此方也出于《外科证治全生集》。专治阴疽阴毒。其名取意于《史记·秦始皇本纪》的"时在中春，阳和方起"的阳和。形容此方对阴疽大毒，服后的疗效，一如阳和煊暖，大地回春一样。

交泰丸：专治心肾不交。药仅两味，一温一凉，一阳一阴。意取《易经·泰》的"天地交，泰"。《潜夫论·班禄》："是以天地交泰，阴阳和平"。总之，交泰也者，指天地之气融合贯通，生养万物之意。这样则水火相济而心肾相交了。

破棺丹：方出《卫生宝鉴》，专治谵语结阳及疮毒入心等危病阴症。所以本药为抢救用品。这种病者的结果，肯定要送进棺材里去。但用了此药，这口棺材即可打破毁掉，病者的预后当然可不问而知了。

铁笛丸：为治疗发音嘶哑最有名的一种中成药。笛为管乐器之一，竹制，有吹孔一、指孔六，其中又分梆笛与曲笛两种，前者音色清脆，音域约自 d^1—e^3；后者音色醇厚，音域约自 a—b^2。总之，笛在乐器中发音最为美妙。所以认为服用本药之后，发音一如梆笛或曲笛的清脆醇厚。笛字上加一铁字，乃形容其更胜一筹。

248

舟车丸：为刘河间方。取药都是剧性的，如黑丑、甘遂、芫花、大戟、槟榔、大黄、轻粉之类。因之药性峻猛，所以行水逐水的作用也显著而迅速，大有使水湿之邪，畅通无阻，排出体外，呈"如顺流之舟，一泻千里；下坡之车，风驰电掣"之势，故称舟车。

鸡鸣散：方出《证治准绳》。功用为宣散湿邪，下气降浊。故而为脚气病最常用方药。考湿为黏腻重浊的阴邪，一片阴霾，最怕阳光照射。但阳光来临前的黎明，只要"一叫雄鸡天下白"，则阳光即普照人间而阴邪敛迹。

保和丸：虽有两首方剂，一出《丹溪心法》，一出《古今医鉴》，但都是健脾和胃。命名取义，采唐·韩愈《顺宗实录三》的"居惟保和"之意。

越鞠丸：朱丹溪方，专治一切郁症。考"越"字为消散之意，《左传·昭公四年》："风不越而杀。"杜预注曰："越，散也。"鞠，屈而不伸。《楚辞·初放》的"块鞠兮当道宿"及《论语·乡党》的"鞠躬如也"的两个鞠字，都是身体弯曲不伸。因之，越鞠两字的含义，是消散弯曲不伸者使之舒展，也就是把困郁的东西消掉。

补阳还五汤：方出《医林改错》。专治半身下遂等疾病。补阳，易懂。还五难以理解。根据五清任（本书作者）的解释，是"正气去了五成，仅存五成"（五成即50％）。那么可以知道此方，可以偿还你丢失的五成正气。

越婢汤：方出《金匮要略》，主治风水恶风，全身浮肿。越婢作何解？实在无法考证，所以有人认为仲景此方，由浙江的丫环（越婢）处传来，但未免有穿凿之嫌。希读者中饱学之士，予以指教。

249

引　子

假定在智力竞赛时，问你"引子"是什么？肯定的回答是：一个在马路上买劣货的不法商贩，必然有几个同伙来穿针引线催促上当的顾客来买他的劣货，这同伙即称引子。回答不错，加你十分。其实这是近年来新生事物，"引子"一词的来源，已好几百年了。

宋、元年间各种说唱艺术演唱时第一个曲子，称为"引子"。之后，应用到京剧里，凡主角演员上场，必须一开口即唱上一句"引子"，之后才为定场诗、定场白。这种"引子"可以起到"楔子"的作用。

现在50岁以下的中医，根本不知道中医处方的引子。当40多年前，中医的处方笺上必不可少的是"医案"，之后即药方，药方中当然都是中药，当写完了中药之后，再写上一个"引"字，在"引"字之下，就写上你所要取用的引子，也称之为引子药。

为什么称为"引子"？为什么要用"引子"？假定不用引子可以吗？等等问题，老师也没有讲过，连当时一部谢利恒《中国医学大辞典》中也没有这一个词目。引子常用药，一般都为时令鲜药，如鲜的荷叶、荷茎、鲜佩兰、西瓜翠衣（即西瓜绿色外皮）、竹叶、芦根、车前草、梨皮、生姜等。

在真正的古方中，没有见到"引子"其名，何时开始，也难以证考。不过起于明代，盛于清代，那是肯定的。君不见《红楼梦》第八十三回中有"（王太医）又将七味药与引子写了"。《老残游记》第三回写得更具体，谓："用的是生甘草、苦桔梗……八味药，鲜荷梗做的引子"。作者刘鹗，清代人，本身就是一位水平较高的中医，毋怪乎对方药极为熟悉。

引子在实用方面固然可有可无，但身为中医者必须有所知道，如其对本职业的掌故都一无知悉，多少也有些说不过去。

金 锁 匙

山豆根，是我们的常用药。兹读明·谢肇淛《五杂俎》载有"世宗（明·朱厚熜——执政于 1522～1566 年间）嘉靖晚年，患喉闭（可能为急性会厌炎），甚危急，诸医束手。江右一粮长运米入京，自言能治。上亲问之，对曰：'若要玉喉开，须用金锁匙。'上首肯之，命处方以进，一服而安，即日授太医院判，冠带而归……金锁匙即山豆根也"。

我们在处方上经常有金锁匙，同时也深知山豆根即金锁匙。但出处一无所知。翻阅了许多本草药书，连《本草纲目》的山豆根，别名中仅有解毒、黄结、中药三名。非但现代巨著《中药大辞典》（新医学院编·上海人民出版社 1977 年版）中没有金锁匙一名，除《中国药学大辞海》（陈存仁编·人民卫生出版社 1956 年再版）"古籍别名"有金锁匙之外，其他各书都付之阙如。

山豆根又名金锁匙，《中国药学大辞典》引于《和汉药考》，笔者所见到为《五杂俎》。两者谁先谁后，一加考证即知。

宋·沈括《梦溪笔谈》谓："山豆根味极苦，本草言味甘者，大误也。"宋以前，的确俱言苦，但明·李时珍《本草纲目》，仍然谓："气味甘寒无毒。"李氏并非没有读过《梦溪笔谈》，而且不同意沈氏之说，故而特在"气味"一项中，全文引用了《梦溪笔谈》的原文。其实其味的确是苦，比龙胆草要轻得多，而其恋舌近似龙胆草，唯时间也比龙胆草为短。人谓"有大豆味"，但笔者尝不到这种味道，是否涉及品种、产地与质量？

252

　　金锁匙一名之得，很可能中医把急性喉疾患，称为锁喉风，此药可以开启闭锁之锁，一如钥匙。

　　山豆根还有一别名为"解毒"，一望而知取其作用而定名的。又名黄结与中药，则殊深费解矣。

　　禀性苦寒无毒，治疗咽喉部病症，效亦显著。对一切虫蜂之伤，也可以用作外治之药。唯虚证、寒证，慎弗取用。用量不应超越 10 克。

红　豆

红豆，常用名为赤小豆；为豆科植物的种子。古籍称虱梅豆、红饭豆等，上海人至今还称饭赤，因为可权代白米来充饥。《食疗本草》（唐·孟诜撰）就强调"可食"。

它参加到药物队伍里来，可能在后汉·张仲景《金匮要略·百合狐惑阴阳毒》赤小豆当归散开始。

性味：甘平、无毒。具有清湿热、排脓毒、利水、消肿、散瘀、解毒等作用。有人把它与白茅根搭配使用，更能利水通淋，导热下行，且清而不过、利而不猛，对水肿、脚气、虚浮，更有满意的疗效。这个手法，很可能得到清代严西亭、施沾宁、洪缉庵《得配本草》的启发。因为《得配本草》中有"配通草，可下心气；配杏仁，泄肉里湿热；配桑皮，可除水肿；配茅根，可治痈疽……"

赤小豆固然可以代粮常吃，但任何事物都不可能十全十美。故而《得配本草》多了一句"多服泄津液，令人枯燥。"

清·康熙进士出身文渊阁大学士《爱日堂文集》作者陈元龙，不知怎样兴之所致，也大谈其药性，论到赤小豆谓："……燥可去湿，桑白皮、赤小豆之属是也"（见《格致镜原》）。他纵然道德文章名重一时，但赤小豆而作为燥湿药，错了，应是理湿、渗湿、利湿的淡渗之品，可见他毕竟是中医门外汉。

唐·王维的"红豆生南国，春来发几枝，愿君多采撷，此物最相思"的《红豆》诗，脍炙人口，至今不衰。但他诗中的红豆，绝对不是药用的红豆，乃红豆树、海红豆及相思子等植物种子的总称，但现在的心目中，是相思子的另一个名称。它

254

也属豆科，木质藤本，春夏开花，蝶形花冠。荚实呈长卵圆形，种子上端朱红色，下端1/3黑色，有毒，仅作为观赏的小饰品。虽然与医药无关系，但我们则少它不来，更其是常用冰片的耳鼻喉科医生。

上品的冰片，贮藏最难。难在保存气味和颜色。浓郁的气味，可以用密封来不使它走泄。但它的似有若隐的淡绿色很难挽留，即使密封严格，暗藏避光，但要不了一年半载，就变成惨白如霜，且无光泽可言。只有与红豆一起贮藏，即使三年五载，其色一无损失。一般每30克冰片，可取5～6粒红豆同藏即可。

在《古今笔记精华录》的"白鸽红豆"，倒不失为红豆的趣史。谓："吴门东禅寺，白鸽禅师拾红豆种之寺内……世变有大小，则花开有疏密……花色如梓荚，小于槐角，霜后荚落，其子深红可爱。"

以相思子误作为赤小豆，古今皆然。清末民初郑肖岩的《增订伪药条辨·赤豆》谓："今药肆中有一种赤黑相间者，是相思子。每以伪充赤小豆，其谬已甚。夫既名为豆，岂可于五谷之外求之耶？"

255

近来有人把它镶嵌在指环或耳坠上，倒也十分别致，而且比珍珠宝石的酒肉气，反而清高洁雅。

木 蝴 蝶

"傅粉何郎，窃香韩寿""搜红访绿，落翅修眉"这些风流香艳词句，都是古人吟咏蝴蝶之作。庄周的蝴蝶一梦，至今还脍炙人口。清代穷书生相聚小餐，无钱买菜，就在这一壶水酒、两碟素肴中吟诗作赋，梁绍王称之为"蝴（壶）蝶（碟）会"，倒也幽雅清高。

20世纪20年代，上海市南京路望平街家庭工业社的蝴蝶牌牙粉，把所有的洁牙用品全部包下来，发了大财，直到牙膏面世之后才一落千丈最后被淘汰。老板天虚我生爱蝶情深，名其斋为"蝶庐"。并拨款印了5000册《梅氏验方新编》。同时影星胡蝶，控诉南洋烟草公司的"美丽牌"商标用了胡蝶肖像的侵权案，尽管老板简照南、简玉阶神通广大，最后还是掐出大洋500元了事。现在看来这百元仅仅供十几人的一顿蝴蝶会。

自唐·李淳风《占怪书》有了"蛱蝶忽入宅舍及帐幕内，主行人即返，又云生贵子，吉"一言之后，从此即目为吉祥之物。连大文豪欧阳文忠（修）也信此而有过"拂面蜘蛛占喜事，入帘蝴蝶报佳人"之句。

中医虽然以为"万物入笼都是药"，可蝴蝶确没有入过药的队伍。《本草纲目》仅有"蛱蝶"一名，除谓："古方无用者"一言之外，内容空白。从古至今只有《普济方·痔漏门》中露过一次脸，是炙干研粉，用唾液调，外用于小儿脱肛。

植物中有10余种以蝴蝶称名者，为：蝴蝶尖，即绿笋干；蝴蝶木，即蛆草；蝴蝶风，即夜合叶；蝴蝶花，即三色堇；蝴蝶鱼，即菩萨鱼；蝴蝶草，即鹬子草；蝴蝶菊，即还魂草；蝴蝶藤，即山甘草；蝴蝶草根，即夜关门；蝴蝶暗消，即羊蹄暗消；蝴蝶满园春，即虞美人。但都没有玉蝴蝶的知名度高。

　　木蝴蝶，产广东，故又称宜南草，与萱草的宜男草"南""男"不同，但《本草纲目》则称宜男草。为果实中的膜样薄片，一如蝶翅，四边薄而明，中间微厚，质轻，故称千层纸。处方上经常写成玉蝴蝶，可能"玉"要比"木"珍贵些。

　　本草诸书，大多认为玉蝴蝶治肝气痛及恶疮溃烂，促使愈合。我们喉科常用于失音的"开音"，而且秉性和平，不论补剂攻剂，俱可取用而万无一弊。用量在 0.8～1.5 克，当然再多也无妨碍，但药罐则容纳不下。

257

蜘　　蛛

　　蜘蛛，为节肢动物门、蜘蛛目，家族中有幽灵蛛、壁蛛、姬蛛、圆网蛛、草蛛、狼蛛、跳蛛等。除了动物学家，谁也认不得它。清·王渔洋《香祖笔记》的"海蜘蛛"，现称什么？是否不是蜘蛛？待考。

　　它的丝质轻而性韧，一条能环地球一周的丝，仅重168克。韧是足以惊人的，《香祖笔记》谓："余幼时，曾见人家一蜘蛛网，有蛇长二尺，宛转其中，竟不能脱。"同时又谓："海蜘蛛生粤海岛中，巨若车轮，文具五色，丝如经组，虎豹触之，不能脱。毙，乃食之。"

　　蜘蛛可以入药。《金匮要略》的"蜘蛛散"，可能是最早将它取作药用的方剂，因为《本草经》诸虫药中没有见到蜘蛛。

　　宋·侯延庆《退斋雅闻录》："孙绍先传，治暴吐血方，急以竹子去檐头取蜘蛛网，搓成丸子，用米汤饮下，一服即止。"这倒可以在本草学上添上一笔，因《本草纲目》《中国药学大辞典》和《中药大辞典》三大本草巨著中，都没有蜘蛛丝治疗暴吐血的记述。

　　《金匮翼方》的锡类散中，就有一味主药——壁钱。壁钱，是某一类蜘蛛用以繁殖后代用的产房，常见于光线阴暗、空气湿浊之处的墙壁上，为直径2～3厘米的雪白色正圆形膜样物，内有小蜘蛛数十百个，俗称壁蟢窠。

　　江苏高邮近代名医赵海仙（1829～1904年）《寿石轩医案》中载有一案，谓赵氏孙初生时，两目障翳如青矇，弥月不消，人咸谓无复明之理，海仙令取蜘蛛眼睛和地栗汁，每日服之。数月，障翳全消之事。当时笔者适负责江苏中医研究整理古籍文献工作，感到"蜘蛛眼睛如何取法？"特访赵氏侄孙，当时余仅47岁，而其侄孙已年近古稀。将介绍取眼睛的口诉，尽作记录。惜乎"文革"之乱，《寿石轩医案》与纪录全部散佚。幸而江苏科技出版社1985年版陈道瑾编《江苏历代医人志·赵履鳌》中尚有道及蛛目治病（见293页）。

蜘蛛痣，常见于肝细胞损害（如肝硬化等）的病人。蜘蛛抱蛋、蜘蛛香，都是中药，日本称为叶兰。蟹蜘蛛，是生长在海里虱蟹的别名。事实上和蜘蛛都毫无关系。

自古以前，蜘蛛一直没有得到文人骚客的青睐，所以不论诗赋曲艺都很少。小说仅有盘丝洞较为熟悉一些。诗则除南朝·梁·萧纲（即简文帝）的"蜘蛛作丝满帐中，芳草结叶当行路"，清·传奇式人物诗人孙枝蔚的"蜘蛛笑春蚕，吐丝但为他人利"之外，还有几句无名诗人的隽句，如"萦枝招蝶妒，拦树碍蜂归"，咏蜘蛛网的"楼前飞絮恋，墙外落花沾"等。

至于为什么不为人所青睐，很可能是蜘蛛网的出现，就使人有萧条、冷落、衰败、颓废的感觉。

259

甘 草

知名度最高的中草药，首推甘草。它的别名也不少，如灵草、美草、蜜草、蜜甘、通灵等都是对它的赞美而称。还有什么蕗草、荶草、草古、汾草、粉草、棒草、甜根子等。最古老的，为《诗经》的采苓。对它最好的名称是国老，但张山雷（1872～1934年）偏偏驳斥了一番，谓："外疡湿痰为病最多，舌苔多厚浊粘腻，甘味皆是禁药，况大甘大腻如国老乎"（见《疡科纲要·第三章·总论》)，是有见地。

世界上事物，都是一分为二的，甘草也有它的有害之处。最众所周知的是"使人中满"，凡脾胃有湿滞而呕吐者，禁用。故《本草害利》强调："害！甘令人中满。有湿之人，若误用之，令成肿胀。故凡诸湿肿满胀病及呕家酒家，咸不宜服。"

甘草反大戟、甘遂、芫花、海藻、远志等。其实笔者就喜欢海藻与甘草并用，取其药力的加强。当然，胃气薄的病员，亦不敢取用了。且看《医宗金鉴·外科心法》引《外科正宗》的海藻玉壶丸而作为有效方药，此方甘草与海藻并存。其所以然者，则余听鸿（1847～1907年）在《外科医案汇编·瘰疬》中解释得很详确，谓："海藻甘草之反，古人立方每每有之，甘遂甘草取其反者，可攻蟠踞内之坚痰，甘草海藻取其反者，攻其凝外之坚痰也。"

甘草在处方上常有甘草梢与甘草节，但张山雷对用甘草节者，大加驳斥，谓："甘草有梢有头而独无节。可知明代尚无此谬说""俗医每谓甘草节专治疡患，其说不知何本？"（见《疡科纲要·总论》第三章第一节）。

明·陆粲《庚巳编》载有太医与甘草的趣事：为明·永乐

（1403～1424 年）中成祖朱棣，患有风湿病，群医束手，有吴江人盛寅者重用甘草而治痊，于是得官于太医院任御医。因医技殊高，故而历朱棣之子仁宗朱高炽及高炽之子宣宗朱瞻基时，还是三朝元老，得宠不衰。一日盛寅早上步入御药房，忽然头痛如裂而眩晕欲倒。自己与所有太医俱无办法。不得已在市上找到了一位草泽之医。草泽之医即予以一名草药粉末，服后霍然而愈。宣宗朱瞻基大奇而感到兴味，乃召草泽医而问之，对曰：盛太医晨时空腹，进入药房，乃诸药之毒侵袭而病，我的草药仅仅一味甘草。

甘草除了调味、治病之外，还可以预人丰年。事见清·吴翌凤《灯窗丛录》，谓："岁欲旱，旱草先生。岁欲丰，甘草先生。"旱草指蒺藜。

261

牛溲马勃

昨与老友在闲谈中谈到韩愈（768～824 年）《进学解》，从而又谈到"牛溲马勃"，最后谈到牛溲是什么东西？友谓是车前草，我谓是牛的小便。谈到后来，各持己见，互不相让。还是老伴聪明，教我们何必面红颈赤，翻翻辞典即可解决。的确，此法甚佳，堪称解围上策。

友人翻的是新《辞源》，谓："牛溲即牛遗，车前草的别名。"我翻的是《古文观止》，谓："牛溲，牛溺也。"翻书的结果，不是解决矛盾而是矛盾更激化。激化到无法解决时，在老伴送上的一盆绿豆糕上不了了之了。

考车前草的确又称牛遗（见《名医别录》），牛遗者，牛溲也。它为什么而称牛遗？清·陈元龙《格致镜原》谓："芣苢，一名车前，一名当道，喜在牛迹中生，故名。"可能是最入情合理的解释。

那么韩文公（愈）笔下的牛溲，毕竟是车前草还是牛的小便？当然无法起文公于地下而一讯之，但却可以在《进学解》中的前言后语中找到答案。它的前文是"玉扎丹砂，赤箭青芝"，后文为"败鼓之皮，俱收并蓄，待用无遗者，医师之良也。"

考玉扎，即《本草经》中第三位玉泉的别名。丹砂是众所周知的辰砂。赤箭为天麻的古称。青芝为五色灵芝中的青色者。马勃为我们更其是耳鼻喉专科常用之药。至于败鼓之皮，虽未找到可靠资料，但牛皮可以利尿退肿，昭训在册。以上六物俱是药物，则牛溲为车前草，事无疑议，此一也。牛的小便，无法贮藏，怎可"俱收并蓄"，二也。"待用无遗者，医师

262

之良也"，从来医家贮藏药物者，司空见惯，收藏牛溺者未之闻也，三也。

因之《古文观止》注错了。回忆熟读《古文观止》时年未若冠，牛溲者牛的小便之概念，错了60多年，今天才知其误。

甘 中 黄

60年前学习中医，就是家传或从师。从师的话，一般一个老师带上一两个徒弟，门诊时临床抄方，余时读医书，由老师督促和指点。凡是大名医，则一收7～8个，或十多个，基本上迹近办班，上午临床，下午读书。下午出诊，仅仅一个学徒"背药箱"，其余的还是读书。

我师钟道生，为浙江名医，住嘉善县西塘。诊所是三开间大厅，中会客，右学生读书处，左门诊室。40多平方米的大厦（仅指大厅左侧）中间安放两张连成一片的八仙桌。老师向南高坐（大厅坐北朝南），右起第一座，虚席以接待病人。左起一座，为高年资学生居此替老师书写，以后则以年资而环坐，第5～6座起又环向老师而接近老师座位。各人俱屏息静听，注视老师如何望、闻、问、切及辨证论治、取方用药，并抄录医案。我入学未届匝月的某天，老师用甘中黄，可能第一坐位抄写同学尚未听到而不下笔，于是老师将语调提高声音放大而连说："甘中黄、甘中黄。"当时我即站立起来恭而敬之说"学生在"。于是引起了一场哄堂大笑，包括老师在内，因为我把"甘中黄"听成"干祖望"。由此甘中黄的雅号在钟氏门中提高了知名度，直至4年出师之后。所以我对甘中黄一药，抱有特殊的感受。

其实它的正规名为人中黄，自现已失传的唐·大明《日华子本草》题名之后，直到1977年《中药大辞典》，在1300多年里的所有本草文献都没有甘中黄其名而但称人中黄的。《现代实用中药》中始称甘中黄。《医林纂要》称甘草黄。

新中国成立初四五年里，处方上即配不到甘中黄。原来是以其不卫生而禁用了，当然首先是从不生产开始的。此时惯用该药的我，好似元帅帐下缺了一员善战的大将。幸而不久又恢复生产、恢复供应而恢复使用了。

它的功用是清热解毒，治天行热疾，疗瘟疫恶疮，这是众所周知的。笔者之所以取用频繁者，正因为除此之外，还有许多病证使用它。如：

齿龈长期出血，龈乳头充血肿胀长期不愈者，用它；

慢性咽炎、慢性声带炎、慢性喉炎的充血长期存在者，必用它；

慢性复发性口腔炎而有炎性症状者，用它。

此外它与丹皮、地骨皮三味共用，对原因不明的长期肤热骨蒸，疗效极佳。

作外用药使用，可代替犀黄。唯用量加重，一般为犀黄的1～3倍。同时更严格要求，研得要"细如尘"。

紫 河 车

　　冷落多时的胎盘制剂，现在又热闹起来，商品广告也不断地出现于电台、电视、报刊上。其实中医对它早就十分熟悉了。

　　《淮南子·精训》谓："一月而膏，二月而肤，三月而胎……"《千金要方·妇人上》："一月名始胚，二月名始膏，三月名始胎……"紫河车就是这个"胎"的外衣。

　　紫河车有许多别名，如：人胞、胞衣、胎衣、衣胞、坎气、坎炁，《本草纲目》称混沌衣、混元母、仙人衣、佛袈裟，《本草蒙筌》称混元丹，《书影》（清·周亮工撰）称混元珠。至于紫河车一名，乃出之于道教。

　　紫河车出典，明·卢之颐《本草乘雅半偈》解释为："胞系系脐，中有枚子，名曰河车。"这个解释，难以使人满意。其实道教的三个出典倒相当说明问题。其一，《三极至命筌谛》："河车者，三河车也，一者黄河车，二者白河车，三者紫河车。"可惜也是以经释经，仍然不知道是什么。《蓬莱修炼法》谓："取水一斗，置铛中以火炙之百沸，致（置）圣石九两其中，初成姹女，圣石药名姹女真汞也。后成紫色，谓之紫河车，青色曰青河车，白色曰白河车，赤色曰赤河车，亦名黄芽。"其二，《仙宗话》："天地之光，阴阳之祖，乾坤之橐籥，铅汞之匡郭，胚胎将兆，九九数足，我则乘而载之，故谓之河车"。其三，《性命圭旨》："北方正气，号曰河车。"根据以上解释，我们得知，道教把炼成的上品之丹，称为紫河车。今把胞衣也推崇到与上品之丹同一地位，故而也称紫河车。同时这"北方正气"的意思是北方所禀之气。那么北方为壬癸，八卦

266

属坎卦，北方正气与坎气是同义词。

其作用可以用四个字高度概括，即"大补元气"。为什么它比一般补药更神？中医认为它"禀血肉之情"。所以一切胎盘制剂，自有其一定的营养价值。在解放之前，江浙沪一带有这样一个迷信习惯，认为胞衣被人吃了，这个小孩即多病易夭。其实此风来之已久，《书影》中就有这样记载，谓："江南北皆以胞衣为人所食者，儿多不育，故产蓐之家慎藏之。"

不过有许多慢性病，常常侵及胞衣，最多的为梅毒。那么食用者，非但达不到保健目的，相反所得到的是疾病。这种情况，古人也早已洞悉，《书影》又言："其人谨愿，生平绝迹北里（妓院），突生天疮（梅毒），不解所自。"余忽悟其故，解之曰："君质弱，常服紫河车。京师四方杂集，患天疮甚伙，所服药中安知无天疮衣胞……君之患必源于此。"

现在有些广告，把它捧得玄乎其玄。但有头脑的人一定会想到以下两点：其一，任何一种事物，必有一定的作用，待其完成任务之后，它的作用甚至本身，就宣告自毁，更其是一次性的。那么胞儿一离母体，胞衣的任务就已完成，而且它也与胎儿同时脱离母体，本身全赖母体供应的营养陡然告失，它还有什么营养的产生？其二，一块头皮组织，在人体上可以生长毛发，一离人体或人体本身的死亡，是否还能生长毛发？

当然，我并不否定紫河车有一定的营养价值，否则为什么我的处方笺上也经常有它的座位。

267

麻 黄

我科常用的麻黄素液，当然是从麻黄中提炼出来的精品，但绝对不能用之于麻黄汤、三拗汤、阳和汤。反过来说，用麻黄煎汤来滴鼻子，鼻甲任你怎样肥大，也决不收缩一点点。此无他，煎与提炼，绝对不相同的。因之改进剂型，不是轻而易举的简单事。

1948年，一位名医用三钱麻黄，病人大汗而死，官司打到高等法院。事情经过是这样：病重无汗，医用八分，无效。加用一钱半，无效。不能不加到三钱，大汗而死。原来第一二剂在××药堂抓的，他们用旧草席的草剪短冒充麻黄，第三剂在老店余天成堂（现已恢复老招牌，在上海市、松江县、城区），用的是真麻黄。因之处于目前假、冒、缺、劣的中药的危机下，思之不寒而栗。假麻黄自古有之，《尔雅·释草》的"藄绕薚藇"，就是假麻黄。晋·稽含《南方草木状》也记载了良耀草"枝叶一如麻黄"。

宋·刘昌诗《芦蒲笔记》谈到作者父亲病喘，进麻黄而愈。明·邝露《赤雅》有南方人郁闷虚烦，下身凝冷，用以麻黄为主的药灸之法。清·刘献廷《广阳杂记》中有治龚首骧夫人头风，取麻黄、龟板、藁本、甘草四味之汤，两剂病去的记载。

"喉源性咳嗽"，中西医无此病名，但在临床上特多。余于1989年的光明中医函授大学《中医喉科学》讲义中第一次报道了此病，两年多来采用此说此方，施于临床者颇多。病因是浮邪失表，伏困肺经，故每病必用麻黄。急性病用生，久病用炙。对邪久困于肺经的失音，亦然。

阳和汤中麻黄与熟地同用。熟地得麻黄而不滋腻，麻黄用熟地而不汗。数十年来取用，的确如此。

蝉　蜕

　　失音用蝉蜕，人谓蝉能鸣。耳聋用蝉蜕，人谓蝉声可振作听力。皮肤瘙痒用蝉蜕，人谓以皮治皮。虽然历来即有是说，但这种"医者意也"的说法，迟早要被丢到垃圾箱中去。

　　其实它能治愈这三病者，全在《得配本草》所谓"入手太阴经，除风热"八个字。喉属肺，肺主皮毛，它们的风热当然蝉衣最适合也没有了。耳朵吗？《温热经纬·疫证条辨》第24条谓："肺经之结穴，在耳中，名曰笼葱，专主乎听。"那么风热性的失听，当然为该用之品。

　　清·搏沙拙写的《闲处光阴》："治小儿夜啼，状若鬼祟方：蝉壳不拘几枚，取其下截为末。未弥月者用半分，以薄荷汤入黄酒少许调下，即止。"这是单方，用正规的理论来解释，殊难圆其说了。

　　宋·姚宽《西溪丛话》："蝉壳谓之蝉花，今成都有草名蝉花。今有干草，视之乃蝉额裂面抽茎，上有花，善治目"。我们未见过，似乎有与冬虫夏草相似之处，只能姑妄言之而姑妄听之了。

269

蒲 公 英

清·王士禛《香祖笔记》:"治痢方,黄花地丁,取自然汁一酒盏,加蜂蜜少许,服之神效。"治痢疾古来诸本草所未及,则又补本草书之缺矣。

余治腮腺病,十之八九取蒲公英,尤其是对混合瘤、腺瘤、慢性腮腺炎等更非用不可。深符朱丹溪《本草衍义补遗》所谓:"散滞气、化热毒、消恶肿"学说。但笔者取用以治腮腺病的见解,认为蒲公英主治乳腺炎,因有排泄乳汁作用,那么畅通腮体的分泌,岂非理出一轨吗?

270

马 兜 铃

鼻塞不通，在鼻病中最为常见。除息肉、息变、肿瘤、中隔弯曲、增殖体肥大等之外，大多为鼻炎所致。

凡下甲肥大、充盈满腔者，如收缩不良者攻坚；收缩尚可者化瘀；黏膜苍白者温通；黏膜充血者清肺；气怯者补中益气，虽为常法，却无定规。

凡各法无效，不管鼻腔中各种表现，只须气实正充者，马兜铃似颇有效。

271

䗪　虫

自 1989 年《河北中医》11 卷 1 期《丹青三甲散治疗声带疾患 150 例疗效观察》发表后，三年间收到了不少同道、病家来信。很多反映疗效远远不及那篇文章总结的那样高。

其实文章并不失真，主要在䗪虫（文章中作地鳖虫）没有使用好。

考䗪虫一物，《国药提要》（于达望著）谓："通经、催乳、治折伤。"停经、折伤当然是瘀，乳则"血乳同源"，血滞则乳少，用化瘀药当然适合。

余用䗪虫治失音（凡慢性喉炎、声带炎、增生性喉炎的主要症状就是失声），为历来方书所未载。这也难怪，喉部检查现在方才取用。

但䗪虫毕竟药性较猛，辨证必须明确。在一般情况下，声带水肿应属增生性，充血应属暗晦型，表面虽然"狼藉"不堪，但必须光滑，才是使用䗪虫的适应证，不符合此者，宁可弗用。

如顽僵木然者，与九香虫同用。一以破瘀一以利气，在"血以气行"的关系上更相得益彰。

这类的喉炎或声带炎经常与喉癌、声带癌相互混淆误诊。所以务宜活体组织病检，更其是表面粗糙者！

仙 鹤 草

我乡民间，凡人精神不振，四肢无力，疲劳怠惰，或重劳动之后的困乏等，土语称"脱力"。于是到药铺里抓一包"脱力草"（不计份量的），加赤砂（即红糖，也不拘多少），浓煎两次，服用。一般轻者 1～2 剂，重者 3～4 剂，必能恢复精神。余也自试几次，确有成效。

其实脱力草者，仙鹤草也。余受此启发，把二仙汤（仙茅、仙灵脾、巴戟、当归、黄柏、知母）用其两仙，删去其余四味，加仙鹤草，可称"三仙汤"。凡无外邪的各种疾病而神疲怠惰者，都可使用，或在处方中参插此三味，效果殊佳。因之余尝戏谓之"中药的激素"。

273

螃蟹佐烧酒

中医传统一有病，烧酒为禁忌品之一。还有螃蟹更是病中头号禁食物。但有时也可以"理之所无而事之所有"而将它们作为有效良药。

京戏《法门寺》中的清官赵廉，一身正气，办事公平，可是在这出戏中却是一个糊涂虫。还有刘瑾，是一个无恶不作的太监。正史上也有他的劣迹，谓："性狠戾，既得志，颛擅威福，大小事皆瑾专决，不复白帝，因是遂谋不轨。"但《法门寺》中却扮演了公正英明的清官能吏，尽管他是万恶终身，仅仅这一回是好人。

螃蟹烧酒，尽管是万病之敌，但非开放性的撞伤、挫伤、跌扑损伤，只要并无其他杂病，那么两三餐大嚼其螃蟹烧酒，比任何治疗更方便而有效。这是同乡伤科前辈徐伯贤老先生所常用。

274

话 说 甲 鱼

1993 年 12 月 19 日《参考消息》转载美联社纽约 12 月 16 日电·年终专稿，谓："甲鱼给了中国姑娘在 1993 年破世界（田径）纪录的额外动力。"从此甲鱼的名字响彻全球，甲鱼何其幸运耶！

甲鱼，也称鳖。以有甲壳，故名甲鱼；以有四足，故又称脚鱼；以其形圆，故更叫团鱼。假如我编纂字典起来，一定注其为："是水产品中最高等甲级的鱼，故曰甲鱼。"但又不知怎样，沪地骂人就是骂瘪三。笔者曾读过《俗语雅疏》中一节话，是"鳖，有头有颈而无腮，即可有腮，亦渺乎其小哉，谓鳖腮者，言其渺小也。"所以言瘪三者，乃鳖腮也。

《词林典腋·鳖》中的"鳖赋"谓："静则伏渊，动则随日，黝垩如周，朱钱若血，傍无罘而渔，随钓台而献。载乌帽，曳罗襦……把箸亦堪哀，醉死亦无苦。"写来确是风味惹读，大好辞章。

西汉元帝时三朝元老焦延寿把人言语不清、口齿不灵喻为鳖咳，谓："言如鳖咳，语不可知"（见《易林》）。可惜的是我从来也没有听到过甲鱼的咳是怎样。

珠子不是老蚌独家专利生产者，甲鱼也有。宋·王安石得意门生陆佃写的《埤雅·鲛》中称："蚌珠在腹，鳖珠在足。"但谁也没有见过鳖珠。

宋·欧阳修（1007～1072 年）一篇《祭石曼卿文》的石曼卿，禀性狂纵，与客对酌时，把引颈饮酒的姿势，称为鳖饮。这倒与司马迁把大口喝酒称牛饮，可以相映成趣。

甲鱼也是上等美肴之一，一般以春季最为时鲜，故有"菜花甲鱼芦芽鳖"之说。一到夏令，即无人顾问了，据谓蚊子叮过的甲鱼，有毒伤人，不能吃了。甲鱼的美味所在，在于它鳖甲四周的软肉，名为鳖裙，味最鲜美。进士出身骑在马上看书而致迷途的宋·江休復《江邻几杂志》谓："客有投缙云寺中留宿，僧为良馔，馈鳖甚美，但其伢无裙耳。"为何这个鳖没有裙，谁也不知道，成了千古一谜。后读《词林典腋·鳖》的"老僧反爱其重裙，从事何投于沸鼎"两句，今天我才明白，给老和尚自己吃掉了。

鳖用于治病方面，以鳖甲为主。味咸、性平、无毒，为养阴除热、散结软坚之品，尤以对老疟、骨蒸，更有独到之处。还有鳖血，常常用之以炒紫胡、青蒿。

近来笔者在处方上已不敢用鳖甲，常以龟板来代替，因现在大多由小贩沿街串户，收买废铜烂铁、鸡毛牛骨时把鳖甲作废品收购，然后再汇集成宗，出售于药行、药店。这样都是吃剩下的垃圾，经过烹烧熟煮之后，还有什么药力可言，不若龟板的来源可靠。当然也有未经烧煮过的生鳖甲，但不知其能有几何？

清·搏沙拙《老闲处光阴》载有："鳖甲、苍术同研粗末，烧之能祛邪。"未知然否？因没有试过。

牛　粪

1992年3月4日香港《大公报》载有"牛粪以解瘾"的事。大意是美英许多吸毒瘾君子，无钱买海洛因、可卡因和大麻，在毒瘾发作求生不得觅死无门时，跑到牧场去吸嗅新鲜牛粪，可以以粪代毒。方法是用大碗盖在鲜牛粪上，碗底钻一孔，插入吸管，再从吸管中吸嗅气味以解瘾。

牛粪有这等作用，倒是替中药物送来了一个法宝。考动粪便作药用，肇自《素问·腹中论》的："名为鼓胀，治之以鸡矢醴"。而且疗效显著，竟然可以"一剂知，二剂已"。《中国医学大辞典》还为之解释为"五更热饮，则腹鸣……次日觉足面渐有皱纹，又一次则渐皱至脖上而病愈矣……有以毒攻毒之意也。"牛粪是否也具有同等效果？

牛粪最早见于《荀子·荣辱》："所谓以狐父之戈镬牛矢也。"牛矢即牛粪。

动物粪便入药者颇多，据记载，老鼠粪称两头尖，治小儿疳疾。猪粪名猪零，治小儿客忤。狗粪称戌腹米，治积食与月经不调。羊粪止小儿泄泻。马粪名屎中粟，治小儿客忤及厌食。驴粪制经水不止。骆驼粪外用，止鼻衄。狮粪破宿血、杀百虫。虎粪治瘰疬痔漏。鹿粪治难产。猫粪治痘疮内陷。狼粪治骨鲠。兔粪名明目砂，治目中浮翳。猴粪治小儿脐风撮口。蝙蝠粪名夜明砂，治目盲障翳。寒号虫粪称五灵脂，治经闭血瘀。鸽粪称左盘龙，治瘰疬疥疮。雀粪称白丁香，治女子带下。燕子粪治五癃及小便不出。孔雀粪治白带及小便不利。鹰粪消虚积、杀痨虫。即使人粪，也大有用处，如金汁的清心退热，人中黄的清凉解毒。不过在临床上除戌腹米、夜明砂、五灵脂、人中黄等常为医家取用之外，其他的已很少被人想到了。

成书于宋·淳熙三年（1176年）程迥的《医经正本书》提出："鼻闻臭秽，能致温疫传染"（卷12），则牛粪是典型的臭秽之物对人身是有害的。毋怪乎能代替另一个有害之物的毒品。

19世纪在国外，爆出了牛粪可代替毒品的事，的确对发展中药物新品种是一个大大的启发。可以这样设想，至少鲜牛粪有刺激性的兴奋作用或麻醉作用。

魂兮归来！ 鲜药

本已写好的题目，是《救救鲜药》，但总感文不对题。凡人在弥留之际，还在"一息尚存"，才可以称"救"。现在鲜药已绝迹数十年，年青的中医已根本不知道药还有什么鲜的干的，好比人已死去了，怎能言"救"。"魂兮归来"的意思，深深盼望它回生。

读 1992 年 3 月 16 日某报袁洪乾先生"鲜药治病何几近绝迹"一文，殊深同感而甚至欲哭无泪。为什么？鄙意认为不出四因：

一、我们由私人开业而进入国家机构，自己动手制药的机会没有了，与鲜药不太接触了。

二、我们传统的要病人去拔些草头，自己打汁，用以治病（例如鲜虎耳草汁，治化脓性中耳炎之类）。好像我们大医院、大医生连起码的消毒卫生都不懂了。

三、我们身处市里，脚下踏不到一块泥土，哪里有鲜花鲜草，久而久之忘掉了。

四、以上三者，还是次要的，最最主要的是药房、药铺不搞鲜药了。兵无弹药，怎能要他放枪开炮。

鲜竹叶、鲜芦根、鲜荷叶、鲜荷茎、鲜佩兰、鲜石斛、鲜竹沥、鲜生地、鲜通天草（即荸荠的地上茎）、鲜茅根、鲜菖蒲、鲜佛手……所有的"鲜"家门，在中医药舞台上销声匿迹了，使中医怎样办？

除了医生们嘱病家自己去搞些鲜药，毕竟很少数，绝大部分甚至 90%多还是依靠中药房、中药铺来供应。

40 年不见鲜药，中医师对它们的使用法也不懂了。哪里还

279

谈得到振兴中医！这里举几个例子，抢救"失传"：

鲜芦根：洗净，晾干，切去节。一般用 30 克，那时在处方上写一尺。

鲜生地：洗净，晾干，一般用 30～60 克，捣汁，澄清后，冲入汤剂内，其渣与一般药同煎。

鲜野菊：名义上称野菊花，事实上用全草，包括花、枝、叶、根。一般用 30～50 克，捣烂挤汁。再加少量开水，再捣、再挤、取汁，即可服用。其渣不一定丢弃。

鲜茅根：洗净，晾干，抽去心，一般用 10～20 克，直接与一般药同煎。

鲜竹沥：取青色淡竹，锯 35～40 厘米长，对劈成两爿。置炭火上（中央处），竹壳放下面，竹心向上。少顷在竹两头有白色清水滴下，用瓷碗收贮。如用 4 片竹，则用 8 个碗。把各碗中"水"收集起来，即鲜竹沥。每服 5～10 毫升。不必冲兑在汤药内，可以单独服用。

鲜佩兰、鲜薄荷，鲜藿香，入药同煎，但须后入。

其他鲜药，不必特殊处理，与一般药同锅共煎。

280

缺药与代药

《素问·阴阳应象大论》的"天不足西北……地不满东南……"这不足与不满，都是言"缺"。用现代语来说，是没有。

古乐府《鸡鸣》诗："桃生露井上，李树生桃旁，虫来啮桃对，李树代桃僵。"这是说李树代替桃树来牺牲了自己，也就是用李树来代替桃树。这是替代的"代"，而且代得也相当得当。

有一出京剧折子戏《割发代首》，内容是曹操在辕门立下了军令状，何人犯了这个条款，论斩。不料曹操自己先犯，论执法则应斩首，但曹本身为统帅，斩了首怎样办？于是把他的头发割了下来用以代替头颅。这也是"代"替，但不能像李代桃僵的多功能使用。只能是具备了曹操这个人、这个地位、这个环境才可以代替。如其不是这个人、这个地位、这个环境决不可能代替，从来千千万万的砍头者，也没有听到过犯了杀头罪只要割了头发放你回去的，这一点对中医的缺药、代药方面是一个很好的启发。

现再来谈缺与代的事：例如军事出国访问团缺一个团员，那可请明·高武代一下，因为他是精通兵法的。开庭时缺了一位陪审员，可请明·王纶一代，因为他是一位受人景仰的清官，而且还以折狱能手见称。开军政会议缺人，可请明·张介宾一代，他50岁之前就是从事军政的。文学研讨会缺员，清·柯韵伯、薛生白都能代替，因为他们都是写作高手。书法现场会缺人，金·麻九畴可代。书画现场会缺人，元·杜本可代，因他以图画著名，中医舌诊的用图是他首创。历史学研讨会缺员，明·李濂（《医史》作者）可代。天文学研讨会缺员，清·赵学敏可代。藏书家学会开会缺人，明·王肯堂可代。技击代表队缺员，明·徐灵胎可代。易学研讨会缺员，明·赵献可代。职工代表大会缺员，清·魏之琇可代，他本来就是出身于"绍红"（即当铺职工）。化学界开会缺人，晋·葛洪、南北朝宋梁·陶弘景可代。道教会议缺人，唐·孙思邈和南宋·崔嘉彦可代。佛教会议缺人，南北朝北魏·昙鸾和唐·鉴真可代。残疾人代表会议缺人，北宋·庞安时和清·黄元御可代，盖前者病盲，后者病聋。所以他们能代其缺，绝非所有的医生都能代替，是因为他们各自的特长能胜任其所代，犹之《割发代首》这出戏不是人人可唱的。因之联系到我们的缺药与代药，也是"割发代首"样的一回事。如其你死记某药可代某药而用之，那就大错而特错了。

现在缺药奇多，因之以"代"补"缺"，已是司空见惯，竟有"有方必缺，无药不代"的情况，甚至一张处方缺上了几味，所以我们又多一门"缺药代药"的学问。既要脑子里有一本什么药缺、该代以什么药的账，又要这本账不能呆板而订死的。

282

例如当代缺丹参代、龙齿缺龙骨代、乳香缺没药代、白术缺苍术代、党参缺太子参代、麦芽缺谷芽代、石决明缺牡蛎代、大黄缺番泻叶代等。这是"李代桃僵"式的代替，错也错不了。

还有如三子养亲汤缺苏子，则竹沥可代，但竹沥绝对代不了用于止衄方中的苏子，因为前方需苏子消痰息喘，后者利用苏子下降之性而引血下行。

又如治疗急性化脓性中耳炎而缺夏枯草，常可用苦丁茶代替，但治疗淋巴结炎时缺夏枯草，苦丁茶即无法代替了。

再如五皮饮缺桑白皮时，可用榆白皮代替，但治萎缩性鼻炎若缺桑白皮，榆白皮就无法代用了。

更如生化汤缺当归，可取益母草代，但四妙汤缺当归，益母草即不能替代了。

再如在重用黄芪时而黄芪偏偏缺货，那即可取紫河车代替，但玉屏风散而缺黄芪，紫河车则没法代替了。

以上几则，乃是"割发代首"型的取代。临床上的代药，情形很少为"李代桃僵"型而独多"割发代首"型。

283

药 食 同 源

既属同源，则又何分彼此？其实两者作用全不相同。食，用以养生；药，用以祛病。因为绝大多数的药，取之于养生的食物，故谓同源。

那么生姜、大枣、盐、醋、酒、椒等，毕竟是属药属食？有人答之谓："平时吃的是食，用在药方里是药。"这句话当然不能谓之不对，但远远地未能道出真正的区别。

笔者的答语，是凡通过医生的辨证施治选择出来的食物，方才称之为药。例如芋艿，乃最标准的食物，但制成成药，称为蹲鸱丸，就成为药。因为在辨证之下认为是痰证，然后利用芋艿的化痰作用而后取用的。橄榄、生莱菔（即白萝卜），本来是食品，但经过清·王士雄的手，组成一方，用以预防急性咽、喉炎及其他时感症的青龙白虎汤，而且列为名方。以治痰出名的雪沃汤，就是海蛇（蜇）和荸荠（又名马蹄、地栗）经过辨证而列为药品。

大枣与生姜，前为果品后为调味品，放在厨房里就是食物，组合在桂枝汤、葛根汤、大青龙汤、文蛤汤中等，都成了药物。

反过来说，现在的药膳，原料都来之于古代名方，但一到餐桌上就成了美味可口的名菜。

现在日常生活中，下午精神疲乏时喝些咖啡；一切轻度变态反应性疾病患者多吃些酸梅汤（非化学合成的，而是以乌梅老法制成的）；急性咽峡炎时，多吃些生萝卜（不管什么白的青的红的）；耳鸣的吃些大核桃；便秘者多吃香蕉；慢性咽炎时常以话梅（仅仅以梅子作原料的有用，其他无用）作含漱剂，这些都是很方便而有效的治疗办法。

284

万事不能"貌取"

所谓"貌取",就是对事物不看本质而仅仅注意于现象。这是个最坏的缺点,但我们偏偏最多犯它。

在一般抱病求医、求康心切人的脑子里,好像贵的药、补的药一定是好的,贱的、不补的,当然不是好药,其实错了。

世界上很多事物,冠上了一个好听的称呼,有时就可以身价百倍。60年前上海某名中药铺,生产出一种成药,专治腰酸背痛、关节炎、乏力神疲等,效果不错,可问津者寥若晨星,后来改称为"人参再造丸",于是名扬天下,盛销至今。不过这里必须申明一下,他不是真正为了名称而久享盛誉,还是全赖"货真价实"四个字。

人世间不乏极好听的名辞之下本质恰恰相反。例如"千古""仙逝""仙游"等,多么好听,可是都是"死"的同义词;京剧团里把千补百衲的破烂衣服称"富贵衣",民间把死尸穿的衣服为"寿衣"等。

反过来讲,卞和之璧直到后来才被公认为无价之宝。开始呢,谁都目之为石头。

更其是现在开放大潮中的某些成药,在装潢上花的钱远远超过了药的身价。这诚如刘基早在600多年前就指出的是"玉质而金色,剖其中,干若败絮"(见《卖柑者言》)。更有在广告上大言不惭,口吐莲花者,孔老夫子在2000多年前就已指出,这是"巧言令色,鲜矣仁"(见《论语·学而》)。

即使以未加工的中草药来说,凡属花草之类,必然是升而轻清;矿类之石,必然沉而下降的。但海浮石偏偏是轻而上升、旋覆花则"诸花俱升而唯我独降"。

半夏一沾水，即滋腻滑润，可是它的禀性奇燥异常。白芷乍看之下香燥形同石灰，可是其性独润。"人不可貌相"，药也一如其人，也是不可"貌相"的。所以"取貌"之士不上当才怪哩！

有种蔓草，可以使每天需用数十盆盛不下小便的病人治愈，即称覆盆子。有种药吃了使人头发乌黑，即称首乌。用功效来命名的药，当然不能算作夸大宣传的。可是苏东坡还是反对这种中药命名法，他的《东坡手泽》中评益智仁就这样说："海南产益智……其为药治气止水而无益于智，智岂求之于药乎。"

总之，不论求医治病或保健养生，对药的选择，务须知其本质，切弗迷惑在表面现象上。不过揭开表面而窥其实质，也谈何容易，有时也像中医"热极似寒，寒极似热"的辨证一般困难。

286

古代中药的假冒伪劣

中药的假冒伪劣，可以说"自古已然，于今为剧"而已。

科学家宋·沈括《惠民药局记》中有："当时制药，有官监造，有官监门，又有官药……。祖宗初制，可谓仁矣。然弊出百端，往往为诸史药生盗窃，至以樟脑易片脑，台附易川附，囊橐为奸，朝庭莫知之，亦不能革也。"在宋代已竟如此。

假冒伪劣到如何程度，从宋·董弅《闲燕常谈》的一段话可窥得一般。董文："州县百姓竞屠牛以取黄，既不登所科之数，则相与敛钱，以赂上得吏丐免。"

这种乱的根源何在？则宋·俞文豹《吹剑录外集》解剖分析得明明白白，谓："朝庭置惠民局、太医局，所以达济利之心，赞仁寿之治也。今惠民局以药材贵而药价廉（即收进价贵而卖出价贱），名虽存而实则泯。职其事者，太府丞也。非惟药材不能通晓，而骤迁倏易（即调动频繁），亦不暇究心职业。所谓四官局，止于受成坐肆而已，惟吏辈寝处其间，出入变化，皆在其手……民受其苦，吏享其实，故乡人谓'惠民局'为'惠官局'，'和剂局'为'和吏局'……。"

至于假冒伪劣的药品，也更五花八门，如：苠芪根冒充人参（见清·王端履《重论文斋笔录》）。其实不但在清代，1600年前早已有之，君不见晋·张华《博物志》中言及"荠苨乱人参"吗。还有和尚草也可冒充人参（见清·丁国钧《荷香馆琐言》）。

杜衡冒充细辛（见宋·沈括《梦溪笔谈》），粪坑里砖头吊霜，可以充冰片；猪胆浸明矾充胆矾；豌豆用蓼子、草乌、生姜煎的水浸泡后充胡椒；以松香加以炮制后充乳香……（见清·赵学敏《串雅外编》）。如其我们打开药物学的本草书籍，则可毫不费力地写出几万字的文章。

对这种危害人民的事，政府也不能不管，如宋·太平兴国七年（982年），以药物太乱，乃"公布乳香等八种药物，为官府专卖"（见《宋·会要辑稿·职官》）。宋·熙宁丙辰（1076年），京师开封道设医局熟药所以应付假冒伪劣药品（见《宋·会要辑稿·职官》）。宋·崇宁癸未（1103年），政府应何执中建议，天下各处都设立熟药所（见《宋·会要辑稿·职官》）。宋·隆兴元年（1163年），政府整顿和济局所管珍贵药材，并许知情者可以告发检举（见《宋·会要辑稿·职官》），宋·咸淳壬寅（1272年），设医学提举司，职责之一即辨验药材，并规定卖毒药致人于死者，买者卖者均处死（见《元史·百官志》及《元典章·刑部·禁毒药》）。元·皇庆元年（1312年），政府下令，禁止沿街货药（见《元典章·刑部·禁毒药》）。元·延祐己未（1319年），下令重申街市售药，违者处以重罪（见《元典章·刑部·禁毒药》）。

幸运的是，古代消费者已产生了自我保护的思想，于是也有不少自己对假冒伪劣药物的鉴别经验。以下介绍的仅是民间的一鳞半爪。如清·万后贤《贮香小品》："三七，末掺猪血中，血即化去，真；胡黄连，折之尘出如烟，真；木香，形如枯骨，味苦粘牙者，真；雌黄，烧红熨斗底，以雌黄划之，如赤线一道，真；赤石脂，理腻粘唇者，上；胆矾，铁上烧之，红者真，成汁者伪；熊胆，粟米大小滴水一道若线，真，点水中运旋转如飞者，良；牛黄，透甲者（即染上指甲上，其色不脱落），正；龙骨，粘骨者，正；苏合香，性重如石，烧之灰白者，真……"当然这样的鉴别是十分粗糙的，限于时代，不能苛求。

288

世界上不会有十全十美的药

我很欣赏甚至折服于清·凌奂的《本草害利·自序》中的一句话,谓:"凡药有利必有害。但知其利,不知其害,如冲锋于前,不顾其后也。"故而"金无足赤,人无完人"信非虚语。的确,含金量最高的黄金,也无法达到 99.99% 的,现在提炼水平,最高也不超过 99.96%。人嘛,以古代四大美人来说,虽然都是倾国倾城,谁不拜倒在她们皓齿朱唇、闭月羞花的美丽的罗裙之下,可是你还不知道她们也有丑的一面。传说,西施耳朵有奇小的畸形,甚至耳垂都没有,所以她必然要戴上沉重的金属耳环来拉下耳垂,聊以挽救这个丑状。貂蝉的脚特大,所以她一定要穿特制的长裙,把大脚的缺点遮掩去。王昭君纵然千娇百媚,但腋下有一股臭气,所以特地点名她去和番,单于正凭了这股臭气,十分得宠。杨贵妃呢,用现在审美观来打分,不过是一个痴肥壅肿的胖女人而已。现在京剧里《贵妃醉酒》中的卧鱼、弯腰,真正的杨贵妃实难做到。所以她身上佩戴金银、玉器,姗姗行走时发出叮叮当当的声音,淹没了沉重的脚步声。

人没有十全十美的,药当然也是如此,任何一味中药,都有它为害性的一面。有些过分强调它的好而不及它的害;有些还没有发现它的害处而视若仙丹,《神农本草经》把水银认为是"久服神仙不死",即是最好的例子。

甘草:能解一千二百般草木毒,遂有国老之称。也因为它的"甘平无毒",而使脾胃有湿浊者服之,倍加中满呕恶。

人参:中国人一谈到人参,无不目为益寿延年的"仙丹"。这里抄录一段吉林人民出版社出版·段维和陈日朋所编《漫话人参》中的客观的话：

人参虽然作为滋补强壮剂来使用，但也并不是任何人、任何状态下都可以使用的。有些人或某些患者服用人参，非但毫无益处，而且会因此使病情恶化，影响健康，甚至中毒……健康人长期连续服用人参，也会产生头痛、心悸、失眠、血压波动等不良症状，影响人体的正常机能。服用人参剂量过大，还会造成人参中毒，发生出血、眩晕、发热、心肌麻痹，危及生命……服用人参以后，出现闭气、胸闷、腹胀现象，便是中毒的开始。

当归：一提到当归，又是一味大众心目中的补血养营的"仙丹"。请阅读一下科学普及出版社出版的刘文成、张益民撰写的《当归》中的《当归的毒性》一文认为，当归在动物实验中有抑制呼吸的现象，剂量加大时，血压骤降，呼吸停止。

黄芪：当然又是补药之王，但它的害处你知道吗？它能滞气助郁，可以减低食欲，使胸脘不畅。凡表实者，气实者，肝气旺而情绪易激动者，俱不能服用。《本草害利》指出："阳盛阴虚，上焦热甚，下焦虚寒者均忌。恐升气于表而里愈虚耳。痘疮血分热者禁用。"

熟地：在补药中又是"四大天王"（黄芪、党参、当归、熟地）之一。《本草害利》倒反映出它的阴暗面，谓："熟地乃阴滞不行之药，大为脾胃之病所不宜。凡胸膈多痰，气道不利，升降窒塞，药宜通而不宜滞，汤液中应避地黄……胃虚气弱之人，过服归地，必致痞闷食减，病安能愈！"

四物汤中必不可少的川芎，也有杀人之弊。宋·沈括《梦溪笔谈》有一段记载，谓："予一族子常服芎䓖，医郑叔熊见之，云：'芎䓖不可久服，多令人暴死。'后族子果无疾而卒"。

即使日常饮食物中，也有为害的一面。如味美可口、佐餐良肴的竹笋，宋·赞宁和尚《笋谱》中谓其"食之落人鬓发"。

即使人赖之以生活的食粮，也难免有它有害的一面。清·

搏沙拙老的《闲处光阴》中谓："食麦令人腹胀。"至于南方人喜欢的白米，因为含有淀粉过多，凡患有糖尿病者，禁食。今后各种药物的危害性还要多多地暴露出来。

一味《本草纲目》失载的
药物——家乡土

打开明·李时珍的《本草纲目》第七卷，载有 61 种土，但独独未见家乡土。清·赵学敏的《本草纲目拾遗》增加了 18 种土，但家乡土仍然未设座位。

有一种病，称为水土不服，初见于隋·巢元方《诸病源候论》，谓："不服水土候：不服水土者，言人越在他境，乍离封邑，气候既殊，水土亦别，因而生病，故曰不服水土。病之状，身体虚肿，或下利或不能食，烦满气上是也。"这种病，至今尚有，但却减少了。其原因一则交通方便，不若古代的虽然鸡犬相闻，但老死不相往来的封闭。再则现代人家乡观念比较淡薄，处处为家，处处适应，谈不上水土的服不服了，真的一如《左传·襄公三十一年》的"宾至如归……而亦不患燥湿"。患水土不服病的，当然是远离故土，遥寓他乡的人，其病状也丰富多彩，但总以水肿、厌食、腹泻、疲乏等为多。故而《中国医学大辞典》仅仅举"不服水土泻"及"不服水土肿"两个作代表。《简明中医辞典》仅有一个"不伏水土肿"一例。"服""伏"通用。

除中医学之外，其他文献中也常常见到此病。如《三国志·周瑜传》的"驱中国之众，远涉江湖之间，不习水土，必生疾病"；《元典章·户部·官民婚》的"离家万里，不伏水土，乃染病身死者，不可胜数"；清·刘献庭《广阳杂记》也有"水土大恶，外乡人不可居"。

我们治疗水土不服病，当然根据"证"来处方用药，但千万别忘掉加"家乡土一合"。一合约 100 毫升左右，必须"绢包"。现在人没有绢，可用白土布（现在用双层消毒纱布）包后付煮。的确有作用。

或谓这是对病人心理作用，诚如唐·杜甫诗谓"月是故乡明"（见《月夜怀舍弟》）。人对家乡总是留恋的。当在全身共济失调之际，一旦得到这种机体所必需的东西，当然可以药到病除了。

所以家乡土治疗水土不服，自有其疗效和自有其道理的。

还有远离家乡的游子，能在家乡捧些家乡土，盛在精致的透明器皿中，置之案头，更是最为有意义的摆设隽品。

293

有没有不治"证"而治"病"的中药？

"见血不治血""消痰不治痰"，这是中医在辨证论治下常见而且必然产生的现象。如果止血而用止血药、消痰而用化痰药，这叫什么中医。

有人问我："中医是否现在已由治'证'而嬗变为治'病'？"这个问题很难回答。如其引用徐灵胎评孙思邈的处理疾病是"有一病而立数方，亦有一方而治数病"（见《医学源流论·千金方外台论》），则回答应为否定。

吴鞠通也谓："无不偏之药，则无统治之方。"而且此言置在《温病条辨·万物各有偏胜论》中第一句，接下去续谓："某方统治四时不正之气，甚至有兼治内伤产妇者，皆不通之论也"。吴氏斯言，表面上似乎反对一方统治多病而赞成专病专药，但细细分析琢磨，仍然是主张辨证论治而反对见病投药。

为了阐明吴氏之言，可以用张山雷的话作为补充，张氏在《疡科纲要》中言："凡是一病，虽曰自有对病应验之药，然同此一病而温凉寒热、虚实轻重、始传未传等，亦复各各不同，已无预定一方，可以通治之理……须知见证治证，随宜加减，纯是一片灵机"（见《治疡药剂·总论》）。可见还是不赞成治"病"而强调治"证"的。

下面我们不再引经据典地阐述大道理，而以外行人的水平来就事论事。一个心动过速和一个心动过缓同样是心脏病，能否用同一种药来治疗？一个甲亢和一个缺碘同样是甲状腺病，用同一种药有效吗？一个胃酸过多和一个缺乏胃酸同是胃病患者，一种药能否对它们都生效？

294

　　毕竟有没有特效的专用药？那么请体会体会宋·科学家沈括的话，谓："医之为术，苟非得之于心而恃书以为用者，未见能臻其妙"（见《梦溪笔谈》18卷）。为什么？因为书是呆的、死的。

　　如其凭一张说明书甚至广告而求得的药，可以真正达到你要求的话，则明·李中梓说的"知常达变，能神能明，知者谓之智圆"（见《医宗必读·行方智圆心小胆大论》）和清·喻嘉言说的"治病不明岁气盛衰、人气虚实而释邪攻正，实实虚虚，医之罪也"（见《医门法律·申明内经法律》）的话，全属废话！

295

蟹

蟹，又称螃蟹，尽管水产类作为药用者很多，但它却独独被人们所遗弃，甚至中药房里没有它一席之地。

《本草纲目》把它归于“介”的龟鳖类。现代则认为是甲壳纲十足目短毛亚目动物的通称。它的颜色很特别，似青非青，似黑非黑，所以索性称为蟹壳青。

开水初沸时泛起的小水泡，称蟹眼。狭小的高地，称蟹堁。宇宙银河系内一个气体星云，称蟹状星云。中医病名的蟹爪痘、蟹眼痔、蟹睛外障、蟹沫痧等。事实上和螃蟹都没有丝毫关系。此外，古代有一个地名称大蟹（见《山海经·海内北经》的“大蟹在海中”）。古文还把蟹、解作为通用字，如《吕览·恃君》“大解陵鱼，大人之居”的大解，就是《山海经》里的大蟹。

古代文人对它十分有兴趣，如“持螯赏菊”，被认为是雅人雅事。某年蟹价大涨，每斤须150元，于是在某刊物上发表了一张漫画，画中人一手执着菊花，欣赏一张画着蟹的图画，题为“持菊赏螯”。咏蟹的诗也不少，最有名为唐·唐彦谦《鹿门集》诶蟹诗“无肠公子固称美，弗使当道禁横行”之句。其实无肠公子一名，早就见于六朝葛洪的《抱朴子·登涉》“称无肠公子者，蟹也”。

到宋代专事研究蟹的会稽人傅肱，才称蟹为“横行介士”，见《蟹谱》。它的确横行拔扈，威风凛然，毋怪乎第一个吃蟹的人，被奉为英雄勇士。明·李时珍在《本草纲目》中作过这样的解释，谓：“以其横行，则曰螃蟹；以其外骨，则曰介士”。其实它的祖先走路很规矩，并不横行，所以今日如此，因为受到地球磁场变化的影响。原因是螃蟹第一对触角有几颗用于定向的小磁粒，就像几只小指南针。亿万年前，它的祖先靠这个指南针来堂堂正正地前进后退。后来地球的磁场发生多次剧烈的倒转，使螃蟹体内的小磁粒失去了原来定向作用，于是造成了现在的横行。但有人不同意这个说法，因为鸽子身上也有小磁粒，为什么没有受到影响？

螃蟹能治疗多种疾病。如宋·傅肱《蟹谱》谓："治胃气""通利支节""去五脏烦闷"。明·万俊贤《贮香小品》谓它能"镇疟"。清·刘献廷《广阳杂记》载有"以螃蟹数斤生捣，偏敷体上"，以治漆疮（过敏性皮炎）"不一二日"而愈等。

我师钟道生氏治疗骨伤科病的内、外伤方药中，常教病人取蟹爪（即脚末节尖锐者）作引子，盖取其有活血散瘀作用。另外，把蟹爪焙干，炙存性，开水冲服，治一切跌打损伤，称为十爪散。

如其你还想再多知道一些的话，请翻阅本草学或药物学。

297

羊 胫 骨

清·莫枚士《研经言》第四卷有"羊胫骨考"一文，谓：

宋·朱端章《卫生家宝·产科备要》卷七追命散方，治妇人血症。方中有羊胫炭，云即炭中圆细紧实如羊胫骨者，取三四寸，却作十余段，别以著灰同烧通红，淬入醇酒中，如此七遍，烘干为末半两。按《纲目》炭火、羊胫骨下皆不载此方，独《苏沈良方》小儿吞铁方，剥新炭皮为末，调粥服，炭屑裹铁而下云云，与《谈野翁方》误吞铜铁，以羊胫骨烧灰，煮稀粥食，神效云云正合。而《纲目》卷五十二，采谈方乃入羊部，不云即炭。他书亦未有言羊胫骨如朱说者，则讹以传讹久矣。

根据莫氏这一段医话，内中有两个精神：其一，羊胫骨炭绝对不同于朱端章所谓是圆细而结实的木炭。其二，它的药性作用是治疗误吞铜铁异物落入肠胃者。笔者不能完全同意此说。

考《卫生家宝》书成于1184年。在此之后36年周守忠写的《历代名医蒙求》也有一节谈到羊胫骨治疗误吞金属异物的记载。文见卷下"银匠下责"，谓：

"有女年七八岁，因将母金责子一只剔齿，含在口中，不觉燕（古通咽字——干祖望注）入胸膈上不下，疼痛数日，医工难治。父母忧惶，更无措手。忽有银医来见，云其能治得……银匠将黑药，抄三钱许，用米饮调，令女子服之。当夜（大）便可疼，天明后看（见）黑药裹金责子下来……医者笑曰，此方用钱不多，只能救急，曰乃羊铤捣为末。后有名医详曰，羊铤炭能煅五金，金遂软而下也。"

这里的所谓羊铤，即羊胫骨。至于为什么把羊的胫骨称铤？或谓典出《左传·文公十七年》的"铤而走险"，疾走称铤，故而胫骨又称铤。

清·杨时泰《本草述钩元》谓"羊胫骨，气味甘温，性热。治虚冷劳弱白浊，健腰脚，疗筋骨挛痛，固齿牙。"杨氏把它安排在"兽类"。陈存仁《中国药学大辞典》则认为是羊的胫骨，谓其："健腰脚，固牙齿，治误铜钱"。

羊胫骨究属何物？《本草纲目》《本草述钩元》《中国药学大辞典》等俱作羊的胫骨。《卫生家宝》作木炭。笔者认为确有两物同称羊胫骨，一为羊胫，一为木炭。羊胫者祛寒扶正，木炭者治铜铁肠胃的异物。至于诸方书中两者皆治的记载，诚恐相互抄节而未加注意及之耳。

至于治疗肠胃铜铁异物的疗效如何？笔者40年前，用过木炭与羊胫，答案是"都一无作用"。

假　药

1992 年 3 月 15 日晚中央电视一台"经济 30 分钟"的消费者晚会"特别节目"，看后真地使人毛骨悚然，不寒而栗，假的东西比真的还多。一个暖水器可以使许多人撒手归西，妻离子死，惨绝人寰！

因之不能不联想到切身关系的假药。现在的假药真是铺天盖地而来。假药的经售、推销甚至公开制造，并有些还得到有力者的支持，真是到了"观止"的地步。

假药自古有之，我们可以查一查 200 多年前关于伪药的记载，如清·金埴《巾箱说》的"制阿胶之片……诚心诣开，一如其法，勿各重资，服之实有奇效。彼伪造者徒，射利欺人耳，于病奚益哉"。又如李光庭《乡言解颐·京师少真药》："世上有名病，无名医；有真病，无真药……如白术，苍术也；厚朴，沙篱皮也；竹茹，刮柳杆也；茯苓，诌团粉也；九蒸九晒之地黄，则一锅所煮熟也。"

上溯到宋朝，假药已充斥于市。如沈括《梦溪笔谈》："今世所用舌香，乳香中得之，大如山茱萸，判开中如柿核，略无气味。以治疾，殊极乖谬。"又："今天下所用玄精，乃绛州山中所出绛石耳，非玄精也。"又如王得臣（宋仁宗嘉祐进士）《尘史·麝脐真伪》："市麝脐，宜置诸怀中，以气温之，久而视之，手指按之，柔软者真也，坚实者伪也。"又如钱希白《南部新书》的"无名异，形如五柳石而黑，轻为真。或有橄榄作，尝之粘齿者，伪也。"

如其再向上推，则六朝时的宋，也已有假药，如刘敬叔《异苑》指人参生上党者真。

300

再向上推算，未见关于伪药的记述，至于如《南史·林邑国传》的"沉木香者……置水中则沉，故名沉香。次浮者栈香。"这个栈香算不算假药？那是看卖药者怎么卖，明码标明为栈香，则不是假药。如其以沉香之名出售者，当然是假药了。

至于古人对假药如何处理，尚未找到明确可靠的资料。唯见到宋·咸淳五年（1269年）政府下令，禁止假医游行货药（见《元典章·刑部·禁毒药》）。又元·延祐六年（1319年），禁止玩弄蛇虫禽兽，聚集人众，街市售药，违者处以重罪（见《元典章·刑部·杂禁》）。这里的"货药""售药"的药，肯定是指假药、劣药。

养 生

怒 不 可 遏

有七情六欲的人，怎能没有怒。因为怒是在七情中占有重要的位置。不管在儒家的"喜、怒、哀、惧、爱、恶、欲"，道家的"喜、怒、哀、乐、爱、恶、欲"，佛家的"喜、怒、忧、惧、爱、憎、欲"及医家的"喜、怒、忧、思、悲、恐、惊"，都坐在"第二把交椅"上。

所谓怒，是气愤、愤怒。中医认为，"肝在志为怒"（见《素问·阴阳应象大论》），"肝气实则怒"（见《灵枢·本神》），"肝病者善怒"（见《素问·脏气法时论》），总之怒出之于肝。

养生家一致认为怒是最伤身害体的情绪，故而清代名医尤乘的《寿世青编》关于怒撰有《养肝说》一文，谓："夫肝者，魂之处也……肝气失治，善怒者名曰煎厥……怒气伤肝，肝为血海，怒则气上，气逆则绝。"所以古来任何一位养生家都提出过"戒怒"的要求。可是事实上怒是无法避免、戒除的。天地六合、上下古今的事物，使你发怒的机会与条件实在太多了。例如：

战国时蔺相如在秦廷"持璧却立，倚柱，怒发上冲冠"，是出于对秦昭公背信弃义行为的愤怒；三国·张翼德怒打督邮，是为了教训贪官污吏；战国·荆轲与盖聂论剑，即怒目而视，为的是观点不同；唐·朱温的怒从心上起，为的是受了黄巢的欺侮；清初吴三桂一怒为红颜，原来为女人；宋·宋江怒杀阎婆惜，原为婆惜红杏出墙，且抓住宋私通梁山把柄，以报官相威胁，等等。由此可见大到国家大事，小至争风吃醋，怒的幽魂处处存在着，处在世俗的红尘中你能避得过发怒吗？

怒既然无法避免，那么只有想法来对付这个怒，使有害化

305

为无害，至低也使其危害性降到最低之处。对《官场现形记》第二十七回中"……从门缝里瞧见了，顿时气愤填胸，怒不可遏"的"怒不可遏"，请大家切莫视之为不过一句成语而已，其实这倒是最好的保健养生法的上好格言。把它作为养生格言来对待，是说"怒，不可以遏制"，也就是说，有了怒，一定要运用各种方式使它发泄出来，如大哭一场、破口大骂、倾诉衷肠、摊开来大家看看等。这样则喜欢条达的肝也就无郁拂之苦。怒不外泄称郁怒，这是最伤神害体的事。

几种消怒的办法，当然以破口大骂最痛快而彻底，犹如三国弥衡在曹操设宴时，借题打鼓而把曹操骂得狗血淋头，怒气也一消而净。不过骂得虽然痛快淋漓，但终于还是遭到暗算。拿现代来说，骂得过分越界，也会激化矛盾，触犯法律而受到法律的制裁，怒虽消了，换来一包气，也不是合算之举。因之就有许多聪明的古人，往往以狂歌长啸来代替破口大骂，也可获得泄气消怒的效果，更可避免一切后患之忧。

中医治病主张"木郁则达之"，所以怒只能泄而不能忍与耐。希望养生家切切记住"怒不可遏"这四个字。

306

老人同韵养生联

20 年前，笔者就已归队于花甲之后的老人行列中。因之想自拟一幅布壁之联和自挽联对。自挽联早已拟就，为："生在金山，长于上海；灰存珠海，魂寄钟山。"写来无半句不符事实。本人的确出生于金山县，成长于上海市，现在独子及小女，都已成家立业于珠海市，我老两口的骨灰肯定会被他们"劫持"到珠海去的。唯我的工作、事业及成就，都在钟山脚下的南京。

另一幅布壁之联，拟了好多幅，没有一幅满意的，庸俗、老调、堆砌三个鬼门关总难逃出。忽而想起童年时有一幅同韵联，谓："屋北鹿独宿；溪西鸡齐啼"。上联五字全出"一屋"入声韵，下联"八齐"上平声韵。而且对仗之工，怎样赞美之词也无法表达。受此启发，动笔写就一幅"老人同韵养生联"，为：

"笑叫钓俏掉

充空聋雄通"

上联出"十八啸"去声韵，下联出"一东"上平声韵，其中含义也十分透明，是说：用欢"笑"的高"叫"声来庆祝把过去"钓"名沽誉得来的美好"俏"色"俏"容，以老了而丢"掉"，终可无事一身轻。现在则内心"充"实，俗念"空"清，不管你装"聋"作哑也好，仍然驰骋医林（至今未退休）和称"雄"文域，都是同样地互"通"。

如其把这 10 个字单独分开来讲，则是老人修心养性的 10 个妙法。

笑：笑是保健养生第一法宝。宋·陆游就说过："一笑失百忧"（见《剑南诗稿·春晴出游》）、"一笑解容衰"（见《剑南诗稿·沔阳夜行》）。

叫：老人最忌孤独和内向。欢呼狂叫，就是外向的具体表演。现在极多不尽孝道的子女，老人仅仅吞声对泣。那请你读一读唐·杜甫的诗——"痴儿不知父子礼，叫怒索饭啼东门"（见《百忧集行》）。老子不给儿子吃饭，儿子可以在门口大叫大闹；反过来儿女不养老子，老子照样也可在门外大叫大闹。这样的大叫，对老人的养生有三大好处：一是子女不敢不养你了；二是很快可以博得群众的同情；三是本人情志痛快，任你怎样大的一肚子气，即一泄而光。

钓：狭义的钓，仅仅是指拿了一根鱼竿到水边垂钓。广义的则一切有益于老人身心的活动，都属"钓"的一族。就拿狭义的垂钓来说，东汉隐士严子陵，垂钓于富春江，至今留下了严陵濑和钓鱼台。周·姜吕望垂钓于渭水河边，在 80 岁那年还钓到一个丞相的大官。而且这两个以钓鱼出名的，都享有高龄遐寿。

俏：是老来俏。老年人衣着应该花俏而高级一些。《战国策·齐》："邹忌，修八尺有余而形貌昳丽，朝服衣冠，窥镜谓其妻曰：我孰与城北徐公美。"纵然邹老头身长貌美，但没有"朝服衣冠"的漂亮衣服也不会太美的。邹老头穿了漂亮的衣着，当然要照照镜子，在顾影自怜之下，怪不得唤他老伴来评评美的程度。您想 2000 多年前（齐亡于公元前 221 年）提倡朴素节俭时代的老人尚且要俏一俏，而现在即将跨入 21 世纪的老人，反而不想俏吗？事实证明老人衣着花俏一些，非但外貌上可以返老，精神上更能还童。

掉：掉者，掉价也，而且还要你自己及时地自我掉价。人嘛，本来就是"人老珠黄不值钱"，必须自认是已黄之珠，即可心平气和地自吾掉价，不要再怀念着当年的一呼百诺和出入小汽车，否则面对现在的"门庭冷落车马稀"和挤公共汽车，心中该是什么滋味？若还是端着昔日的架子，死活不肯掉价，凭空给自己将增加许多烦恼，那还有什么保健养生可言呢。

充：是充实你的内心世界。诚如《孟子·尽心下》所谓："充实之谓美，充实而有光辉之谓大。"

空：恰巧与充实成了绝对不同的反面。也就是对包括享受在内的一切欲望与要求，必须抱有佛教的"五蕴皆空"心态，什么都不想、不要。在欲望上空了，在内心上就容易充实了。

聋：就是闭耳不闻天下事。战国时的慎到，早就教你养生之道中的一个"聋"字，谓："不瞽不聋不能公"（见《慎子·内篇》）。就是说：你想做一个长寿的阿公，必须装聋作瞎。

雄：英雄气概之谓。我们保健养生所需要的是在心灵上"恬恢无烦"，绝对不是精神上"萎靡不振"。还是要雄才不减、雄姿永驻、雄风长存。否则的话，尽管你华衣丽服，你还能俏得起来吗？

通：就是要想得开、想得穿、想得通。把所有过去的、现在的事物，客观地去看待，这叫作"通真达灵"。对小事情视而不见，则什么烦恼也没有，这叫"通权达变"。任何再难不过的事，只要你想得通，即可"天堑变通途"，也就能"通衢广陌"了。如其用我们行话来说，叫"通则不痛，不通则痛"。

309

厨司与宰相　厨房与药房

　　与医学毫无关系的伊尹，是商朝初期的宰相，出身低贱，曾当过厨司，擅长烹饪。中医奉他为中药汤剂的祖师，是源于《针灸甲乙经》之序文，该序称："伊尹以亚圣之才，撰用神农本草，以为汤液。"

　　许多学者分析晋·皇甫谧之所以误把伊尹视为汤液之祖者，因为把伊尹善制的鸡汤、鱼汤、肉汤误为中药水剂的汤液。但我独独同意这个说法。宋·尚书工部侍郎掌禹锡序陈士良《食性本草》谓："古有食医之官，因食养以治百病。"元·忽思慧《饮膳正要·自序》："司庖厨者，不能察其（指食物）性味而概于进献，则食之恐不免于致疾。"从以上两序可以总结为"药食同源"。故1984年我替《现代饮食营养学》题辞为"四壁油盐酱醋，一汤攻补寒温"。

　　如其伊尹而具有食医水平的话，不管他鸡汤、鱼汤、肉汤，可以与汤药媲美，则作为汤药之祖也未尝不可。

　　的确。厨房即是药房，你看：

　　盐：盐汤可以漱口治口腔、咽喉病；洗眼可以明目消炎；冲洗鼻腔治干酪性鼻炎、臭鼻症为第一张好方；盐卤滴耳，治化脓性中耳炎初起，其作用不低于酚甘油。

　　油：内服可以治疗肠套叠。外用可治干燥性鼻炎，甚至萎缩性鼻炎。

　　酱：贮十年左右的陈酱，内服可以止痢。一般酱外用于水火烫伤，凡水火烫伤急取酱外涂，有消炎止痛作用。服中药会引起泛恶作呕者，可在服药前1～2分钟将酱油2～3滴滴在舌上，再服中药，则泛恶作吐即可大大减轻。

310

醋：小的鱼刺鲠在咽喉，可以用醋含漱在口中，慢慢地一小口一小口的咽下去。将醋泼在炭火上，其蒸汽能弥漫于满室空间，有极高效的消毒作用。把醋放在无盖的容器中，置炉子上烧，发出的醋味，能预防感冒。

酒：非开放性跌打损伤之后，进服白酒佐食螃蟹，程度接近于醉，其疗效不逊于三七、七厘散。寒性牙痛者，含漱白酒，痛可立止。

姜：伤风感冒，用姜15克、红糖15克浓煎，热饮，得汗即解。泛恶呕吐，可用生姜10克，稍加一些盐浓煎，待温慢慢喝咽。头痛，取姜切薄片，约厚1～2毫米许，分左右贴两侧太阳穴，干后让它自落，落去再贴。鼻出血，取大量生姜，捣烂如泥，临睡涂两足脚心（即涌泉穴），再用绷带固定，晨起拿掉，重症可用2～3次。

葱：鼻塞不通，取葱白，塞鼻孔。小儿腹泻，用葱白（轻捣）加白酒炖热。醮手指上或醮在柔软细布上，在病儿的两手合谷穴、两足涌泉穴及腹部轻轻按摩。

蒜：脚丫奇臭或长期渗液不干，切蒜头为薄片，夹在脚丫内，一昼夜换1次，至不臭不渗液为止。凡牛皮癣（中医称白疕）或神经性皮炎（中医称牛皮癣）或体癣等顽固性久治难愈的皮肤病，用蒜头剥去皮，重擦患处，有时可很神妙地痊愈。鼻塞不通，用蒜头打烂，纱布裹好，塞鼻孔内。

味精：凡下肢溃疡，十年八年之久而无法痊者，可将溃疡清洁干净，用少量味精，薄薄均撒创面上，然后用干纱布覆盖，再用绷布缚紧，要求在不痛不胀范围内愈紧愈好。一般2～3天换1次，如有渗液者，可每天1次。

以上仅仅谈了厨房里常备的盐、油、酱、醋、酒、姜、葱、蒜、味精等9种调味品，至于萝卜、青菜、鸡蛋、土豆、大豆、豆芽、韭菜、荠菜、黄瓜、西红柿等，哪一样不是现存的灵丹良药！因以"君子"之"远庖厨也"（引《孟子·梁惠

311

《王上》之言）而言之离题，未予谈及。

由于医食同源，所以宰相伊尹被目为医生，也未始不可，所以厨房也可作为小小的药房。

千金一饭

70年前我在私塾读书，一次默录唐·李白《汉阳病酒归寄王明府》诗"莫惜连船沽美酒，千金一掷买春芽"时，把"掷"忘了，乃自作聪明认为既有酒喝，必有饭吃，于是大胆地写成"千金一饭。"最后这顿饭却换来了五记手心，至今左手好像还有辣痛。其实这"千金一饭"并没有错。

饭与食可以说是同义词，郦食其在两千两百年前说的"民以食为天"一句话，到今天甚至国外，仍然没法推倒它。下至穷光蛋，上至百亿富翁，谁能不吃饭？解放前哄动一时的重庆杨妹不食人间烟火的"新闻"被揭穿后，发现她在口袋里储满了花生仁。张良辟谷在《历世真仙通鉴》里说得绘形绘色，但可惜没有说明除了五谷之外其他能填肚子的食物是否也一律"辟"掉？

食虽然人人不可缺少，但从寒酸简陋像颜回"一箪食，一瓢饮"，到奢侈豪华西太后"一餐一百道"汤菜，其规格则天壤有别。因为贫民百姓不上"记史"，所以有关仅能果腹的粗菜粗饭的记述很难见到，而独独豪门盛宴则屡见不鲜。

《古事比·饮食》里谓：齐王好食鸡跖（我珠海人称为凤爪），每天杀掉肉鸡70只；梁太祖喜鸡，每天杀掉50只鸡；临江王妃江氏喜吃鲫鱼头，每天厨房里要储备鲫鱼300对……。宋·宰相蔡京的厨房里，有高手厨司65人，助手帮案的数百人，我想"吃在广东"的大酒家、大宾馆也至多如此。因对1993年1月7日《报刊文摘》中有"台湾豪宴，一席七十万"一文也不必大惊小怪。

总结起来，名餐豪宴，当推御膳为首，御膳者皇帝吃的伙

313

食。这门学问，早在三千年前就已开始，《周礼·天官》："食医掌和王之六食、六饮、六膳、百馐、百酱、八珍之齐。"即使外国人打进中原来称帝，也不忘掉御膳。忽必烈南下建立元朝，1330 年忽思慧的御用饮食菜单《饮膳正要》，就在此时出笼。

御膳的特点，主要有三：一，味道好极；二，质量超高超级；三，吃了可以保健延年。这三点中的第一、第二，确实如此，毫无置喙之地。可是第三点不能不使人迷罔困惑，皇帝天天在吃御膳，远的不说，近的清代十个皇帝的平均年龄不超过50 岁，怎样"说法"？十个皇帝宣统不算，嘉庆没有正确的诞辰也不算在内，剩下的 8 个，是：顺治 25 岁，康熙 69 岁，雍正 58 岁，乾隆 88 岁，嘉庆？岁，道光 69 岁，咸丰 31 岁，同治 19 岁，共计 397 岁，8 人平均为 49.6 岁。如以中国古语"人生五十五为夭"来论断，则是属于"夭"了。夭者，短命鬼也。话又说回来，纵然是夭，但在夭之中也算高年的了。如其他们没有吃御膳的话，恐怕还要短命。

314

世界上的确也有过货真价实、不贱不贵、买卖公平的一饭千金。见《史记·淮阴侯传》："（韩）信少时钓于城下，有漂母见信饥，与饭食。后信为楚王，召漂母，赐千金。"这个千古仅有的千金一饭，使古往今来不知其数的人们为之感慨。晋·大文豪陶渊明也为之写出"感子漂母饭，愧我非韩才"（见《陶渊明集·乞食诗》）的绝句。

进补≒养生保健

扑灭火灾，谁都知道用水或灭火剂，但把没有着火的燃烧物抢出搬走，更为有效的上策。所以求得养生保健的成功，必须先要走出几个误区。但可惜得很，绝大多数的养生保健者，偏偏死钻这个误区而不肯出来。

笔者行年八十有余，照常工作而且效率不减。终朝精神饱满，不知疲困。晨起于 6：00，上床于 23：30（暮春初秋之际），中午不睡午觉，没有腰酸、背痛、气喘、失眠等老年病。上 16 层楼查病房，50％步行攀登，100％漫步下楼。不久前结扎去 4 个混合痔、根治 1 条肛瘘，两星期即告愈出院，一无后遗之症。毋论昼夜，热闹市区独自一人往返，穿越十字街口，应付裕如。阅读、书字，不用老花镜。引以为奇异者，我并没有刻意追求过保健养生之道，其所以然者，乃从来没有误入过保健养生的误区耳。

把"进补与养生保健视为同义词，"是养生保健误区中最最危险的一个。

首先，从理论上说补药不等于养生。

罗国纲谓："补者，济其虚也"（见《罗氏会约医镜·论补》）。反过来说，即"不虚无补"。所有药物，加之于一个不需要补的正常人身上，就会把正常人的平衡搞乱。此进补不等于养生保健之一也。

哪些药物是补药，到今天还没有人敢定论。诚如何梦瑶的《医碥·补泻论》中谓："泻此补彼（原注：如泻火即补水），补此泻彼（原注：如补火即驱寒），故泻即补也"。程杏轩也谓："夫病有宜补，以泻之之道补之；病有宜泻，以补之之道

315

泻之"（见《医述·药略》）。更耐人寻味者是钱一桂，他在《医略·人参大黄并用》篇中，把补与攻两个截然不同各走极端的人参与大黄鼓吹共用，以致把补与泻的分界线也取消了。而且中医更有一句名言，是"六腑以通为补"，那么大黄、芒硝不也可名正言顺地被称为补药了吗。此进补不等于保健养生之二也。

吴达在他的《医学求是·膏粱藜藿病体不同论》中痛陈"膏粱之体"进补有害而无益。所谓膏粱之体，是指平时养尊处优，荣养充沛，身无真病的人。这批人若吃补药，不类于睁了眼睛吃砒霜吗？此进补不等于保健养生之三也。

莫枚士《研经言·用药论二》说："凡药能逐邪者，皆能伤正；能补虚者，皆能留邪……于此知无药之不偏矣……何必朋参芪而仇硝黄哉。"王肯堂说得更使人毛发悚然，谓："近世用人参者，往往反有杀人之害"（见《肯堂医论·灵芝要览》）。此进补不等于保健养生之四也。

在理论方面证实了进补与保健养生不是一回事后，还可引用《蠢子医·补益不可泥》的歌诀作为结束语。歌为："世人皆说补益好，岂知补益不当殊难了……人身原是小天地，日月为神江河道，胸膈喜顺利，肠胃喜通调，日食三合米，胜似参芪一大包……试看今之呆公子，恒列八珍以自高。此皆善于补益者，好似螳螂抱树梢。"

其次，以事实证明补药不等于养生。

长寿者，多居深山老林，他或她都是粗茶淡饭，谁有条件进补？反过来看自秦始皇统一中国后到清代短命的天子倒不少。什么划入短命？根据古语"人生五十不为夭"推算，则年未五十而死，都属短命。现在可打开历史书籍来看看：

秦·始皇嬴政，49岁。

西汉·文帝刘恒，45岁。

景帝刘启，47岁。

316

宣帝刘询，42岁。

元帝刘奭，43岁。

成帝刘骜，45岁。

东汉·明帝刘庄，47岁。

章帝刘炟，30岁。

安帝刘祜，31岁。

桓帝刘志，35岁。

灵帝刘宏，33岁。

魏·文帝曹丕，39岁。

明帝曹睿，34岁。

唐·顺宗李诵，45岁。

宪宗李纯，42岁。

宣宗李忱，49岁。

懿宗李漼，40岁。

宋·英宗赵曙，35岁。

神宗赵顼，37岁。

元·成宗孛儿只斤铁穆耳，42岁。

武宗孛儿只斤海山，30岁。

仁宗孛儿只斤爱育黎拔力八达，35岁。

明·宣宗朱瞻基，38岁。

英宗朱祁镇，37岁。

宪宗朱见深，40岁。

孝宗朱祐樘，35岁。

武宗朱厚照，30岁。

穆宗朱载垕，35岁。

光宗朱常洛，37岁。

清·文宗（咸丰）爱新觉罗·奕詝，30岁。

德宗（光绪）爱新觉罗·载湉，37岁。

这一批丰食恣补的皇帝寿命特别短。上表已把不满30岁的及他杀自杀者都排除在外了，否则人数更多。这个统计有力证实了进补绝非养生保健之策。

且看今朝，在报刊上不断报道：10岁女娃乳房发育，9岁女孩月经来潮，11岁男孩胡须出现等，其原因都是进补所致。在这样的铁证面前，醉心于进补者可以猛醒矣。

其实，只要你动一动脑筋即可知补药不能养生。

凡衣服残破者，要修补；短者，要补长；洞穿者，要缝补。而对不残、不短、不破、不洞穿的衣服，你还需要补吗？从来没见过谁把新衣服打上补丁。

即使你的确虚，但虚有阳虚、阴虚、气虚、血虚、气血双虚、津枯、脾虚、肾虚、肾阳虚、肾阴虚、胃阳虚、胃阴虚、卫气虚、心气虚等。对这里的每一种虚证，都有针对性的补方补药。如若阳虚者服补阴药，非徒一无效益，有时反有副作用。

反过来说，每一种补方补药，都有它的适应证，不可能治疗所有虚证，犹如一身衣服，不可能春夏秋冬都适宜。

进一步说，平时进惯了补，一旦你正气一衰，在真正需要补的时候，则因长期补药，早已产生耐受性（尽管中药不谈抗药性），只能坐视无策可施。故而中医有一语格言，是"少年进补，老来吃苦"。

笔者曾写过这样一首《补药歌》，谓："吃饭细嚼，穿衣少着，睡要困着，烟酒谢却，心弗焦灼，跑走跳跃，都是补药。"深希醉心于补药的女士们、先生们，还是进进这种补药，有百利而无一弊。

途异归同谈保健

汉·王充《论衡·气寿篇》曾说："太平之世，多长寿人"。的确，这种环境中生活有条理，没有炮火的枉死，没有心理上的恐慌，合家团聚之欢，都是长寿的条件。

从秦始皇到汉代武帝开始，正因为他们的有闲，就想到了长生不老。

在太平之世，诚如唐·无名氏《天隐子·安处》中所谓："内安于心，外安于目，心目皆安，则身安矣"。晋·葛洪《抱朴子·内篇·极言》："百病不愈，安得长生？"这里的"病"，非疾病的"病"，凡不利人的身、心者俱称为"病"。在太平之世这种"病"当然很少了。

保健长生的三大要素是：精神愉快、良好的生活习惯和饮食营养。试问这三者，在动荡的乱世岂能得乎？

上海及其郊区，民间有这样一句近似格言的话，是"有财三十老，无钱百岁后生人。"上海人称年轻人、精力充沛的人，俱称后生人。此言有两个含义：其一，凡富有的人，有其仆役，什么事都可以不操劳，就像老年人一样。贫苦的人谋衣、谋食，即使百岁了也要干年轻人的事。其二，有钱的人易老，贫苦人正因为劳动而不易衰老。

我觉得尽管主张安逸与主张劳动这两个论点不相同，但也同样为最好的保健强身之道。前者是主张在安乐一些的保养中求长生，后者是主张在劳其筋骨中求长生，这叫"异途同归"。笔者认为后者更优于前者，因为我是一直奉行后者的信徒，我有发言权可以这样说。因为我年逾80，现在每天照样还工作8小时以上，写字、门诊不戴老光眼镜，查房（在16楼）在时间宽裕时

319

可以爬上走下，出远门不用陪客，写医话可以每日一篇等。

除了我的切身体会之外，更有许多前贤之论可以证明"劳其筋骨"有助长生。如：

其一，为枚乘（公元前？～前140年？）《七发》的"出舆入辇，命曰蹙痿之机。甘脂肥浓，命曰腐肠之药"，我即奉行此言。你想出门即坐车，登高须电梯，你的腿能不退化吗？餐餐佳肴美酒，高盐高糖高脂肪，你能永享健康吗？

其二，欧阳修《删正黄庭经·序》的"劳其形者长年，安其乐者短命"。所以我终朝忙碌，开门扫地，打水沏茶，洗袜子手帕，都是亲自动手的，很少陷进沙发里。如其怕劳动、求安乐，都是短命的"催命符"。所以我对欧阳氏之言佩服得五体投地。"安乐死"的题名者，真伟大，这个词的哲学气息浓而且厚。

还有孟轲（公元前372～前289年）《孟子·告子下》的"天将降大任于斯人也，必先苦其心志，劳其筋骨……"此言好似与保健养生风马牛不相及，但事实上比葛洪、欧阳修的名言更有价值。我们必须知道，对一堆东西的保护，重在"保管"。对有生命的，当然更要提高一步要求，即要"保养"。人是生命体中唯一有思想的，所以还不同于上面的简单的"保管""保养"，仅仅着眼于有形的物质，不考虑由物质高度发展而带来的意识是不应该的。人的保养，必须既要物质方面的保养——养身，更要意识方面的保养——养心。养心内容有养志与养性两者，上述孟轲之言正是标准的养志。如再配合汉·刘安《淮南子·俶真》的"静漠恬淡，所以养性也"，则整个养心就全备无缺了。

对人来说，采用"养心"与"养身"的保健，当然比单纯的对低级生命体的"保养"有效得多。尽管在这两种殊途同归的保健中，我是取其后者的。但如其以后者为主，佐以前者，那更是锦上添花了。

320

桃子与长寿

　　凡祝贺松寿鹤年的礼品，唯有寿面与寿桃两物最为合适而普遍。面条长长的，象征着被祝贺的老老寿像面条一样长。还有一个没有经过严格审核的故事说：人的人中（即鼻唇沟）长的，寿即长。但以人中生在面上的，人中长必先面孔先长，然后可以容纳长的人中，故而长面就是祈祷你面孔先长起来。不过不论哪个说法，都很有道理。但桃子与长寿挂钩，实在让人难以理解。

　　我翻阅了不少资料想知道其道理，但许多文献上都没有涉及此问题。虽然班固《汉武帝内传》有西王母以四个桃子赐予武帝的记载。《宛委余编》更绘形绘色地谓："洪武时，出元库内所藏蟠桃核，长五寸，广四寸七分，前刻'西王母赐汉武桃宣和殿'十字，此核证汉武食蟠桃事也"，显系无稽神话。即使不是神话，也没有解释为什么桃子与长寿能联系到一起。

　　至于唐代杜甫《奉和贾至舍人早朝大明宫》诗"五夜漏声催晓箭，九重春色醉仙桃"的仙桃，与人寿更无关系。这个"仙"字也不过把桃子的身价捧高一点罢了，与什么玉桃、蟠桃等一样是赞美的虚衔而已。

　　《太平广记》称杏子为"仙人杏"，可能以久服使人聪明不老而得名（见《本草纲目》）。《洛阳伽蓝记》把枣子称为仙人枣，因长期吃枣可以"数十年仙童之颜，三千年神女之貌"（录《词林典腋·果品门·枣》原文）。那么为什么祝寿不用杏子、枣子而独取桃子？而且枣子营养价值大大超过了桃子。这又是一个使人百思莫解的谜。

　　假定我来写一部《续辞源（海）》的话，一定添上一个

321

"寿桃"辞目。解释是:"桃者,逃也。"古代中国十分迷信,认为一个人入世至去世,就有许多关煞形影相随,逢关遇煞非病即死。这些关有落地关(产时)、三朝关(产后第三天)、弥月关、半岁关、晬盘关(一周岁)、三岁关、十岁关、再加上亮九关(9、19、29、39、49、59岁等)、暗九关(18、27、36、45、54岁等)、大衍关(50岁)、平头甲子关(60岁)等,据说活到99岁,必须经过360个关,每个关都是生命划休止符的危险点。再加上天灾、人祸、瘟疫、疾病等真正的关,那更使你在"朝不保夕"中过着生活。所以要求健康长寿,唯有善于逃过一个一个关煞,因之"逃"才是健康长寿的同义词。

其实"桃者,逃也"的谜底,早在1500多年前就被陶渊明破译了,一篇《桃花源记》,就是这个思路的折射。否则为什么不写"梅花""菊花""杏花"而独取桃花呢?而且陶氏还是最最崇爱菊花的人。

322

不要反对补 更不能迷信补

现在人们生活水平日渐提高，于是不约而同地都想保健养生，因之各种补药如雨后春笋般涌现出来。但请君在进补之际，必须牢记孔子一句名言——"水可载舟，亦以覆舟"，有时补得不当，反增祸害。

人参是补品之王，但《本草述钩元》警告你"若误投之，鲜克免者"。意思是：不应该吃的你吃了，很少能免一死！

灵芝是"不死仙草"，可李时珍偏谓："不死之草，时珍常疑，芝乃腐朽余气所生，正如人生瘤赘。而古今皆以为瑞草，又云食之可仙，诚为迂谬"（见《本草纲目·芝·集解》）。

地黄不愧为补血的第一佳品了。可李时珍却谓："生地黄生血，而胃气弱者服之，恐妨食。熟地黄补血，而痰饮者服之，恐泥膈"（见《本草纲目·地黄·发明》）。不论妨食或泥膈，都是在被补者身上强加了一个疾病。

胎盘制剂，向被目为最大补元气之品。但李时珍认为："世医用阳药滋补，非徒无益，为害不小"（见《本草纲目·人胞·发明》）。没有适合的体质，盲目取用，必然有害无益。

黄芪是补药中的主将，但黄元御指出："若使阳盛阴虚，上焦热甚，下焦虚寒，肝气不和，肺脉洪大者，则并戒其勿用矣"（见《本草求真·黄芪》）。可知黄芪用而不当，为害亦大。

鹿茸亦是一种补益名药，尤其对老人而言。但也不是男女俱可、老少咸宜的。吴仪洛指出：当"上焦有痰热，胃家有火，吐血属阴衰火旺者，俱忌"（见《本草从新·鹿角》）。

人乳虽是一种高级补品，但蒋介繁认为："人乳无定性。其人暴躁，饮酒食辛，或有火病，其乳必热"（见《本草择要纲目》)。可知亦不是所有妇人的乳汁都是有益之品。

对以补血称王的阿胶，陈其瑞指出："胃弱作呕吐，脾虚食不消及风寒而嗽者，均忌"（见《本草撮要》）。

鳖的药物作用，仅仅为益阴除热散结，消坚治疟，不知怎样近年来身价百倍，目为最佳补品，最贵时卖到百元一斤，真令人咋舌。过去唯在菜花盛开时，才为最好的食鳖时令，谚谓："菜花脚鱼芦芽鳖"，盖菜花盛开与芦苇发芽正是同一时令。一到蚊虫出现，鳖即被摈弃不吃了。因为据谓蚊子叮过的鳖有毒杀人，无人敢食之。

1992年第4期《江苏中医》报道了口服人参蜂皇浆导致齿龈衄血的病例。

总之，我们要"求补以买健"，切弗"求补以卖命"！南京名老中医谢昌仁有过这样一句话："盲目进补，自食其苦！长期服药，越吃越弱！"确是救世箴言。因之忆及明·郑瑄《昨非庵日纂》："人问养生之道，答曰：生尔处，乃杀尔处也。"的确补以养生、药以救命，但搞不好时，补也能召病，药也能送命。

324

画里人间都要"淡"

对如诗如画的西湖，宋·苏东坡有过这样的评价，谓："欲把西湖比西子，淡妆浓抹总相宜。"虽然为了平仄，不能不把淡妆置于浓抹之上，但苏氏眼中毕竟浓抹有逊于淡妆。

苏氏此句，很可能得灵感于唐大诗人李白的《陪族叔刑部侍郎晔及中书贾舍人至游洞庭》中"淡扫明湖开玉镜"一句而来。不管文豪也好、诗人也好、洞庭湖也好、西子湖也好，都感到可贵之处，厥唯一个"淡"字。之后，宋·刘攽（1023～1089 年）《雨后池上》诗也有"一雨池塘水面平，淡磨明镜照檐楹。"属于动词的磨，也冠之以"淡"字，真是神来之笔，同时也反射出"淡"字的价值。元代幼以一目五行出名的神童许有壬《荻港早行》诗中有"淡月隐芦花"之句，其实明月、圆月、蟾月、钩月、斜月、残月……都可以写，而许氏独独出奇地取用"淡"字，不是偶然的。那么浓字是否不能入画入诗了，并非如此。宋·王安石《咏石榴花》的"浓绿万枝红一点，动人春色不须多"，未始不是有名诗句，但浓字总不及淡字清静出俗。请读者注意，王安石最后还加以声明"不须多"，浓不多了，当然是淡，王氏在这里用浓来反衬出淡。

在我们日常生活中，什么事物都离不开"浓""淡"两者，但浓者多害，淡者多益。

以视听之娱来讲吧，山崩雷殛之响，是声之浓者；丝竹幽雅之响，当然是淡的。假如再把浓的音响浓缩到耳机，那么久之你的听力肯定下降。

瞪着眼睛去久看电视，总不及举目远眺有益于目力。因为前者色之浓者，后者色之淡者。

325

膏粱厚味，是饮食之浓者，中医就把它称为腐肠之药。清茶淡饭，乃饭食之淡者，持久可以保健长生。

低度的淡酒，有益于人；高度的浓酒，有害于人。

人是靠思想来主宰的，除非你是植物人。因之思想方面，更应该避浓而就淡。

第一应该淡于名利。明·薛瑄曾谓："一为外物所诱，则心无须臾之宁矣"（见《读书录》卷三）。你把名利看淡了，决不可能受其所诱。所以《西畴老人常言·律己》解释你不受其诱者乃"士能寡欲，安于清淡"。后汉·诸葛亮也曾总结出这样一句话，是"非淡泊无以明志，非宁静无以致远"（见《诸葛武侯集·诫子书》）。的确，淡泊的人，必然安宁清静，一个利欲熏心的蠢人决不懂什么是淡泊。古人早就认识到身心清闲者寿，烦躁辛劳者夭，因之唐代诗人杜荀鹤曾公开宣布自己"宁为宇宙闲吟客，怕作乾坤窃禄人"（见《唐风集·自序》）。

就是日常生活中，也以"淡"字为宗。好的朋友，必然"君子之交淡如水"。纵然着一身酒肉俗气满溢的华装丽服，出入于豪门贵宅，哪里能比得上"淡扫蛾眉朝至尊"（引张祜《集灵台》原句）。黄庭坚的粗茶淡饭来招待亲朋，又多少显出推心置腹的交情。

即使中医用中药，如竹叶、吴茱萸、昆布、秋石、干姜、苁蓉等，都强调要用"淡"的，以减少种种流弊，也即现代语的副作用。

我敢这样地说："我们要永葆青春，健身养心"的话，唯有一个"淡"字。应该做到京剧空城计中诸葛亮唱的"我本是卧龙岗，散淡的人……"假定要引经据典的话，倒可以引用陆游《秋思》诗中的一句"一窗自了淡生涯。"

不药胜中医

《汉书·艺文志·经方》："有病不治，常得中医。"中医指什么？很奇怪，《（新）辞海》中竟没有这个词目；《（老）辞源》《（老）辞海》有此词目而无解释；《（新）辞源》《汉语大词典》俱为"符合医理"。此注也难以令人满意，我的解释是"中工之医"。因为《灵枢·邪气脏腑病形》的"上工十全九，中工十全七，下工十全六"中，中工是指能治愈 70% 病的中等水平的医生。全文意思，就是生了病首先观察一下，不要急急地盲目求医，暂时的不治，等于已找到了一个及格的医师了。遇到了上医，当然最好；如其碰到下医，那你就要倒霉了，药石乱投，则小病变大，大病送死。之后，清·李渔《闲情偶寄·词曲·音律》："犹病不服药之得中医也"和俗谚"不药胜中医"，都是来之于《汉书》。

在日常生活中的确如此。当你有病时除非是真正的急症，不应该急切求医，更其是盲目乱叩医门。你若碰到了庸医，得不到"减"而适足以"增"。我们经常目睹一些下工劣手，一见咳嗽，不问外感内伤、风寒痰火，就是给你止咳；一遇咽痛，不管你初期、中期、后期，就大剂消炎；更有人一有疾病，就乱吃中西成药，即使买到的是及格药品，但因病有"证"与"前后期"的不同而往往不能切中病机，遑论扩大吹嘘的劣药、假药。

而且有些疾病，在发轫之初，症候显示未明显，面貌暴露未全面，都无法提示什么给医生来供他辨证识病。而且还有些疾病，也能依靠本身的正气来抵抗或消灭，何急之有！

其实这种事情，古已有之。清·诸晦香《明斋小识》中就

327

有这个真实而有代表性的记载："东关吴氏妇，偶发寒热，邀医治之。曰暑也，为治其暑，不能愈。易医视之，曰湿也，曰风寒也，为治湿，为治风寒，又不愈。绵缠四五个月，四肢渐肿，腹渐大，衣不能约，则曰荣卫不和，虚矣，极力补之，肿不退。凡城中读《灵枢》《素问》者，悉延之，悉袖手无策。乃请专治鼓症者来，曰此鼓也，久为庸医所误，攻之泻之如故。逾旬腹痛，复问前医，曰瘀耳。至晚生子，乃知前此有身也。然以攻补乱投，母与子俱不能生。"如此一出酸泪盈眶的喜剧，在今天还在无止无休地演着。

如其这样病人找到你面前来，你怎样办？我说也便当得很，私淑清·张聿青和金子久的轻清审慎，特别注意不使攻、补、涩、敛、止、遏、粘、镇八个字的方与药在笔尖下出笼。于疾病尚未完全暴露之前，切勿过早地订出你的治法。人谓："老医生多是滑头"，我亦欣然首肯。

闲话"气功"

一、向往

干了多年医生,至今还是一领白衣,两袖清风,床噬金尽,囊诉钱空。何也?业务水平之太低耳。因之也想奋发图强,好好地再学些本领。见到气功中有一门"天目开功",可以不用什么仪器,看到病人的五脏六腑、症结病灶,远远胜过饮上池之水而洞垣一方。于是立志拜师学道,但一想,我们早已有了X光机、CT等设备,何必多此一举。而且少用了这些检查设备来检查,我们的奖金向谁去拿?

再见气功可治百病,即使癌症也可以在阎王"生死簿"上把你的名字注销。再想如此一来的后果,包括笔者在内的所有医院、医生宣告失业,甚至火葬场也关门大吉。也有不知趣的人告曰:"现在气功的神功大师,遍地皆有,也没有你说的这样恐怖场面"。其实君所未知,大师们为了给医院、医生留一些啖饭之地,而出此下策,放你们生路,此医德也。我就没有"此等医德",因之也效法项羽把剑一丢,不学了。

这件事给我感触很深,五六年前一位同事,基本上是在被"开除"的情况下脱离了单位,接下去即干个体。现在竟然买了一幢三室一厅的房子,整套的卧室、书房、厨房、盥洗室都是最时兴的设备;出入有摩托车;客岁贱辰,送我 880 元的贺仪。这不能不使我馋涎欲滴。其原因在于他有了一块"具有二十年从事气功的气功大师"招牌。这倒使我蒙了,他注销了皇粮吃个体饭之前,从来也没有和气功接触沾边过。而且在十年前我替《中国医学百科全书·中医耳鼻咽喉口腔科学》写各科

"导引法"时，他还问我什么叫"导引"。当然更不知道什么是"吐纳"了。我即解释他谓：导引、吐纳，之后华佗的五禽戏，至文八段、武八段，在这基础上形成了今天的"气功"。

为了"难为俗人言"的目的，决心去学气功，启蒙师就找了这位"二十年从事气功"的老同事。幸而我也肯学、他也肯教，而且他很认真，为了郑重起见，我提出的问题，都要通过他1～2天的审慎定当后回答，因之每一个问题的解答都使我十分满意，可知人不可貌相，更不可以主观。之后买到了陆锦川主编的《气功传统术语辞典》，就发现了同事的解答都在这里。为了证实这点，借我在连云港暑假休养之际，致函于他，请问"孤修"何解？旬日之后，承蒙赐书，所答之言，与该辞典中完全一样，而连全条文81个字也不多不少。

从此，多与此道中人接触，处处关心于寻师访友中。可能由于像宋代号称"江左第一"专穿高档时装的谢灵运所谓"永绝平生缘"（见《还归园作见范二中书》）之故，至今还没有找到"程门"而也没法"立雪"。

只能像宋代拗相公王安石说的那样"无由会晤，不任区区向往之至"（见《答司马谏议书》）。

二、五彩缤纷

人谓最有本领者，是"如簧之舌"，随着它的簧键之动，能把一件事物说得如何之恶，也可以说得万分的好。例如丰富多彩的情境，好的即谓"五彩缤纷"，丑的即谓"群魔乱舞"！我对气功的描写，理应用"五彩缤纷"，因为不能让"真气功"也遭不白之冤，故而决不写此四字。

童年时经常看到大力士的"钉山打石"和"汽车过身"，我们只知道是有功夫，从来也没有听到过是"气功"。1952年上海市松江城厢第四联合诊所的伤骨科陈医生，他的岳父就是以这两个绝技而红透于江浙一带的。据陈医师谓："钉山打石"只要表演者有耐力及助手打击石头有技巧，谁都可以成功的；至于"汽车过身"，只须要胆子大些，汽车靠本身惯性，从你身上经过时并没有什么重量，你（指我）如有胆，照样也能。但现在则都要冠之以"气功"。

"纸上""灯泡上""火柴匣上"的轻身法，就是利用力学，掌握了这个要领，谁都可以做。

还有"电"的魔术，只能哄哄"外行""老实人"和"没有上过四年级的小学生"而竟然也说是"气功"。

1992年上海大世界的许多绝技表现，也没有说过这是"气功"。当然也有些人正在叹息，使"气功"的"万能簿"上少了几个足以吹嘘的节目。

还有什么"瓶中取物""隔墙睹物"等，都已真相大白。最耐人寻味者，凡有专家、魔术师在场的气功表演，都以失败而告终。

也有人提出，既有《走出气功的误区》《气功与骗术》《伪气功揭秘》《神功辨伪》等警钟长鸣的善书以及电视片《神功内幕》的不断播放，为什么还有人奉气功若神明？

1993年1月1日第二版《扬子晚报》刊出一篇署名文章《香功大师追踪》，指名道姓、毫不影射含糊地烛奸揭隐。当时我替那位记者深深地捏了一把汗，万一哪方以"毁誉"罪名来对质公堂，咋办！不过事情还好，在1993年1月23日、30日《周末》第578、579两期上又读到了一篇只有招架之功、毫无还手之力的"香功的真故事"，用毫无气力地引用了（或假借）某香功受惠者对香功疗效介绍作为对《扬子晚报》的反应。

因为我还没有遇到一个"真气功"，所以对一切气功从来没有说过"有用"两个字。但我的两个俱已六七十岁的同乡和病友，练香功把病练好了大半甚至基本上好了。不过这里郑重强调一句，他们都没有乞灵于气功大师，而是自己苦苦锻炼了

331

两三年才练好的。同时这一点我很欣赏，没有听到过香功大师替旁人治病，这是老老实实的态度。

《三、诚则灵》

凡事道听途说，总是"文德桥的栏杆"（注：南京夫子庙西南侧有文德桥，1947年，元宵节赏灯，桥上挤满了人，大多俱倚靠着栏杆，终以桥栏压断，堕河而死伤者数百人，这是当时轰动全国的大新闻。因之文德桥栏杆的含义是"靠不住"），难以作信。只有亲自身历其境才可发言有权。但有时即使你身历其境，还是要错听错视的，这就是君子可欺之地方。

童年时，邻人以痨瘵待毙，通过坐功而挽救再生，这是永远也不会遗忘的。当时坐落在杭州西子湖畔有个同善社，内有扶占坛，治病主恃静坐，次为占坛上扶占出来的中药方。及长乃也涉猎些吐纳、导引学说，读过《千金要方》，又知道了什么"天竺国按摩""老子按摩法""彭祖调气法"等，但以持之无恒而都未登正果。什么猿功、鹿功、虎功、熊功、鹤功的五禽之戏，也玩了一阵子。之后则八段锦、十二段锦等也玩过，可惜终以"无恒"而无法卒业。

遗憾的是，如梁·陶弘景的《导引养生图》、唐·周少阳的《导引录》、宋·陈抟的《案节坐功法》、明·袁黄的《静坐要诀》、清·陈钦的《静动集要》和祁登元的《静动秘旨》等，都仅知其名而无法一睹为快。

更遗憾的是我的麻木不仁，几次听大师们带功报告，竟一无反应。假定说有的话，那么只有起到催眠的作用。

更有一次使人难忘的一个高级迎春会，省委书记、省长以及各界头面人物，济济一堂为了助兴，各种唱、说、诵、诗色色俱全，魔术、手技也各献神通。内中有一位气功大师表演"运气推人"，就是要4个人站在台上，他在1.5米外发功，可

332

以把 4 人推倒,至低可以使他们摇晃不稳。以我坐在台前,竟然也宠邀上台,我站在大师面前的第一位。大师发功以后,我不知后面三位如何,而我则立场坚定,一如京剧《沙家浜》沙奶奶唱词中的一座铁塔。维持了片刻,可能主持者发现"形迹可疑",他虽然不是吃"天皇饭"的,但颇知"救场如救火"的行规,马上请大师收功。并问我有什么感觉,我只能含糊其辞地说一声"有些"。此时我不由得想起海灯法师在临终前有人问他的"功"有多少效益?他苦笑着说:"怎么说呢?要说没效,辜负了大家一片好心。要说有效,又不实事求是了。"

有人说,对接收别人的发功,在于"诚则灵"三个字。意思是你先把"不相信"放在脑子里,即使对最有道行功底的功,你也不会觉得。照这样理推起来,只要你不相信砒霜能毒死人,那你吃下去也可安然无恙了。当然这个不安全的实验是做不到的。但一件事可以证明,即我嗜茶已半个世纪之多,所以我一直认为咖啡不会使我兴奋。一天与友人打赌,我绝对不相信在临睡之前喝了咖啡,会使我失眠。可那天晚上喝了,的确使我一如唐代大诗人元稹所谓"唯将终夜长开眼"(见《遣悲怀·三》)。

更有好心人劝我,不要如此地谈论大师们,他们可在一怒之下,在那边发起功来要我的命。我这一回倒一反常态,不是不信而是虔诚地相信大师们的神功,在道道地地的"诚则灵"情况下等待着祸从天降。希望大师们不要放弃这个良机来一显身手。

四、假作真时真亦假

"假作真时真亦假,无为有处有还无"(见《红楼梦》第一回),现在的气功名声狼藉,苦就苦在这个"真亦假"上。

就地取材来谈字吧,"真"是真的,"真"是假的(即俗

333

体，而现在没有真的而都承认了假的，如其你写了"真"字，还会被旁人讥为别（白）字哩。

以假乱真，甚至假胜于真。虽然也有过"假的总是假的，变不了真的"一语，但做到真假分清也难乎其难。京剧《双色案》，总算真假包公搞个明白。但越剧的《真假驸马》，确把真驸马用毒酒药死，而假驸马则堂而皇之手挽着公主安居于驸马府中。

而且假的反而做得比真的还像、还好，自己更不肯承认是假的。写到这里倒想起一位挨骂了近两千年的王莽，他在篡位黄袍加身后，祭祝朝会，自称"假皇帝"（见《汉书·王莽传》）。王莽纵然是坏，毕竟是人而还有人的气味，这一点我们应该欣赏他。

1953年美国好莱坞开了一个"真假卓别林"演出会。内容是连卓氏本身在内的五个演员，同样化装、动作，编了号码上台演出，然后由观众甄别出哪一位是真的、哪四位是假的？统计票数则有位假的得到的票数最多，真的卓别林则被视为假的了。1992年中央电视一台春节文娱会上也有一个类似的"真假马三立"节目，出场连马氏四人，马氏最后一人上场，但结果真假分明，没有一个错的。马氏的特点，如把水火不相融的独一无二的"瘟"与登峰造极的"硬"熔于一炉的台风；水波不兴，一平如镜地说、学、逗、噱；冷到零下的面部表情等，三位假的学得入木三分而形似神似，为什么在群众目中，辨别无讹？道理很简单。第一，卓氏化装，未见其本来面目，即使平时相识者，在一化装之后，也难以区别；第二，马氏当时已实龄79、虚龄80，其他的都是小伙子，不须"聆音察理，鉴貌辨色"（引《千字文》原文），只要一个"想当然"就已明察秋毫了；第三，卓氏的观众，来之全球，马氏的听众，都是百步之内的常客，换一句话说是"内行"，其所以气功之假可乱真、假能奇真者，道理即在于斯。所以，真气功渐渐地被形形色色的众多假气功吃掉。

钻^{60}可以杀死癌细胞，可惜的是陪它殉葬的正常细胞要数倍于癌细胞。所以真气功师要洗冤祛害，只有像真李逵一样，起来打倒假李逵，而且还不给假者一个"假气游魂"苟延残喘的机会。

五、洪洞县里无好人

京剧《女起解·行路》一折，苏三的"洪洞县里无好人"一句，不要说把崇公道气得要命，即使台下的观众也感到苏三太"出言不逊"了。你不能一筐鸡蛋中有一两个坏的，就说这筐里都是坏蛋。

气功的本身，是祖国宝贵遗产中卫生保健的一颗明珠，掺入了几许假的砂砾，能不使人遗憾！虽然"洪洞县里无好人"的观点有些过分，但再想一想一个无菌消毒包内只需有一个镊子或探针什么的被未消毒手指触了一下，试问这个消毒包里的器械还能使用吗？若站在这个角度看问题，也不应该苛求于这个"过分"吧。

一个手掌是拍不响的，没有行贿人，当然不会有受贿人。假气功的骗人、害人，如其没有受骗者与受害人，他去骗谁、害谁？

细菌没有培养基，是无法繁殖的。小偷没有垂涎物，他也无法产生邪念。公共汽车上扒手，没有钞夹、拎包，也无法一显身手。因之除了假的大师之外，另一方面被骗、被害者也应负起一部分责任。

举一个例子，气功师用发功来可以推动立在1～2米以外的人，本身就是一个骗局。你想一个人要笔直地两脚靠紧危立，一动也不动，至多能维持1～2分钟，定然有些摇晃的。当你在拍团体照的时候，要你不眨眼，但偏偏要眨眼。所以危立的人是气功谜，一经暗示，理所当然地摇晃起来，甚至有意做作一番。不信气功的，他拼命争取不动，可也像集体拍照不要眨眼而偏偏要眨一样。

要危立而不动，只有50年前上海京剧名丑刘斌昆。1939年之际，在天蟾舞台小翠花演出《大劈棺》中，刘饰"二百五"纸人，他可高展双臂，一手持烟筒，一动不动地危立10～15分钟而不眨眼不摇动，凭此绝招而即红遍梨园，"江左第一丑"的桂冠也由此加冕。当时笔者年仅弱冠而好奇，用望远镜来细察，他身子还是有此摇晃，眨眼不过幅度小了一些而已。有功夫的名伶尚且如此，我们能不摇晃吗？

有了害群之马，气功这个王国里，当然要"洪洞县里无好人"了。因之希望几位真正的气功师，好好地读一下《庄子·徐无鬼》的"亦去其害马者而已矣"！

同时希望有识之士，经常去把一批害马剥皮曝骨于光天化日之下，做到洪洞县里都是好人！

六、好心的先生们别再在气功的脸上抹黑

无论捧与吹，必须要与实际相符，少了当然分量不足，但过甚后效果更坏，这叫过犹不及，或许比不及更糟。有这样一位媒婆，在这位姑娘面前夸张男方的条件优越。介绍到房子方面，谓下有真毛地毯，上有豪华风扇、吸顶灯，还有壁灯，全套11件的家具，真是豪华富贵。可能她认为似"未足"，说还有钢琴、落地大时钟、落地大空调等。姑娘问她："房间有多大？""18平方米"。凭这五个字，姑娘不谈了，走了。你想18平方米能放得下这样多的东西吗？所以吹也应适可而止，后面的添油加酱，反而把事情搞砸了。楚国几个人，为了争饮一杯酒，以谁画蛇画得好而快为赢家。内一人首先画好，为了画得

更好，又添了几只脚。哪知这些多画了的脚，使他失去了饮酒资格。出在《战国策》的画蛇添足故事，就是指此。

《周末》（南京日报社主办）1993 年 2 月 13 日载有：现任中国慧学研究会会长、研究员陈林峰先生，在 1992 年 1 月 10 日预知 3 月 22 日用"升空长征 2 号 E"捆绑式火箭发射"澳赛特 B1"通讯卫星会失利。还有几次为中国航天事业作出了贡献。这种庄严郑重的特好新闻，为每一个中国人民所鼓舞。但标题则大红方体大字为"气功大师陈林峰获奖 20 万元"，把气功大师突出放在这里多少要使人纳闷了，很容易使人误解为中国航天事业的成就，原来是气功所为。

因之提出几个可以思索的问题：其一，如其不用"气功大师"而用"科学家陈林峰"是否有失陈氏的身价？其二，副题为"运用特殊智慧对澳星发射作重大预测"，照这样说来只要有"特殊智慧"的"气功大师"的存在，永远也不会发射卫星失利，地震预报在全世界稳坐第一把交椅上，国务院若有一个气功大师的"特殊智慧"智囊团，不就可以保一切政治的险了？

337

现在只要学一套魔术即冠以气功，掌握一套罕见的绝招也曰气功，针灸、推拿治好了病也称气功，以此类推则笔者已成为双料或双双料的气功大师了，因为我能像赵括一样可以谈兵论战讲得出气功理论，一发功可以不戴眼镜读报看书写字（可辨对数视力表1.0），一发功能以 80 岁之躯用 12 分钟不加稍歇地爬上 16 层楼，更可以用"气功"擎拿来治疗喉梗阻。

我们必须知道，书家画家的绝招、演员们的绝招、拳击家的绝招，甚至医生、教师等的成就，都是他苦练出来的"功夫"，与气功毫不相干！朋友们知道吗，这是功夫！

讽　刺

吹，照样会响

老伴买回来一个面世不久的"琴音响壶"不锈钢水吊，其所以美其名曰"琴音"者，因为在盖子的摘子里装置了四个一如口琴上的簧键，故而摘子比一般的为大。

出于新奇，马上灌水而烧，一待水沸，鸣声即作，当开水达到沸腾之际，其声更高。引得几个孙女与外孙们的拍手叫好。不知怎样小外孙提出了一个怪题要比他大几个月的孙女儿回答，"一个医生的名声响，倒和这个壶声一样，李时珍的名声响，还是我外公名声响？"一个说李时珍，一个说外公，争论起来。

笔者在旁边，乃问外孙，你怎样知道李时珍？答谓：昨天的作文题就是《伟大的李时珍》。同时我也自作聪明，作了一个因势利导的道理来教育他们，乃说："爷爷哪里和李时珍相提并论！一个水壶的响，是由于开水的蒸汽上冲叫笛的键簧，没有不折不扣的 100 度热度是不会响的。医生嘛，他的响，更要有十全十美的医德和真才实学的业务水平，非此是永远也不会响的。所以你们记住，每一个人都可以响起来，但必须好好学习，在奋发图强中求得真知真识，如比沸水一样，有了足够的蒸汽量，那么你不去争取响，响也自己会叫起的。"

顽皮的外孙，在他的玩具里找到了一副"一次性注射器"，剪出了一条塑料管，把它从水吊嘴中通到壶里，再把它裹以纸团，固定在水吊摘子的簧键口部，再把壶盖盖好。然后他拿了这个经过加工的"琴音响壶"到我这里来，说："外公，你说要它响，必须有不折不扣的蒸汽量不可，我看这句话说得相当不对。你看……"没有说完，他把伸出在水吊出水嘴外面的塑

341

料管用力地吹起来，即时笛声大作，而且比方才沸水之际的鸣声更大。

"外公，你看！吹，不是也很响吗?!"他得意地胜利似地笑着对我说。

至此，我方才深责我的愚鲁如此之甚，曩昔读过"鱼吹细浪摇歌扇"（见唐·杜甫《城西陂泛舟》诗），没有体会出小小鱼儿可以吹出细浪；"水底旧波吹岁换"（见王安石《呈柳子玉同年》诗），没有想到经旧波一吹，岁月都可以吹去吹来。

吹，何其伟大！

342

拍

也像用了荆芥，一定想到防风；用了乳香，一定想到没药；用了红花，一定想到桃仁一样，既谈了"吹"，当然更要配之以"拍"。

老中医处方也用到这个字，如马勃旁注"拍"，主要是拍去多余的灰尘。也有人说"马"与"拍"是分不开的，这是讽刺话。

你别轻视了这个"拍"字，它竟然也有声有色。在"声"则常常有人描写掌耳光为"拍的一声"，一见这四个字，的确如闻其声。在"色"则彩照、电视、电影等，都是"拍"出来的。

汉·蔡文姬《胡笳十八拍》，清·凌濛初《拍案惊奇》，至今在文坛上仍影响很大。宋·欧阳修《浣溪沙》诗中的"拍堤春水四垂天"佳句，至今还脍炙人口。

在动物身上的拍，如拍老虎头上的苍蝇和拍马屁股上的灰土，两者品德的高洁和丑恶，竟有天壤之别。

某大名中医，70 华诞的纪念册，印刷得华丽堂皇，其中第6 页上的贺词为"白手成家"。某名医也十分欣赏。的确由一个小小乡村医生，经过几十年医海浮沉，到了这个地位，可谓由白手而成名家。其实作贺者的心中，是"你这个名家，是拍出来的"。你看"白"与"手"（扌）组合起来，不就是一个"拍"家吗?

愈蛮狠者愈愚蠢

古代皇帝老子最蛮狠，也是愚蠢。据说西太后死后，全国老百姓不准穿红着绿，凡是红的一概不能出现，所以酒渣鼻的人不能上街，否则就遭到罚款、挨打、立笼、拘禁，甚至杀头。但也有聪明者，在鼻子上抹上墨汁或煤炭，照样可以在大街闹市游逛。因之回忆解放前，所有医院（当时只有西医的），不准病人吃中药，家属送的也要没收，所以借检查食物之名来实行杜绝中药私运入院。于是有人用白色玻璃瓶贮装中药，冒充咖啡送到病人嘴里。这个暗渡陈仓之计，可能是从酒渣鼻上抹墨水或煤炭的聪明人那里学来的。

皇帝的名字老百姓绝对不能用，甚至与皇帝名字音同之字也不能用，这叫"避讳"。位于《神农本草经·上品》第32座的薯蓣最倒霉，到唐·代宗李豫时，以"蓣""豫"同音，就改称为薯药。到北宋·英宗赵曙执政时，又以"薯""曙"同音而改为山药。短命的赵曙仅仅当了3年皇帝，而延祸薯蓣则至今已800多年之久还没有恢复它的本来名字。

用了几百年名称的仙方活命饮，在"文革"中被改名为消炎汤。幸而文革"昙花一现，永不再来"，否则外科专用方的神授卫生汤、神效托里汤、五神汤、灵仙酒、醉仙酒、神异散等，非改为消炎汤Ⅰ号、消炎汤Ⅱ号等不可。

"文革"时笔者上课，谈到"三因"学说，翌日即被拉到大礼堂批斗，因为毛主席在《矛盾论》中明明指出的是"二因"，你现在存心反对毛主席而讲"三因"，是现行反革命。在被斗时头脑里昏昏沉沉的，糊里糊涂的，听而不闻，但不知怎样，对以下几句话到今天还记忆犹新，是：

革命者："谁要你这样说的？"

我："陈言。"

革命者："他是哪里人？"

我："浙江。"

革命者："在浙江哪里？"

我："青田。"

革命者："青田很近，把他抓起来。马上抓，否则这批反革命分子要攻守同盟的！"

宫廷禁方与祖传秘方

我真不懂，为什么有些中医中药做广告时喜欢写"宫廷禁方"或"祖传秘方"。可能他们是想借此证明自己的医术或药品是"真的"。

更使人哑然的，过敏性鼻炎有祖传秘方；宫颈癌有祖传秘方。你要知道你祖父（可能还有八代十代的老祖宗）用这秘方的时候，这两个病还没有被发现哩。

宫廷供奉，纵然在当时是再好也没有的了，但到今天不一定适用。你奶奶最漂亮的衣裳，你给你女儿穿，她要吗？肯定有人反问，"为什么麻黄汤、桂枝汤，用了两千多年至今还有效？"是的，因为这种古方是公开的，是在长期使用中、大浪淘沙中筛选出来的。而在"秘"之下，谁知道你真的还是假的，灵的还是不灵？我在中国看到不论四星的、三星的宾馆，从来没有见到一家为了显示的高级而设立几个床大如台，厚帏高挂，三面密封的"宫廷御床"与总统套房来比美。

即使你这张方药真是宫廷的，那么你更必须知道，太医院里的太医，只能应付几个不必治疗的小毛小病而已。一旦皇帝老子、皇后娘娘患有真病，都要贴黄榜来广求天下名医。难道皇帝留下了许多宫方送给你而自己反而乞灵于民间之方吗？

再看现在全国收徒成师的 500 位名老中医，没有一个是有依靠宫廷禁方或祖传秘方起家的，如其有的话，那更不必教学 3 年为期，只须半天即可毕业，因为抄几首方子，要不了几十分钟的。

以"宫廷禁方""祖传秘方"自诩者固然笨得可怜，但相信这些"宫廷禁方""祖传禁方"的人更愚得可笑！

名医与老虎

一个医生而享有盛名，当然是实至而名归。但也有业务水平极高而毫无名气的，事实上恐怕比名医更多得多，多上十倍、百倍，也未可知。

武老二武松，景阳岗凭了三分酒意打死了一只老虎，武松打虎之名，遍传天下，而且在七百年后的今天还被津津乐道。同一时代、同一只大锅里吃饭的李逵，回沂州欲要把母亲请到梁山奉养。在回途中母亲口渴，李逵往取山泉，在他离开母亲的一眨眼间，老虎即吃了母亲。李逵一气之下，身入虎穴，打死四只老虎。但除了读过《水浒传》或看过京剧《李逵探母》的人之外，哪一个知道当时有两个人打虎。而且李逵比武松更狠，其一，武松是有酒来壮胆助威，李逵则是空着肚子赶路的；武松是空身持棍，李逵是身背老母；武松打死一只老虎，李逵打死四只；其中差距很大，但为什么一则名满古今，一则无人得知？

道理安在？就是一个宣传耳。李逵打死了老虎，在筋疲力尽之际，被官兵所擒。武松则官府以其除害立功，骑了高头白马，胸挂大红花，游街三天。一个大事宣传，一个默默无闻，其后果当然不一样了。

所谓宣传，方式殊多。相传张天师到苏州，先到叶天士处访问。张问叶有何事情需求帮助？叶谓：明天巳时，你的船过渡僧桥时，那时我从桥上过河，你即令船家急速停驶，你说："上面有天医星，我们不能过去。"翌日，这出戏果然表演得十分成功，叶天士的"天医星"大名也远扬各地。当然，这件事未见正史，即使是后人编造出来的，但这个宣传手段真是巧夺

347

天工了。再谈现代来说，有某大名医，曾谓：你想在上海成为名医，不难，只欲把所有名医一个一个地骂起来，被骂的当然要还击。他若胜了，对无名小卒是"胜之不武"，但经过与名医的对峙，你的地位就高了；你若胜了，你在一夜之间比名医还要名医。的确他取用了这个登龙之术，尽管无人请他看病，居然也登上了上海名医册上。不过话要凭良心讲，他的某些方面的理论水平，是不辜负这一个"名"的。

还有这样的一个故事。《战国策·魏策》："夫市之无虎明矣，然而三人言而成虎"。同一部书中的"奏策"也谓："三人成虎，十夫揉椎，众口所移，毋翼而飞。"这个三人成虎的故事，就是说，在三个人都谎言有虎后，就似乎确有其虎了。也就是"谎话说了一百遍，就变真了"。现在也有少数的所谓"名医"，就是依靠交际、捧场、广告等手段换来的。虽然被揭开面纱、显了原形的常有，但漏网者肯定尚存。这些人真正是医生群中的假、冒、伪、劣。

买椟还珠

《韩非子·外储》："楚人有卖其珠于郑者，为木兰之柜，熏以桂椒，缀以珠玉，饰以玫瑰，辑以羽翠。郑人买其椟而还其珠。"元代·翰林直学士张养浩曾在《读书有感诗》中慨叹"久知好瑟吹竽拙，每笑还珠买椟非"（见《元诗选》）以讥之。

其实请你慢一些嘲笑郑人，你本人可曾做过这样可笑之事。不信，你看：

大米的荣养，主在米皮（糠），但你偏偏把米皮（糠）剥得愈多愈称意。

到现在为止还没有什么比得上夏令祛暑清火利尿止渴的西瓜翠衣的作用，但我们吃西瓜偏偏只要中心的最甜之处而丢去瓜皮。

绿豆的清心去火、消一切疖肿，白扁豆的健脾止泻、利湿退肿，功能多含于"皮"，但我们吃起来都要去皮。

349

花生仁的衣，是养血补血及改善造血功能的最佳食品，但我们都把它剥去丢掉。

一般鱼的黏液、鳞、鳍，最富荣养，但我们吃起鱼来也把它去得干干净净。

鲜带鱼的外表一层银色细鳞，极富营养，近来更有人发现它具有强有力的抗癌作用，可惜的是我们烹调起来，一定要"去之务尽"。

以上种种，试问与郑人又有什么两样？你再敢讥笑他是"呆痴"吗？

现在还有不少人，都是享受公费医疗的，见到漂亮装潢的不论什么药，都要去买来，然后把药全部倒掉，这倒是现代郑人的"买椟还珠"了。对这种行为即不能目为"呆痴"，而是在"犯罪"！

名医李醯的孝子贤孙

打开了陈邦贤编、人民卫生出版社 1956 年出版《中国医学人名志》，赫然可以看到名医李醯的大名。惜乎介绍太少，仅仅 16 个字，难以满足我的求知欲。乃翻遍所有名医辞典、索引，依然一无所得。

后读《史记》到《扁鹊仓公列传》，才见到了这位名医的名氏，但资料也很少，为"秦太医令李醯，自知技不如扁鹊也，使人刺杀之"。纵然着墨无多，但他的人格品德，却已昭然若揭。他是秦国的太医令，是有些地位的当官者，他知道若不杀掉比他技高一筹的扁鹊，自己即难以耀武扬威地招摇下去，于是买通杀手，灭去了比他技高的对手。

所以有人责备陈氏，不应该把这等败类列于名医之内。但笔者认为陈氏并未错误，既然是有名的医生，当然是名医，因名医仅言其医而未言其德。《资治通鉴·晋·简文帝咸安元年》："不能流芳百世，亦当遗臭万年。"所以在"名"字方面，不管流芳与遗臭，倒也机会均等。

李醯这种医界之贼，幸已死了数千年，但十分遗憾的是他的孝子贤孙，竟然螽斯昌盛，代代相传，直到今天仍为数奇多，无地无之，这种萧墙大祸，确实令人担忧。

希望大家提高警惕，更其是各级领导，经常被他们利用。为了剥皮示众，套用刘禹锡的《陋室铭》来揭开他们的丑恶面目。曰：

学不在多，能吹即行。术不在高，能拍即灵。凭此弯道，使我成名。"汇报"阶堆迹，上班座无人。谈笑多流棍，往来

350

无德邻。可以说雌黄、乱弹琴。有搬弄之斗胆，无勤奋之劳形。北京珠市口（因袁世凯出卖，六君子殉难于此），西湖风波亭。老子云，何丑之有！

希望中医界出个宋士杰

一提到宋士杰，喜欢京剧的戏迷都熟悉，一个头上鸭尾巾，足蹬福字履，身加素褶（为中、老年男性平民的特定服装），戴的白满（白色不分绺的胡须），精神十足的一个就木老人。只须他九龙口一亮相，没有一个观众不产生景仰与尊敬之感。当然他也遭到极少数人的咒骂："这个老不死的，专门捣蛋，活下去就是害人！"

宋士杰，翻通了《尚友录》《历代名人姓氏全编》及《中国人名大辞典》，都没有他的事迹。很可能他系剧作家笔下的虚构人物，谐音"颂士杰"，意即直得歌颂的士林中杰出的人。他出现于京剧、汉剧、川剧等传统剧目《四进士》中。1949年后京剧大师周信芳，把《四进士》加以修润整理，摄成影片，改称《宋士杰》。他的形象与概念，是明·嘉靖时一个河南省信阳州（今河南省信阳市信阳县南四十里处）衙门里书吏，因禀性正直不阿，被为非作恶的知州顾读革职开除，逐出衙门的老老头儿。革职后他还是禀性不改，好打不平，不畏强暴，处处替弱者伸冤，常与为富而不仁者作对，不问你官多大，他都无所畏惧。后在信阳城里开了一个小旅店糊口。老伴宋妈妈，倒也意趣相投，也是手执大木棍专打不平。包拯、海瑞的主持正义，毕竟手里有个大印，难中还有方便。而一个四民之末的苦老头儿要想主持正义，而且还是当地父母官的眼中之钉，他的困难程度则不言而喻了。但他也有极大的安慰和温暖，就是包括衙门里班头衙役在内的所有老百姓没有一个不喊他好的。为了替弱女子杨素贞平反沉冤，他以一个末等小民竟然搬去了三个大官（巡按御史、信州知府、上蔡知县）的脑袋。

　　笔者虽然十分景仰他、崇拜他甚至也想私淑他，但中医界中决不有像杨素贞样的沉冤，至多少数不应该晋升的晋升了，应该晋升的没有晋升；应该奖的没奖，不该奖的获奖了；等等小不平的事和鸡毛蒜皮的问题太多太多，我想宋士杰若活到今天，他也不值得一问的。而且古时的打抱不平，称你好汉；现在的打抱不平，莫不以疯子称你，何苦！

　　再进一步说，专业中医的虽非法盲，但终不及宋士杰靠的是"王法"（即现在的法律）吃饭。一个是"刀笔"之吏，一个是"刀圭"之士，在法律知识上的悬殊，也更不可同日而语矣。

此中药之谓也

时下名地小医院、卫生院滥开处方，为了弄钱，竟然化妆品、杂用品当药来卖，病人医生到医院，皆大欢喜，同沾甘露，公费开支大的是老"公"，与我无关。

这种公开的秘密，即使在报刊上曝了一些光，但也不指名不点姓，大家陌生人吊孝——死人肚里知道。

今阅 1993 年 1 月 25 日《扬子晚报》第 6 版"每日文摘"载有一文摘自《晚晴报》的"怪、怪、怪，医院蹦出大鲤鱼"，说的是 1 月 6 日，沈阳市沈河区第八医院，开药开出了鸡和鱼。记者目睹了一患者要求一位中年女医生开药。以下是两人的对话——医生："开点什么药？"患者："只要能进补"。医生："要不要鸡和鱼？"患者："能报销就行"。医生："当然能报销，有医药费收据，你先交钱取药"。医生接下去又说："1 副药 1 只鸡，1 副药 1 条鱼，要几副？"患者："3 只鸡、3 条鱼。"医生："明天下午来取。"最后在文章末段还补上一句，谓："经常看到从医院里拎出鱼和鸡来，有时还是活蹦乱跳的"。

文固很短，但其真实性和可读性则可以批予 100 分。其实这位记者也太寡闻陋见了，这位女医处方还是十分正规而毫无隙越的。欲知"本草学"之在中医，是一部应该遵守的准绳，更其是李时珍《本草纲目》可以说是最权威的药典。所以处方而不出《纲目》的范围，都是合法的。这位女医生处方中药，都在《纲目》中所有，鱼在第四十四卷里，鸡在第四十八卷里。

至于化妆品、牙膏等，更是应取之药，《纲目》中不有不少是用于美容、洁齿的药品！

反而引以为遗憾者，现在还没有患者要求金项链、金戒指、钻石戒等，假定有的话，医生也照样可除手表、打火机之外的金、银、宝石写到处方笺上。因为《纲目》中虽没有手表和打火机，但确有的是金、银（在第八卷）、珠（在第四十六卷）、宝石（在第八卷）。

假如患者要求取一块"眠牛之地"，医生当然更可以大笔一挥写上 50 平方米或 100 平方米不管是黄金地带或公墓的地皮给他。《纲目》第七卷中不是都是"土"吗？

有位患者指名要《纲目》52 卷里的人势。这倒难以办到，如是老年男医生倒可以割爱给他，女医生怎么办？在这里必须声明一下，一位不处"怪"方的有品德医生，像这样的患者决不找到你这里来。俗语所谓"臭肉招苍蝇"！

355

如此副方

吃了多年雀巢咖啡，都是咖啡"光棍汉"。不知怎样现在多了一个伴侣——"咖啡伴侣"。其实这伴侣的口感，实不敢恭维，唯在咖啡里同饮，的确觉得"醇"了许多。而且送礼也更形气魄，黑白相映成趣，成双成对，更受欢迎。但最落实惠的是工厂，又可多挣几个大钱。因之许多人佩服外国人生财有道，脑子灵活。

其实这一手是从我们中医手里学去的。不过中医不称"伴侣"而称"副方"或"附方"。中国古时，重男轻女，把夫人称为"贱内"或"室人"，不允女人外闯或跑出居"室"之外，更不可以夫妇两人联襟骈肩出现于大庭广众之前。因之只能称之为"副"或"附"了。

正统的中医，万病只须"方笺一纸"。但有时以"证"复杂或枘凿，无法把需要之药揉在一起，万不得已，只能"正方"之外，取用"副方"、"附方"。例如对急性咽喉炎严重者，处了六味汤外，还附以六神丸。因为六神丸中的麝香、蟾酥、犀黄不能水煎。对严重的喉阻塞，处了一张疏风化痰汤剂之外，还须副以控涎丹，因为甘遂、大戟入水一煮，药力下降，而且剧药用于汤剂时的分量也难以掌握。此外如在消痰止咳汤剂外，副以礞石滚痰丸；止大衄用清热地黄汤的同时，再以羚羊粉作附方，等等，都是典型的"方剂伴侣"。如此这般正方与副方相互配合，相得益彰，诚如唐·王维诗"云霞成伴侣，虚白侍衣巾"（见《戏赠张王弟湮诗》）之美妙。

时到如今，有些副方真令人难以理解。如正方已是四物汤了，副方是养血膏；正方汤剂是清热解毒汤，又加黄连上清丸作副方；正方已是消痰止咳方，又加止咳糖浆作副方，等等，"圣法安在"?！这样一则增加了公费医疗费，还令你的业务水平在旁人看来大打折扣。

铲掉的垃圾箱 千万不要再来

　　新中国成立前有三只社会垃圾箱：丘八（兵）、和尚、中医。地痞、流氓、赌棍、小偷等，混不下去了，去当兵。失风强盗、不得志军阀、失意政客、破产资本家等，就可"遁入空门"而成和尚。武不能劳、文不能写、有享受之欲而乏生产之力者，都可以挂起"中医"的招牌而混饭。解放之后，这三只垃圾箱被铲掉了。

　　现在，不是国家好儿女，是当不成兵的。大学学历以上的佛门弟子，天天在增多，沿街托钵、以寺庙作藏垢纳污之处的假和尚不见了，代之以现代的和尚。经过 40 多年的培养扶植，中医队伍澄清了，已成为现代的中医。

　　有人认为，只要是在中国能替人治好病的非西医大夫，都是中医，这是一个比较模糊的概念。货真价实的中医，一定有他的合格标准。文化程度最低的也需高中以上（医士级），一般的非大专不可。基本功则非熟悉经典医著，掌握辨证论治（只知生什么病用什么药的，不能称为中医），对一切疾病能以中医传统理论来解释、分析，熟悉中药与方义，同时旁及粗通西医等，才是中医。

　　没有以上基本条件，仅凭一个秘方一味灵药就行医者，事实上不应该作为中医对待。他有贡献，应当给予肯定，但绝对不能以"中医"的头衔作为奖励品来恩赐。至于对用气功、催眠、某些外治方法等治病的医生，也应如此。苏州雷诵芬店主雷允上氏首创的六神丸，贡献是无与伦比的，至今还在为国家赚取外汇，但从来也没有人来承认他是一个中医。

　　喻如有一个老百姓，在战争之际打死了几个敌人，是否就可承认他是一个"兵"。

　　解放后中医形象的改善，正因它已改变了原来"垃圾箱"时的人员结构。如其让不及格的人来"移民"到中医队伍里，甚至还要给他封一个职称的话，旧社会里的三只垃圾箱之一，就又回来了。

359

斩

一见斩这个字，就感到毛骨悚然。君不见舞台上、银幕上、荧屏上的古代刑场上待杀犯人背后都有一块圭形板，上写有一个用硃红圈的"斩"字吗？而且这个凶字，上下古今人人有机会去"享受"，即使一品大官，也可被推出午门斩首。故宫前面，正不知道斩了多少个国戚王亲、达官显宦的首级。

古代五刑为：墨、劓、剕、宫、大辟。大辟，就是斩。

在生活中，这个斩也总使人不寒而栗。就是在文字上，也逼人难安。例如《周礼·掌戮》的"斩以铁钺"，《孔子家语·六本》的"斩刈黎民"，《左传·哀公二年》的"斩艾百姓"，采衡子《虫鸣漫录》的"拟大不敬，斩决"，《大唐创业起居注》（卷一）的"斩级"，《梼杌闲评》（二十八回）的"俱斩剐于西市示众"，《李师师外传》的"斩灭宗社"，《游侠传·侠议》的"斩头沥血"等，哪一个字不是刀光剑影，杀气腾腾。

还有舞台上的：斩马谡、斩郑恩、斩经堂、斩黄袍、斩萧何、斩韩信、斩窦娥、斩雄信、辕门斩子等，更是"凭陵杀气，以相剪屠，尸填巨港之岸，血满长城之窟"（引《吊古战场文》）的血腥味冲天。

中医也有斩字，作为截的同义词。脱疽、指疗的截去一节或两节的趾骨、指骨，都称为斩。例如《灵枢·痈疽》的"若脱疽，其状赤黑，死不治。不赤黑，不死，不衰，急斩之"。所以《证治准绳》治疗痘紫发热的斩关散和疗疰疾的斩邪饮，基本上也是这个含义。至于穿心莲别名斩龙剑；万年青根、观音竹、龙舌草的别名斩蛇剑，未知取义何在？

"斩"字在今天又有一个新的含义，虽然现在所有辞书中都无此疏注，我想不出几年定然补充上去的。它的含义是无条件、无等值、无理由，不管你愿意不愿意把你口袋里的钱乔迁到我的口袋里来"定居落户"。例如旅馆宾馆的斩旅客、中巴的士的斩乘客、理发店美容室的斩顾客、冷饮酒吧餐菜馆的斩食客，等等，可以说全国大小日报，天天都有这方面的报导。医生有吗？也有，不过美其名曰"红包"。

为什么称斩？青红黑帮帮话（即黑话）称钞票为血，例如借钱称挨血，钱多称血旺，无钱称血枯，要你破财称要你放血。所以斩就是给你放血而将血输入我的血管。

这种斩，和盗窃偷抢，毫无相异之处，是犯法行为，都要科之以罪。但红包则似乎还有一些原谅之处，不过在法律面前是开脱不了的，因为人人平等。原谅在哪里？我是医生，难以启齿，用一位理发师的话来解释，他谓："从前（解放前），我们理五次发（当时为小洋两角，合一角六七分），才可以看一次病（当时门诊为八角）。现在只须一次（平均 2.5 元），可以看两次病。医生真是可怜"。

不过医生接红包，毕竟有失体面。如其你确实患有接红包的毛病，那么请你也要像《灵枢·痈疽》的"脱疽"中两句话，应"急斩之，不则死矣"。

361

人才外流与白菜烂掉

1992 年《半月谈》（内部版）8 期载有：中国的人才外流，内谓：由于国际争夺人才战波及中国，20 世纪 80 年代出国的我国 14 万留学人员中，至今回来者仅 4 万。一份资料提供了这样的事实；美国电脑研究中心 19 个部主任，有 12 个来自中国；美国著名大学中，有 1/3 的系主任是华人或华裔；美国机械工程学会 12 个分会，8 个分会会长是炎黄子孙；美国数学应用学会的主席、副主席都是华人；美国物理学界的领衔人物杨振宁、李政道、丁肇中、吴健雄等都来自古老的黄土地；全美第一流的科学家、工程师约 12 万～13 万，其中中国血统的就有 8 万多名。因之反顾一下中医，则没有外流，似可自慰。

再回忆去冬岁余，某报载有白菜产区，以白菜无法外运而烂掉 80%，造成消费者"待哺嗷嗷"，菜农们"牛衣对泣"。此情此境，能不令人怆然泪下！幸中医就没有这种情况而更使人欢呼。

经过冷静地思考，在"额手示庆"与"使人欢呼"的背后，却又是一番滋味，发人深省！因为全球除东南亚国家和地区之外，根本没有中药，没有桑叶的地区不会有蚕的存在，乃是没法外流而没有外流。白菜的使用价值在吃，烂了即不得吃，已无使用价值，而且它是有形有质的可见物体。而医生的使用价值在技术，它是无形无质的，所以一个人（躯壳）在业务上丧失或降低了使用价值就是烂掉了，尽管你的躯壳还很好地存在着。所以许多人认为"后继乏人"一语是错的，"后继乏术"才是中肯之言。这种看不见的"烂掉"内损，比看得见的"外流""烂掉"于中医事业的危害更大！

伪劣商品坑害国家、人民，已众所周知，应运而生的"消费者协会"各地相继成立，并把"3·15"作为"国际消费者权益日"。我想不少病家正翘首盼望此节日的来临。

商品的鉴别容易，医生业务水平的检测就难了。难在一无标准，二无检测仪器。但这个工作不做好，则中医医术无形的"烂掉"，永远也无法堵控。

中医的外流形式是改行，丢了中医去当西医，也有从事商业或文艺文化事业的。中医的"烂掉"，是消极低沉、不思求进、横竖混大锅饭，只要班班报到，抽烟喝茶看报聊天，干不干一个样，老医生一气之下"不干了"等。造成如此情形的原因虽多，但第一条是没有真正的伯乐。

现在伯乐很少的原因不外乎三条：①古时伯乐相的是马而不是人，把千里马夸得再高也与人没有利害关系。②古时的伯乐相马，需亲身接近马儿，对它抚抚、摸摸、看看，如果不亲自去接触，仅凭照片、推荐、上报，恐难以发现并鉴别出哪一匹是千里马。③……，写了肯定要被编辑删去，不如不写。

最后作一呼吁，要避免中医的"外流""烂掉"，必须多出几位真正的伯乐。

363

从"疯狂的金钱贵族"想起

1993 年 10 月 28 日《扬子晚报·扬子广角》第 10 版题为《疯狂的金钱贵族》特写。内容描写两个暴发户的丑态。一个姓张的靠倒腾股票、倒证券，由设摊贩烟的"打桩模子"一跃成为腰缠 70 多万元的经济新贵。一个姓蔡的，以其精明的头脑和果敢的魄力，使他的私人公司扩展成拥资近百万元的"金钱帝国"。蔡从骨子里瞧不起张这样的半文盲蠢货，张也视蔡的存在是对张的优越感和自尊心的严重伤害。凑巧得很，9 月 28 日下午蔡和张各带女友在"雅而达"茶室里狭路相逢，一幕畸形消费者心理所演绎出的一场心照不宣的较量丑剧拉开了帷幕。

女招待递上饮品单，张扫视一眼，道："我要'宫廷'3 盎司"。蔡也要"'人头马'牌 3 盎司"。3 盎司"宫廷"价外汇券 48 元，而 3 盎司"人头马"需 51 元。蔡得意了，占了上风。

张再度掀起战火，向女招待要 4 盎司"路易十三"。你可知道，4 盎司的"路易十三"要 2000 元人民币。蔡哪能落荒而逃，"理所必然"也来了 4 盎司。

邻座的男男女女已发觉一场好戏已开锣了。

两人双目飞红地豁出去了，这哪还是在喝酒，简直是在喝金子和钞票。他们都已身不由己，只能赢绝不能输，因为一旦战败就意味着以后休想再跨入这个圈子。就将永远受到别人蔑视、讥笑和嘲讽。他俩自以为好胜争豪的念头，事实上是一双愚不可及的无知野兽。

最后，张发狠地从兜里掏出一叠百元大钞，点燃了打火机，甩松了钞票，凑上去点火，对蔡说："你是否也敢把这

364

5000元烧了。否则，你就是垃圾模子！"

蔡立即打电话到家里，嘱咐马上送5000元来，用以回答张的挑战。

文章结束之语，是"'金钱贵族'，一个脆弱的阶层，疯狂的奢侈和不可理喻的挥霍构成了他们基本的行为特征"。

事实上除了"金钱贵族"之外，还有一个隐蔽得致无人注目的"知名贵族"。少数几个老中医倒也幸运地"叨陪末座""幸附骥尾"地插入了这个队伍之中。尽管他们教授级工资少得可怜，下海无知识，收红包没胆量，走穴缺精力，终年阮囊羞涩，而且还有一特点，就是他们的夫人，大多是从旧社会中来的家庭妇女，一个人的口粮两个人吃，但是，其威望之重，确异乎寻常，即使部长、厅长见了他们，都是恭恭敬敬地问候寒暄一番，不论走或坐，势必请他在前。

照理说，"金钱贵族"有如此的疯狂，"知名贵族"当然也同样了。但事实恰恰相反。其所以然者，一则囊里空空，再则毕竟素质很高，对这种使人唾弃的行为是不屑为之的。但你说他们都很高洁吗？倒也未必，唯其方法与形式的不同而已。故而"疯狂"两字是套不上去，最该说是"丑态"、"知名贵族病"或"知名贵族综合征"，则再适合不过了。其症状，傲视同行唯我独秀。叶天士的"踏雪斋"，薛生白的"扫叶山房"，是最典型的例子。曾有人说他是轶事，但我老实不客气地说：是"丑事"。

骄气："身居陋巷，出入豪门"，这是"知名贵族"的又一个特点，尽管他自己的生活偏于清贫，但以职业关系而所交的人物多是达官显人。不管多大的官，但对医生更其是名医都得相敬恭维，坐尊上而行让先。久而久之，名医的骄气油然而生。当然，也有依然虚怀若谷者，仅仅百分之一千分之一耳。

娇气："士虽贫而养则优"，又是一种"知名贵族"的不是疯狂的疯狂。不到500米就要坐汽车，集体出门非坐小汽车不

365

可，横竖汽油与停车费不是自己掏的。出门开会至少一个青年医生侍陪。谈养生与享受津津有味，谈到学术就精神不佳，恕不奉陪。当然也有与此相反的，那就是书呆子。

自满："朝闻道夕死可也"，千中难得一两个。

接代：传宗接代，本来是一件好事，中国数千包括中医在内的所有一切文人，都是依靠这个法宝来得到世泽绵联、发扬光大的。但绝大多数"知名贵族"把"把遗产传给接班人"曲解为"把遗产传给嫡子亲孙"。当然嫡子亲孙也是接班人之中的一个组成部分。京剧名伶谭小培，对他父亲谭鑫培说："我的儿子多争气，谭派事业得以重振家声"，同时又对儿子谭富英说，你的父亲怎样是一个饭桶，我的父亲多么有名"。在这两句平淡无奇的家常话之下，就道出了一个真理，乃家传是假的，自己争取才是真的。张元素若没有学生李东垣，谁还知道你一个张元素。所以如其我也是一个"知名贵族"的话，宁愿将所有衣钵交给李东垣而不给谭小培，为什么？我决不疯狂。

以上几种，都是"知名贵族"不是疯狂的疯狂。

366

世界上有没有一个"平"字

"平"这个字在世界上还有没有？当然有，打开任何一部字典、词典，哪一部没有？但在实际上则难说了。

《素问·阴阳应象大论》中就肯定地说："天不足西北"。不足者，薄也，天是最公平的，但尚且厚于东南而薄于西北，还能平得起来吗？《淮南子·说山训》："地平则水不流"，如此说来地非但不平，而且还不能平。再看看世道罢，南朝·梁（502～556年）玄靖先生刘峻说得更耸人听闻，谓："世路崄巇，一至于此"（见《广绝交论》）。天地人间，竟无一个平字。

即使以"平"字打头的人物、事物，也大多为下贱之品，唐·诗人李白《梁园吟》："平头奴子摇大扇"。贫贱到替主子们打打扇。把最低劣的老酒，称为平原督邮，典出《世说新语·术解》。即使一批津津乐道什么"平衡论""均衡论"的学者，也都是一种形而上学的理论。因之在宇宙间去找一个真正的"平"字，难透了。

在人身以外去找"平"字固难，那么在人身之内找找罢。以中医来说，《素问·生气通天论》谓："阴平阳秘，精神乃治。"西医也称酸碱平衡之后，才能保持你机体各种生理代谢的正常而健康。但你再看看各处医院、卫生院的病人，人头济济，就证实失去平衡的人太多了。虽然内中不乏搞补药的、混病假的，其实这批人心理上早已失去了平衡，比病理的失衡更接近"病入膏肓"危险区。

不平的后果，则一如韩愈所谓："大凡物不得其平，则鸣"（见《送孟东野序》）。现在不论家庭中、单位里以及社会上，"鸣"声喧天，即可反射出不平的事太多太多了。

367

我们医生队伍里，每次晋升职称工作中引起的"鸣"最厉害，原因当然是不平事太多了，普遍性的"有些地方尤其是基层，因为……大讨近水楼台先得月的便宜……害苦了一些应该晋升的医师，尽管真才实学，但限于指标，左盼右望，有车票而搭不上车子，一班一班地过去了，终以退离而终身白丁"（照录1994年2月21日《中国中医药报》第3版《蚁穴应该在大好形势中找》）。是否该文作者无事生非，信口雌黄？非也。请再读1994年4月2日《科技日报》《我国职称改革健康发展》中谓："……抽样调查结果表明，对80％以上的人的评价是准确或比较准确的。可以说绝大多数该评上的都评上了，但也有些该评上的人没有评上，也还有不该评上的评上了"（录1994年4月11日《报刊文摘》第1版）。这等不平之事，的确令人发指。京剧有《钟馗嫁妹》一戏，钟馗为了不平自杀后，玉帝敕封为驱邪斩祟之神，吞吃所有坏人坏鬼，扫尽天下不平。可惜现在既没有玉帝更没有钟馗！

世界上真正的"平"，是难以得到的。但在医生晋升这件事上，是可以做到的，关键全在"评审委员会"的委员身上。笔者也当过几任省级最高级的委员，对个中情况了如指掌，因为身历其境、亲作此事的，拙撰的二十回章的小说《壶中岁月》里早就"坦白从宽"了，而且坦白到"竹筒倒豆"的程度。一待退休之后，只要不反社会主义，不触法犯规，把真人真事全盘托出，有谁来管你？使那些不良行径像魑魅魍魉、鬼影幢幢曝光于光天化日之下，聊以过过钟馗"吃鬼"之瘾。

在这里希望筹组任何评审委员会，不要像现在这样仅仅主观地推选几个"德高""望重""高水平"的，应该把人选名单公布于基层群众之前，听听小人物对每一位候选人的信任程度。尽管做到真正的"平"不易，但至低限度可以接近"平"。更重要的是少放几个"官"在评审委员会里。

遗憾的是，群众欢迎的人，可能被官痛恨。那则永远也"平"不起来了。

原子弹与茶叶蛋

一天垂暮之际，某医院来了一个急诊病人，头颅被铁钝器砸伤，马上需进行手术。可理发师以工作时间已过，不愿给伤者雉发。为了救命，终以 30 元代价，千谢万谢地蒙他俯允。他费时 3 分钟换到了 3 张"大团结"。而一位主任级医师主刀，为伤者做了 6 个小时的手术，终于把垂亡的病人抢救过来，却只凭了规章领到了 1.1 元的夜班费。事情很简单而平常，毫无谈论价值。可是理发师 3 分钟获得 30 元，高级技术人员 6 小时才补给 1.1 元，毋怪乎社会上流行着"弄原子弹的不如卖茶叶蛋的"。

弄原子弹的难度，毕竟比卖茶叶蛋的难出不知几十倍；他的贡献，更是卖茶叶蛋的所望尘莫及的；卖茶叶蛋绝大多数人都可做，也用不了多少先期投资，而培养一个弄原子弹的技术人员国家要投资多少？他本人十载寒窗付出的辛勤又有多少？请问那些以为"弄原子弹的不如卖茶叶蛋的"者有没有想到这些。

人除了生产之外，生活也是主要的，钱当然不能不谈。所以，清代有"养廉银"来补贴小工资的官员，因为过分菲薄的俸禄，逼得人想廉洁也廉洁不起来。

但话又说回来，廉洁和薄俸，并不总是形影相随的，廉洁并非必以薄俸为先提。相反，东汉·刘宠卸任时仅仅拿走一文钱，还如被誉为"清白宰相"的北宋·杜衍，"耐贫先生"宋·许少阳，"埋羹太守"明·王器之，"豆腐御史"明·丁俊，"符青菜"明·符大充，"豆腐汤"清·汤斌，"岳青天"清·岳起等，哪一个不是一身正气、两袖清风的良吏穷官？

369

　　对不公平的待遇，大家都归罪于社会制度，其实，古已有之。早在两千年前就出现过如此相同的现象，不信你读一下《汉书·东方朔传》就有他一段话："朱儒长三尺余，俸一囊粟，钱二百四十。臣朔长九尺余，亦俸一囊粟，钱二百四十。朱儒饱欲死，臣朔饥欲死。"所以易"弄原子弹的不如卖茶叶蛋的"一语为"卖茶叶蛋的饱欲死，弄原子弹的饥欲死"，更为恰当。

370

可惜我穷，否则是最大的大名医！

1994年3月29日《生活报》载有仅400人的黑龙江省讷河啤酒厂，接到"马来西亚国际饮食博览会"来函，内称："你厂啤酒，已评获金奖。领奖每单位两人出席，每人2万元（美金，下同）入境费；样品获奖费1万元；终身大奖2万元，代理费用8000元。"厂长张景山接到该函后莫名其妙，因为他们从来没有把样品寄出去，当然更不知道有这样一个"评酒国际机构"。其实张厂长何其愚也！他只须花上7.8万元，便可捞到一个国际金奖，使区区400人小厂，一夜间跻身全球名牌啤酒厂之列，名振海内外。

当然，这是工商界的丑事，与我们风马牛不相及。但尽管你紧掩柴扉，谢绝闻达，可是外边的花香风暖，还是借绿衣使者的双手送进你茅庐之中。我自1990年起到1994年共收了百余封有偿进入各种各样名人录、名医录等的通知函。其中多数人的目的是赚钱，报名费最少的26元，最多的960元，更有审稿费、排版费、版面费等多种名目的收费，还要负责推销若干册的成书等。

371

古人有"著作等身"一语，意思是他写的稿子，堆起来的高度，可与身高相等。那么我收到的这类邮件堆起来也可"等膝"了，因为的的确确有30厘米之高。

遗恨得很，我的确是"垃圾桶里的票夹子"，否则的话，对来函者一一应付，至多花不了几万元人民币，就成了一个当代大名医。

窃钩者诛 窃国者侯

中国最早文献之一《礼记·曲礼上》中就有"礼不下庶人，刑不上大夫"。故而庄子就总结出这样一句名言为："窃钩者诛，窃国者为诸侯"（见《庄子·胠箧》）。两千多年前的这句话，到今还是新鲜得很。

目前大小医院，都在抓纪律、宗廉洁，最重要的手段是检讨。并渐觉检讨已不过"瘾"，始加之以"罚"。但受到各形各式罚的人，大多为小医生、小护士等，很少见到老医生、院长、党委书记和比较高层次的职员被罚，是否这批人就守身如玉、公正无私？我不相信，此"刑不上大夫"之故。

小医生、小护士，接了病家一盒烟、几个水果，即有犯纪律、收接红包之罪。高层次的更其是大医生、老医生，即使是收了"红包"也可以视而不见。收受些冰箱、空调机、出国等更难以与"红包"相提并论，即使走穴，也可以"更好地为人民服务"来表扬你，成为一桩好事，甚至还可以予以奖励。故而庄子在《胠箧》"窃钩窃国"之后还拖了一个尾巴，谓："窃国者为诸侯，诸侯之门而仁义存焉"。何其辛辣！

至于违纪乱法之事，并不仅仅是早退迟到、接受些礼物、红包等，还如：领导的任人唯亲、违反中医政策、近水楼台先得月地掠取福利等，老中医的倚老卖老、无视工作纪律、口出狂言、攻击现行政策、蔑视领导、永无满足地要求照顾，等等。但对领导者和老中医的不良行为，从来没有人去管，独独死盯在小人物身上找毛病，何怪乎说作"窃钩窃国"之论的大思想家庄周之伟大！

对那些对事不对人、利人利社会的铿锵诤言，不管他是什么人说的什么话，我们都应该听一听，作出共鸣的附议，向"刑不上大夫"的陈规陋俗挑战。

杂　谈

"名医"

真使人难以明白，为什么打开报刊读物，提高歌手声誉没有一个不冠以"名歌星"或"著名歌星"，甚至从来也没有听到过他姓名的演员，一被提及，也个个都是"名演员"，其中有些人正在艺校里再读一两年后才能拿到毕业文凭。提到中医，也没有一个不是"名医"，对 60 岁以上的，更非冠之以"名老中医"不可。10 位歌手、10 位演员、10 位中医，就有 5 双名歌星、5 双名演员、5 双名中医，几乎无人不名。最后群众对这些"名"，也就视若无睹了。

刘禹锡《陋室铭》有云："山不在高，有仙则名。"可知，山尽管很多，有了仙才能有名。那么，这些名歌星、名演员、名中医具备了什么像"仙"一样的法宝而赢得"名"的桂冠呢？或曰他们能唱歌、能演戏、能看病，那又与一般歌手、演员、医生有何相异呢？

为了知道"名医"的含义去找辞典。《中国医学大辞典》、《简明中医辞典》都没有此条目。旧《辞海》、新《辞海》也阙如。新《辞源》《汉语大词典》俱谓："著名的医生。"旧《辞源》谓："技术湛深之医。"由此可知，所称名医者，有两个条件：务虚的是"著名"；务实的是"技术湛深"。

各种辞书的执笔者，虽都是饱学之士，但"隔行如隔山"，总不及中医自己解释得更准确。《名医传》（唐·甘伯宗撰）、《古今图书集成·医术名流列传》，都只列人名而没有谈及"名"的标准。《医学入门》（明·李梴著）中仅有上古圣贤、儒、明、世、德、仙禅道术六类医家，而独独无名医。其"明"医的标准是"医极其明者也"。《本草蒙筌》（明·陈嘉谟著）第一篇即为"历代名医图姓氏"，这是传记中第一次出现图像的创举，可惜也没有说明怎样才算名医。

明·李濂《医史》的"凡例"中倒列出了名医标准，谓"历代名医……学本素难，方术醇正者……如刘守真、张子和、李明之诸子，平生著作颇多，其治疗奇，不可胜数。"到这里才明白，一个名医的必具条件，首先是"学本素难"，用现代语来翻译，就是说"要有真正中医的传统理论"，而又有相当水平；次为有大量经得起临床考验的著作，总结一句话，是"医极其明者也"。因之可以认为"名医"与"明医"是同义词。

明·肖京《轩歧救正论·医鉴》中把医分为：明医、儒医、隐医、德医、世医、流医、僧医、名医、时医即庸医、奸医、淫医、女医与疡医13种，内中的名医、时医、庸医、奸医、淫医五者，作为批判与抨击的对象。他笔下的"名医"，是"非明良之士，乃庸手粗工，貌无实学，巧窍声以炫人者"。这种声如金石、势胜雷霆、强于霹雳的评语，"名医"们听了有何感想？考肖京为明清之际福建益州郡人，6岁即熟读经书，16岁后更文才四溢，可惜在改朝换代之际，一生坎坷，忿世嫉俗，加之母病死于名医之手，毋怪乎对世事尤其是名医倍加痛恨了。

378

其实即使是名副其实的名医，也经常遇到更强的名医，有些还看似平凡的渔夫樵子，真的"强中还有强中手"。有这样一个故事，事见《古今图书集成·博物汇编·艺术典（539卷）·医典》谓："尘余地方一名医，将至四川开业。途中见一负薪者大汗而跳入河中洗澡。名医即估计此人必死。为了好意随他后面观察，以便急救他。见此人入饭店，取大量大蒜拌面饱食，食后又出大汗，平安无恙。名医即返道而回，不敢到四川去行医，并自叹而谓：'乡下人尚且知医，不要说城里人了，四川哪有我立足之地。'"

　　最后奉劝捧别人为"名医"者，请不要写"名"而写"明"。因为"明医"比"名医"可大大减少讽刺之嫌。再劝名医们自己，最好把秦、汉时隐士黄石公《素书·安礼》的"山峭者崩，泽满者溢"8个字作座右铭，置之案头。

古人心目中的人体各组织

我们当然有《灵枢》《素问》的教诲，对人体各组织，了如指掌，而且更涉猎到现代的生理解剖知识，更加深了这方面的认识。古人呢？他们毕竟是外行，而且还在古代，所以从侧面去观察他们的心中是怎样认识人体组织的，倒也十分有趣。

心：唐代诗人白居易《和梦游春诗》谓："扪心无愧畏"，宋代文豪苏东坡《书唐氏六家书后》有"心正则笔正"一语，可以反映出，古人以为心主宰了人的思想。

肝：唐·韩愈《答张彻诗》谓："肝胆一古剑"，宋·文天祥《上陈察院文龙书》云："所恃知己肝胆相照"。肝为刚脏，古人已能体会到这点，并且对肝与胆的密切关系也略知其一二了，所以《淮南子·俶真训》的"肝胆胡越"一语，更明确言明肝胆之接近相邻。

脾：清·吴敬梓《儒林外史》四十八回有"母亲看着，伤心惨目，痛入心脾"一语，清·曹雪芹《红楼梦》七十五回有曰："这是他向来的脾气"。这两个脾的地位，仅次于心而也能主宰着意识和性格。

肺：汉·曹植《三良诗》的"悲哀伤肺肝"和白居易《代书诗一百韵寄微之》的"肺腑都无隔"两者，并没有反映出其内涵，仅仅指一个脏器而已。

肾：说来或许你不信，"肾"字除在古医籍以外，在其他古代文献中很难见到，仅仅在《书·盘庚下》有过"今予其敷心腹肾肠，历告尔百姓于朕志"，但也指人身上的一脏器。因之可知古代包括文化很高的人在内，都不知道肾是什么，当然医生除外。

380

眼：《孟子·离娄上》："眸子不能掩其恶。胸中正，则眸子瞭焉；胸中不正，则眸子眊焉"。可见早在两千多年前就发现了眼睛是心灵的窗口。

耳：《水浒》三十回："收拾一间耳房，教武松安歇"，《红楼梦》三回："两边厢房鹿顶，耳门钻山"。古时建筑物，两傍对称的厢房，是成对的，故称耳房。两侧相对的门，称耳门。所以古人心目中的耳，是成对成双的含义。又成对的对联，就是从耳而成。

咽喉：《新唐书·李翰》："巡退军睢阳，扼其咽领"，《晋书·石勒载记上》："四塞山河，有喉衿之势"。以上的咽领和喉衿，都是兵家要害之处，一如咽喉。的确，咽喉在古人心目中，既要饮食，又要呼吸，还要讲话，当然为人身至关重要的关隘之地了。

鼻：《汉书·扬雄传》："有周氏之婵嫣兮，成鼻祖于汾隅"。怎不令人惊叹和夸耀中国古人的伟大——称最开始的为鼻。到现在才明了，人在胚胎发育过程中第一个形成的就是鼻子。

口：《太平御览·口铭》："病从口入，祸从口出"。对于卫生、处世方面，成了最好的格言。而且对《孔子家语·仪解》的"水所以载舟，亦所以覆舟"一语，作了有力而生动的疏注。

舌：《史记·留侯世家》的"今以三寸舌，为帝者师"及《三国演义》第三回的"某凭三寸不烂之舌，说吕布拱手来降"，都反映了古人认为舌头是最厉害的东西。无怪乎秦桧老婆王氏被称为长舌妇，宋朝半壁江山就断送在这个"舌头"上。

齿："马齿徒增""没齿不忘""唇亡齿寒"的"齿"很明了都是人身上的齿。但《诗·鄘风》"国人不齿"，陆游《送子龙赴吉州掾》"余事勿挂齿"的"齿"，似乎费解了。但根据《管子·弟子职》"同嚼以齿"及《礼记·王制》"终身不齿"

381

的"齿",则显然前者作同类、后者作记录来讲的。《说文通训定声》谓："男以八月生齿,八岁而龀;女七月生齿,七岁而龀。"古人倒观察得仔细,与《素问·上古天真论》的"齿为骨余",可以相互补充。

唇:《汉书·贾谊传》:"妇姑不相悦,则反唇相稽(现多作"讥")。"的确,每当不愉快时往往把嘴唇翘得高高的,尤其是小孩和年轻姑娘们。

发:《史记·赵世家》:"(蔺相如)持璧却立,怒发冲冠",《史记·项羽本纪》:"(樊哙)头发上指"。大怒的表现,可能都在头发上表达出来。

眉:《诗·豳风》:"为此春酒,以介眉寿。"这是古人认为长寿之征在眉,故而寿眉、介眉,都是歌颂人的长寿。《楚辞·离骚》:"嫉余之蛾眉兮",是言眉毛一美,整个面貌就美好了。古人对眉特别钟情,认为长寿和美丽都与眉相关。

须:《诗腋·形体》的"索笑掀应惯,含姿佛乍纤",就是赞美须的潇洒脱俗,毋怪乎关羽人称"美髯公"而更显示扬威风流。

我们天天泡浸在医学范围内谈人体各种组织,似乎早已生厌了,一旦跳出了医学圈圈而体会一下局外人尤其是古人对它的看法、印象,倒也十分有趣。限于篇幅,还有更多的资料,只能容之今后了。

中医古籍涉及知识产权问题者

每一部著作，它的著作者即拥有该书的知识产权，那是毫无异议的。尽管至今各种辞书上"知识产权"一词还没有座位，现在都已挂到了嘴巴上了。50年前的书本末页上即已写有"版权所有，翻印必究"8个字，其中"版权"两字，可能就是知识产权最初的名称。对此二字，老《辞源》、老《辞海》都有解释，谓："专有出版文书图画等利益之权"。看起来还没有涉及作者的知识产权问题。翻印者固然可被"追究"，而书中内容被剽窃抄袭，则算不上什么问题。

明代江苏丹徒人张自烈，字尔公，博学多才，晚年卜居庐山，编纂了一部《正字通》12卷，《康熙字典》即以此书为蓝本增益而成。到了清初，又冒出了一部廖文英编著的《正字通》。二者书名同，内容同，连卷数也相同。这个谜终于被康熙时高明县（今广东省高要县）知县令钮琇揭开，谓："文英购得自烈原稿，署以己名"（见《觚賸》）。钮氏为什么知之且详？因为廖文英出任南康知府（今江西省星子县），老家在广东连州（今连县）。而钮则出身宜春（今江西省宜春市）。一则江西人为官广东，一则广东人为官江西，而且同为康熙年间的官吏，加之钮氏也是一位饱学之士，哪能不知其中一切。至于这一件侵犯知识产权案，是不是提出交涉？交涉的话如何结案？则无法知道了。

中医古籍书中也有这样的事出现。如明·王肯堂在1607年写成了《女科证治准绳》5卷。计有杂证、胎前、产后等门。但在该书问世后13年又有《济阴纲目》，也是5卷（刻下有些版本为14卷，乃1665年为汪琪所重订的），作者武之望，书之内容基本上与王氏之《女科证治准绳》如出一轨。故而《四库全书提要》就指出："是书所分门与《证治准绳》之女科相同，文亦全相因袭，非别有所发明，盖即王肯堂书，加以详释、圈点，以便检阅耳"。《慈云楼藏书志》也谓："是编分纲立目，所载方论，即王宇泰之《证治准绳》中女科一门，盖从而录出"。

又清·汪昂于1694年完成了《本草备要》的纂写工作，并及时地梓印。他把浩如烟海的中药，来了一个精简扼要的整理，确能使临床医生受益匪浅。但在51年之后的1745年又有一部"孪生者"《本草从新》问世，作者吴仪洛。引以为奇怪者，后书大部分内容都为《本草备要》中原文、原句、原意。当然前者仅搜集药品470余种，而后者有721种。分类方面前者粗糙，后来精细。前者仅有一个草部，而后者在这一部中又分为山草、茅草、湿草、毒草、蔓草、水草、石草、苔草8类。我们不能不承认后书比前书高出一筹，但不应该照单全收地抄录前书。用现代知识产权来衡量，多少已有了侵犯。此外，上海广益书局在1941年出版了一本《增批本草备要》和一本《增注本草从新》。两书封面、版型、字体完全相同，而且所有插图也取用同一付锌版，使本来就已"何其相似乃尔"升级为"双包奇案"，真是中医文献从古至今独一无二的奇事。

也是这位吴仪洛在1761年出版了和汪昂1682年的《医方集解》十分貌似而质又相同的《成方切用》。虽然吴氏在汪氏700首左右的方剂基础上增出约1100首，但对前书90％以上的原文、原句进行了抄录，这又从何说起？

清·华岫云等整理的叶天士《临证指南医案》第8卷《鼻》第6案谓："汪姓，阴精不足，脑髓不固，鼻渊淋下，并不腥秽，暖天稍止，遇冷更甚，其为虚证显然……用天真丸。"药用"人参、黄芪、白术、山药、苁蓉、当归、天冬、羊肉"

8味。引以为奇怪者，高锦庭在其后几十年写成的《谦益斋外科医案·鼻渊》（上卷）第 2 案冯姓一案的医案如同复印一般，8味用药也完全同。我们没有证据怀疑高氏当了一回文抄公，但是这个谜，则不能不永远地"存"下去。

切勿曲解"医者意也"

绝大多数人把"医者意也"曲解为为医之道在于灵机一动，"悟"到即是。例如叶天士治难产，随手取了一张由树上落下来的叶子，服后即产。还有什么"以皮治皮""以眼治眼""以枝治肢"等，都是错误的。

我们第一个先要领会这里这个"医"，并非医生之医，而是指医生在临床上凭思维来作出决断建立治疗方案的动词。也就是说，当医生针对每一位病人的病情等，考虑出如何来治疗的一整套医疗思维过程，叫作这里的"医"。

"意"，《说文》疏为"从心音，察言而知意也"。这里的所谓"察言"，不能泥于一"言"，而是全面地观察。也就是说，依靠了全面观察，然后才可能获得深入认识，再考虑如何裁方取药。

如其以曲解了的"医者意也"而论，一切难产、便秘者只要一吃由树上自落的果子也好叶子也好都是特效药；吃了鸡、鸭、鸽、鹅的翅膀，人也会生出翅膀了，岂非笑话！毋怪有人借之作口实，攻击中医太玄而毫无科学可言呢！

医生治疗一个疾病，即使是对常见病、多发病，亦因时令、年龄、致病因素、体质、环境等的不同而不能处以一张方子，需区别对待，非经过一个了解病情→深入认识→诊断疾病→辨别证候→论证取法→遣方用药的整个过程不可。这一个过程，尽管在思维敏捷者，也需 10～15 分钟，再加上诊脉察舌，执笔处方，少不得 20 分钟。如此速度，则每小时仅可诊治 3 人次，上午一般仅可诊治 12 人次。现在，有些大夫一个上午诊到 40 号以上，即使以 40 号论，则平均每人次仅 6 分

386

钟。这 6 分钟连写一张工工整整的处方还不够，焉能谈到一个"意"字。

笔者领会，一个医生在临床诊治时，必须详细认识疾病，通过周密思考，然后落笔处方，才是"医者意也"。也可以说这句话与"慎思明辨"是同义语。

京剧·国画·中医

京剧、国画、中医三者，俱称国宝。的确，这三者在世界民族之林中，唯我有之。

京剧中的旗子，可作大元帅的虎符，又作白浪滔天的狂澜，在女角身边左右一夹又成为车辇，"A"字型一搭是滚石榴木。尽管它被莫名其妙地使用，但在观众们早就神往而随之地睹如真物了。蹲了腿走路是上山、登梯，两手一拉一揿就是开门关门，尽管空无一物，但观众们还是被带入剧情如身临其境。跑城的老徐策，一双腿和脚，在不同姿势下跑圆场，竟忠实地折射出他老人家愉快、欣奋、紧张、复杂的心情和心理。时而在平地上疾趋、时而在城梯上攀登，既表达出他在急奔，更流露出老年人的体力不济。法门寺的孙玉姣，凭她几个身段手势，鸡群真好似在舞台上出现了一般，栩栩如生。仅仅一双空手，就使人看到她在打开"丝线簿"，抽出纱线，再把它两股纱搓成一股线，搞乱了，细心地解纷清理，理清了甩在肩上，再绕到手上，穿针时以针眼小线头粗而屡穿不得成功，咬去了线头并用唾沫来把线头捻尖，再细心地穿针，穿了进去，纳鞋底、绣鞋面……一连串表演的动作使观众们不承认她手中空无一物。我们为了现代化、真实性，把车辇、滚石、榴木搬上舞台，那你还去欣赏什么？请老徐策到天安门去唱跑城，他跑得起来吗？给孙玉姣以真针、真剪、真布、真线、去表演法门寺，你有没有胃口来看她做鞋子？我绝非反对改革，但反对"画虎不成反类犬"的错改。自 1949 年后的确在京剧方面改革去了许多不合理的，使京剧趋向时代化而焕然一新。例如把过去"场面"（乐队）设在"入相门"（台的右侧）前、下跪时用垫衬、老生在演戏时可以随时地拉下了"口面"(髯须)来喝茶、"把场"者(即穿便服的非剧中人物)可以在台上走来走去、唱"老爷戏"(关公)的演员于出场前、进场后向关公香案叩头及"网巾、水纱"(即扎在头上的头套)里要安放咒符、拾黄金中乞丐起解中苏三落帽风中范仲华可以向观众讨钱,观众也可以向台上掷钱等革去了。但是,从来没有见过"小放牛"中真牛出场与"秦琼卖马"中真马上台。如其为了真实而用真的道具,那么"四郎探母"中公主抱了小孩,怎样来完成她的身段(即各种动作),尿尿起来怎样处理。所以京剧的现代化工作是成功的。其所以然者,是力求本身艺术的开发进步而并不强调与借助于话剧、电影。

无价之宝唐寅《莳田行犊图轴》,被公认为世界性的珍贵艺术品,但用西洋画理来评分,是不合理的作品,你看一株龙干虬枝数百年高松的高度,仅仅为站在同一线条上骑牛人,人头到牛脚高度的三倍半。更有一幅更珍贵的宋代·张择端《清明上河图》,如其也用西洋画的画理来权衡,不论在透视方面或比例方面,都是违叛理论的不及格劣品。但时历几百年,历代收藏家、鉴赏家、文艺家有谁指责过这一点。即以近人名画来说,吴作人在己巳年画的《藏原奔犁图》,那头壮健的犁牛,狂奔疾冲,俨然要破纸而出,可惜牛尾巴被画成马尾巴,但欣赏者并不认为败笔。因为国画力求"神似"而不若西洋画唯求"形似"。所以国画界今天还没有公开提倡国画科学化或现代化的口号,是明智的。

中医与西医,除了"要求病去人安"目的之外,一无相同之处,其理论体系,更是大相径庭。中医是宏观的,治证不治病,检验依赖"黑箱";西医则完全与之相反的是微观的,治病不问证,检验依赖实验。所以中医提出的"见痰不治痰,见血不治血""上病下取,下病上取""同病异治、异病同治""虚者补其母,实者泻其子"等,都使局外人瞠目而结舌。和西医理论来对照，可以说是"胡言谬论"。天下哪儿有痰病不去治痰、血病不取治血、上身的病去治疗下身、一种病什么药都可以治疗、一种药什么病都可治疗、肺病处理消化系统、肝病医治循环系统，真是天方夜谭。但把这些"胡言谬论"改掉了，则中医的灵魂——中医学术也就宣告消失。

中医之术，从秦汉到6～7世纪的隋唐，除《伤寒》《金匮》之外，基本上已感到单调贫乏，甚至流露出枯竭的征兆，不是唐·孙思邈的中西医结合（唐代的西医指呋陀医学），中医事业还是存亡难卜，更遑论其繁荣！孙思邈型的中西医结合，给中医世泽绵联，尤其是他的方式方法早已立出了示范榜样。

所以可以这样说，要中医前途，一定要中西结合。方法方式似乎至今为止孙式模型还是最好。

我们需要的不是中药加西药，某一个方某一个药治疗某一个病，在西医理论上取得了可行性后才来用中医的某法、某方、某药。假定这样做，犹如在京剧的《小放牛》《卖马》《四郎探母》里真要让真牛、真马、会得及时尿尿的小孩同台演出。

那么审议中医也雷同于京剧、国画吗？那也不尽然。艺术的欣赏，难免"文章自古无真价，全在他人好恶中"。对中医的鉴定更有一位铁面无私的评审人，即"疾病"。看它对你的此方此药，是"抱头鼠窜"呢，还是不值得给你回音。中医学术的生命力，深深扎根于它的实效基础上，辨证论治是它的精髓。若走"废医存药"的路搞中医现代化，那已毫无中医意味了，中医这一国宝安存？

神医的"神"是否妥当？

"神医"的"神"字用来表示医生的高明。是否妥当？西医没有这顶桂冠。要谈这个问题，就需先从中医业务水平谈起。

棋手有"段"、厨师有"级"、军队有"衔"，但过去中医却没有职称。如其一定要亮相的话，那么童叟无欺、老少一致，都称"医士"。

不过中医的分层次，时在春秋战国早已有之，《灵枢·邪气脏腑病形》的"上工、中工、下工"就是。上工治病十全其九，中工十全七，下工十全六。用现代语来说，上工治愈率为90%、中工70%、下工60%。

明·李梴《医学入门》首卷，把中医列为：上古圣贤11人、儒医41人、明医91人、世医26人、德医18人、仙禅道术19人、共6类206人。较两千年前的上、中、下三工更不科学。一则这206人基本上都可称名医，再则"儒"、"德"、"明"三者，区别更无标准与界域。

根据笔者浮沉于医林60多年的体会，可分为：懂、通、熟、精、化、神6个阶段，也就是6个层次。

懂：了解或明白，这是跨入医林的第一步。也就是懂得中医是辨证论治的、什么叫辨证论治，懂得五行生克，懂得十二经络，懂得奇经八脉，懂得药性，懂得方剂的组成与应用等。

通：能把所有懂得的上述知识，贯通起来。可以应付一般典型病、常见病。

熟：对上述所得进一步熟悉、熟练掌握，可以在临床上单独应诊。

精：非但熟悉通透，而且更达到精通的地步。每来一个复杂的病，甚至疑难杂症，可以利用其掌握的知识不致捉襟见肘地对付。达到这个水平，可以相当于主治医师一级的职称。

化：在精通的基础上能够变化地用活它。也就是运用举一反三的手段把书本知识用来对付临床上奇疴怪病或顽固难治的疾病。例如取缩泉来治疗多涕症，用半首阳和汤来治疗腮腺混合瘤，用小柴胡汤来治疗顽固性失眠，用十枣汤来治疗突发性耳聋等。尽管这类治疗在旁人眼里目为"莫名其妙"而确能收到满意的疗效。这样已足够坐上副主任医师的交椅上了。

神：在化的基础上，更熟能生巧，辨证如饮上池，遣方用药轻松自如，顽疴、疑病、杂症，十之八九可以迎刃而解，成了一个神通广大的中医。因之也稳如泰山地高坐在主任医师的位置上。

所以，把"神医"解释为"神仙医师"，那就欠妥了，领会为"神通广大的医师"，那是名正言顺的称谓，其谁曰不宜！

喉科睥睨傲江苏

【弁言】　人谓："江苏的中医，是人文会聚，辈出名医，甲于天下"。其实并不尽然，君不见浙江、安徽、福建、四川等未始不是也如此。再看后汉两圣（张仲景、华佗）、金元四家，江苏连半把椅子也没有座位。可是独独咽喉这个小科，倒诚如《后汉书·仲长统传》所谓"逍遥一世之上，睥睨天地之间"，自明代到解放，一直冠居全国，着实可以炫耀一番。

这方面的情况，可以在文献著作、内外用药、名医众多以及特殊事物上忠实地反映出来。

【著作】　现在能读到的第一部咽喉口腔专业书《口齿类要》一卷，为明代吴县薛己所撰。薛字新甫，号立斋。

《医籍考》中搜集的喉科书 10 部，其中 8 部已全部佚散，仅存的 2 部喉科书，一为上面所谈到的《口齿类要》，一为《喉科指掌》，计 6 卷，作者松江人张宗良，1757 年初版。考松江地区（其时上海仅为松江境内的一个小小渔村），自北宋开始一直隶属江苏，1958 年起才划归上海市。张氏此书非但第一部以"喉科"命名的喉科专业书，而且所有后世喉科书的风格、安排完全依此为蓝本。

《尤氏喉科》，书成于何时难考，第一次梓版为 1750 年。作者尤存隐，无锡人（根据 1982 年江苏科学技术出版社出版的干祖望校注《尤氏喉科·序》）。

《咽喉经验秘传》2 卷，1794 年刊行。作者无考，整理校刊者程永培，字瘦樵，元和县（今苏州市）人。

《疫痧草》3 卷，1801 年刊行。作者陈耕道，字继宜，常熟市人。

393

《喉科杓指》4卷，1815年刊行。作者包永泰，字镇鲁，邗东人。邗东现在江都与淮安之间，相当于高邮一带。

《烂喉丹痧辑要》不分卷，1867年刊行。作者金德鉴，字保三，元和县（今苏州市）人。

《焦氏喉科枕秘》2卷，1868年梓行。作者金德鉴。

《喉科家训》4卷，成书时期待考。系明代崇明县（今属上海）人步忠遗著。

《疫喉浅论》不分卷，1877年刊行。作者夏云，字春农，甘泉山（现在江都西北35里处）人。

《痧喉证治汇言》不分卷，时代待考。施猷纂编。施号小桥，崇明县人。

《喉科集腋》不分卷，1881年刊行。作者沈青芝，溧阳县人。

《痧喉正义》不分卷，1889年刊行。编者张振鋆，字筱衫，江都人。

《喉科正的》一卷，1890年刊行。作者曹心怡，字叔培，苏州人。

《喉痧至论》一卷，1898年刊行。作者过铸，字玉书，无锡人。

《囊秘喉书》不分卷，付刊于1902年。作者杨龙九，清代常熟市人。故而初版扉页上的隶书"囊秘喉书"四字，为同乡翁同龢手书。

《喉痧证治概要》不分卷，刊行于1927年，作者丁甘仁，号泽周，武进孟河人。

《疫喉痧疹辨证》不分卷，1928年刊行。作者王珏，字云门，江都人。

《喉科宝筏》不分卷，1935年刊行。作者曹普，字年华，无锡人。

喉科专业性医案，仅见过1部，乃清·苏州名医陈莘田手

笔，书名《枫江陈莘田先生外科临证·文集》一卷，内有烂喉
痧、缠喉风、木蛾等 24 种咽喉病。临床时代从清·光绪丁未
年（1907 年）三月开始。

还有不少散见于民间的喉科著作，有些以身居僻壤知名度
不高而未予重视，有些以梓印不多而流传不广，更有无资筹刻
而饲籯复瓿者。以下仅从笔者读到的江苏省、府、县、州地方
志及部分旁证得来的节录一二。虽然遗漏者多，总算聊备一
格。如：

同治十三年《扬州府志·人物》："朱宜，字驭时，著有
《喉方集解》四卷。"

光绪九年《苏州府志·艺文》："陈基，字杉山，著有（喉
科）《杉山遗稿》。"

光绪六年《昆新两县续修合志·著述目》："孙天骐，著有
《咽喉问答》。"

1938 年《川沙县志·著述》："张思义，著有《喉痧要旨》
一卷。"

1919 年《上海县续志·子部》："徐鉴享，著有《喉科摘要》。"

1922 年《宝山县续志·书目》："王士芬，著《喉科经验良方》。"

《读书偶见续编》："吴炳，清·常熟人。辑《喉科附方》
一卷，刊于嘉庆十三年。"

《枫泾小志》："清·金山人郑冈子，继父业，著有《喉科
源远集》。"

医用器械图，在现代看来已十分普及而寻常，可是在 150
年前的清代，则十分罕见。但引以为惊奇者喉科医械图竟然也
有一份，出于江苏人之手。乃华亭（清初并入松江县，1958 年
后属上海）名医高文晋、字梅溪的《外科图说》4 卷，梓行于
清代道光甲午年（1834 年）。展卷第 1 页即为"外科应用刀剪
钳针各式物件全图"。内有喉科专用的押舌板、喷筒（俗称哔哦，
即喷粉器）、笔刀（专用于切开扁桃体周围脓肿）、勾刀（用以

395

扩大脓肿的创口）、长针（针刺用）、三棱针（喉风刺少商、商阳穴放血用）、各型烙铁（烧烙扁桃体专用品）、牙药匙（口腔上药用）、小匕、大钳（取咽喉异物用）等10多种。

【内外用药】 全国所用喉科外用药，丰富多彩，各有不同，但都以《尤氏喉科》的碧丹、金丹、十宝丹等作基础主药。即使几种秘制方法，谁都不能另找别径。这本《尤氏喉科》恰恰是江苏的喉科名著。

锡类散，为口腔咽喉科最有名的外用药之一。出于《金匮翼》。这书为清·尤怡补充《金匮心典》而作。尤氏字在泾，长洲人。长洲县，清·隶苏州府，后并入吴县，现划属苏州市。

中医对严重的喉阻塞唯一有效的方法是急服六神丸。虽然该药被广泛地运用于许多外科病，但毕竟以治疗咽喉病为主，故"文革"中除四旧时，把它改为"咽喉丸"。清·雍正、乾隆间医生雷大升发明了六神丸，在其父雷嗣源开设的雷诵芬堂药铺里出售。以药效极灵，业务爆炸式地蒸蒸日盛，终于诵芬堂不称，都称为雷允上药铺，允上乃大升的别字。因其声名震及国外，1912年初期，对六神丸垂涎已久的日本药商，想尽各种办法来盗取秘方，以雷允上防范严密，终不得逞。当六世孙雷滋蕃负责药铺时，日本竟然也出现了"九兰图"的六神丸。后来经过不少周折，总算捣毁了"九兰图"，六神丸得到了保护。发明人雷允上就是苏州人。

【擎拿】 擎拿，是综合了擎、拿穴和运气三者而成的专治急性喉阻塞的有效治法。

清代有金山县人陈某，精于技击。途经杭州把某寺方丈杀死，并焚毁了该寺全部庙舍。该寺武艺特强的大觉和尚，恰恰外出而免于一死，回来后在灰烬中找到一副铁制的雨伞骨架，伞柄上刻有陈某的姓名与地址。于是和尚到金山复仇。陈不能敌，乃避难于甪（读 lù）里庵世医喉科侯守琨家，侯则予以优厚招待。陈在感恩之下，把一套擎拿术全部赠予侯氏，侯氏喉科因有此术而名声更大。这套擎拿术当然秘不传人。后至侯六如一代，因六如精攻内科，并收有几个学徒，从此这擎拿术就公开起来。得其真传者，唯当地的黄金质老医生。"文革"后上海中医学会曾组织人力、物力以总结黄金质的擎拿。事仅及半而黄氏以高龄去世。1989 年度《中医年鉴·杏林人物》云："干祖望……以抢救急性喉阻塞的擎拿术，名噪上海、松江、金山一带。"其实，笔者也仅仅学到一鳞半爪，在当时是作为糊口之计。而且当时在江苏、浙江省这片"杭嘉、沪"地区，喉科医生基本上人人都会这一套。

不过其治愈率很不稳定，在现在气管切开术被普遍掌握的形势下，这一套治疗方法，已渐淘汰。

【名医】 谈到名医，各处都有，而且纵则数百年，横则10 多万平方公里的江苏，怎能罗列得尽？只能根据各地地方志中节录几位，聊以装点门面。

光绪《江都县续志》："王涂林，清·江都人……治口齿喉症应手辄效。"

光绪《丹徒县志》："焦山寺僧寂会，姓邬，字心融，号啸江。清·丹徒人。神于喉科，亦以喉医著声。"

近代《江湾里志》："马秉义，字逢伯。清末民初宝山人……擅治喉痧。"

光绪《江阴县志》："叶时隆，字茂之。清·江阴人……治喉科危症能立效。"

光绪《娄县志》："江源，字笏溪，清·娄县人……治喉病有神效。"

民国《续修江都县续志》："王茂林，字寿泉，清·江都人。父淦林，以喉、齿、疡科名于当时。"

光绪《南汇志》："张其相，清·南汇人，精疗喉疾，得不传之秘。"

民国《重辑张堰志》："侯守琨，字秋帆，清·金山人……

治喉闭善用擎拿法，求治者履满户外。俍元杰，字六如，传其术。"

光绪《无锡金匮县志》："尤仲仁，字依之，明·无锡人，以喉科名。御史周清尝为一吏平反冤狱，而受赠秘方十有七。周死，为甥所得，即仲仁祖。仲仁补授太医院吏目。自此世以医传。"江苏的尤氏，在江苏乃至全国于喉科方面的影响极大。1981年《浙江中医学院学报》第3期干祖望的"尤氏喉科"一文中，作过详细的考证。

注：凡以上"著作""内外用药"两节中已经介绍过的喉科医生，本节中都未列入，以免重复。

【结语】　江苏的喉科，对全国的喉科影响极大。

这里还有一件大事，也可以炫耀于医界，即现在的喉科都已嬗变为耳鼻咽喉科，一般都始于1972年前后。就是全国统一教材的讲义，也是从第3版（1975年）才开始在《五官科学》中的第二部分才出现"耳鼻咽喉科"。而上海市松江县城区西外秀野桥东"松江城厢第四联合诊所"，在松江划归上海之前6年的1952年，就挂出了"中医耳鼻喉科"的招牌。

我题"喉科睥睨傲江苏"一言，恐怕不会有人提出异议吧！

鼠

老鼠纵然在十二生肖中座居首位，但我们对它总鄙视得很。成语中就有：鼠目寸光、鼠首偾事、鼠窃狗盗、鼠腹蜗肠、鼠肚鸡肠、鼠辈之流等等难听的贬词。即使京剧《五鼠闹东京》中的锦毛鼠白玉堂扮相英俊，但一听其大名，也令人泛恶欲吐。

好事的古人，也曾为它写了一篇赞美辞谓："凭社而居，供穴而揖。忌器难投，翻盆谁执。或舞于门，或窜于室……小为鼷，大为硕。驾化无常，鸱衔如贼。尔无拥杖而号，我将迎猫而食。"可惜得很，你想赞美它，事实上却赞不出一个美字。还是老鼠过街，人人喊打。

笔者十分遗憾，千不该万不该，偏偏在鼠年光临尘寰。1988年元旦写了一首先韵七律诗，为："一生两度戊辰年，看尽炎凉百万千。鼠肖莫嫌成猥客，龙腾不必让先贤。只需有德能驱鬼，毕竟无私可对天。海屋筹添难服老，新功再立尚加鞭。"生肖尽管让它去猥琐丑恶，而人则更要禀公排私，为人民多做一点贡献。诗中"鼠肖莫嫌成猥客"，自认为点睛之笔。

其实历代名医中不乏属鼠的，对我来说更是莫大的安慰，反过来适足以自豪。如：

李东垣　生于庚子年（1180年）。

吴　崑　生于壬子年（1552年）。

李中梓　生于戊子年（1588年）。

蒋示吉　生于甲子年（1624年）。

王清任　生于戊子年（1768年）。

曹仁伯　生于戊子年（1768年）。

陈莲舫　生于庚子年（1840 年）。

蒲辅周　生于戊子年（1888 年）。

岳美中　生于庚子年（1900 年）。

以原始资料不全，定然有许多遗漏。

《医宗金鉴·外科心法要诀·痔疮》24 种痔疮中第 12 种称为鼠尾痔，可能是瘘管外表突起形如鼠尾而称。《中国医学大辞典》中有"鼠奶痔"，注谓形如鼠奶之痔。《诸病源候论》把淋巴结肿（炎）在颈部腋部的称为鼠瘘，可能巢氏认为系"误食鼠食"所致之故，因之后世就有用猫头（或骨）炙炭加冰片来治疗已溃的淋巴结核。近来（约在 1950 年开始）治疗颈淋巴结核，常用猫爪草，据我所知，疗效尚可，一般用量为 10 克。其实它并非猫的爪子，乃为草药，其状的确一如猫的爪子，而且特别地像。可惜未被《本草纲目》所搜集，即使近代巨著陈存仁的《中国药学大辞典》与上海科学技术出版社 1977 年的《中药大辞典》中也付之阙如。

老鼠入药治病，虽然肉、血、肝、尾、皮都有，但唯有鼠矢取用最多，药名两头尖，可治小儿疳疾，且具解毒清热作用。其实老鼠在药用上以外肾最有价值，根据书载为壮阳品，因是睾丸之故。如能生杀取出后，即用朱砂干醮，再用烘箱烤干，煎汤以内服形式来治疗惊厥，效颇显著。

还有一件事，使人难以理解。明代，山西省大同的黄鼠和清代河北省承德的黄鼠，都是贡品，据说是皇帝御筵上的珍馐。《云中郡志》《大同县志》《承德府志》及《北廷事实》等文献上都有记载。

"江郎才尽"与老中医

江郎，即南朝·梁时代人江淹，字文通，考城人，少年时孤贫好学，才能出众，以文章见称于世，故人称江郎。《南史·江淹传》："尝宿于冶亭，梦一丈夫，自称郭璞，谓淹曰：'吾有笔在卿处多年，可以见还。'淹乃探怀中五色笔以援之。尔后为诗，绝无善句，时人谓之才尽。"这就是"江郎才尽"的故事。

根据郭璞"吾有笔在卿处多年"一言，则可知这五色笔是郭璞在江少年时梦里给与他的。这是"梦笔生花"的故事。其实"梦笔生花"的故事还有两个：一为也是南朝·梁人纪少瑜（字幼场，秣人），少时，梦见陆倕（梁初武帝时官太常卿）把一束青缕管笔送给他，并谓："我以此笔犹可用，君自择其善者。"从此纪即文思大进；一为《开元天宝遗事》的："李太白少时，梦所用之笔，头上开花，后天才赡逸，名闻天下"。这3个"笔之梦"，可靠性一望而知是不会高的，但有一点可以相信，赠笔或生花之际，都在少年时；没收彩笔之际，确在老年暮岁，说明人到晚年智力已大大的衰退，不是江郎也难免才尽了。为什么老年才尽？清·汪昂早已替我们解答了，谓："老人健忘者，脑渐空也"（见《本草备要·辛夷》）。其所以"才尽"，即"脑已空也"，而决非五色笔被郭璞没收。

成书于1824年江涵暾4卷《笔花医镜》，其所以独冠"笔花"者，巧在著作者姓江，妙乎哉书名。

清代桐城名士姚文燮，顺治进士，书画文章睥睨于一时，所撰《无异堂集》也有洛阳纸之势。可是年届60之际，忽病中成为文盲，即其自己姓名也不自知（见王士祯《居易录》）。

401

如其用汪昂之言，也是"脑已空也"，而且空之又空。

现在坐待"脑空"的 70 岁以上老中医，不管他"名"不"名"，大多占踞了杏林中的重要之地。虽然社会上有这样一个顺口溜，谓："六十小弟弟，七十满街飞，八十多来西，九十撑片天，一百不稀奇，百出才算上年纪"，但要他们"脑不空"而永葆青壮年时代的良好状态，毕竟太难了。可惜得很，这批中医宝贵的财富，尚未得到各级领导真正的"爱护"，更遑论真正的"善用"了。对这一批"才"将告"尽"的"江郎"再不加以真正的"爱护"与"善用"，这个责任甚至是罪过，各级领导是无法推卸的。

真正的"爱护"，绝对不是像对古玩文物般地供奉起来，也不在乎问候寒暄、关心生活等细屑之事，而是尽量满足其开拓业务的需求，不应借口爱护、安全、老了等好听词汇来阻挡、抑制他开拓业务。《太平御览·兽部三·虎上》："投虎千金，不如一豚肩。"因为这批老人中不计较"千金"的供养，而独独渴求"一豚肩"地发挥余热、舒展储才！

402

鼓励老人们上临床、登讲台、搞科研（自愿的例外），真是笨透笨透的"笨用"。提一份老人诊金中的号金作为奖金，更是助桀为虐之举。事实上现在所需要的是"善用"。"笨用"是杀鸡取卵。"善用"是凿贮水防旱的水库以养鱼，获利防旱双丰收，而且可以取之不尽。

对老中医的"善用"方法：第一，改变现在专家门诊方式，改为针对每个科中久治不愈的疑难杂症，请他们随时随地予以解决；第二，由单位主持向全国各学院、医院、研究所等发出通知，欢迎把他们那里无法解决的难题（包括临床、教学、读书、古文等）、难字、难文等送来，请老人们解答，笔者就乐于做这个工作，可惜来源太狭；第三，临床一定要配主治级以上的助手，因为即将"才尽"的老人，难免会出差错，遗祸病人，这样则一方面可以总结他的经验，另一方面是把关；第四，对老人们的笔记、医案、写作等，予以顾问、重视、整理、保存等，但不"包送"出版，因为有些写作仅能作为参考而未达到出版水平。康有为有一句名言，是"用耆老者可以为守常，不可以为济变"（见《政论集·上请帝第二书》）。"济变"，大有青壮年者在。而现在"后继乏术"，早已叫喊多时；"中医西化"，更是最大祸殃；中医之"常"已不常，正好需要"耆老者"守常以撑起这片天。

在"爱护"与"善用"之下的老人，"脑空"定然迟缓再迟缓。孙思邈的伟大事业，就是在 80 岁以后的 60 年中成就的。当然与唐太宗李世民的"爱护"与"善用"，更是最主要原因所在。

庄周梦蝴蝶还是蝴蝶梦庄周？

偶读唐诗人李商隐"锦瑟"七律第三句"庄生晓梦迷蝴蝶"后，不由得遐想翩跹：庄周梦醒过来，发现的是庄周做了蝴蝶的梦，还是蝴蝶做了庄周的梦？因之也联想到现在太不公平的事，是现代的不公平？还是过去的不公平现在把它矫正过来了？

一个脑科专家费了七八个小时做了一个开颅手术，仅仅可拿到 1～2 元的夜餐费，而一个理发师只须花 3 分钟"超"（理发业行话即剪一剪）一个"马驴子"（理发业行话称光头为马驴子），就要 1 张"大团结"，实在使人难以理解。

阅 1993 年 6 月 1 日《扬子晚报》影星宋佳的《我为京剧鸣不平》一文，该文谈及，在同一台晚会上，给梅葆玖先生酬金 500 元，而一档相声演员则 5000 元。当然这档相声大师确是名家，但梅先生毕竟是世界名人，何其倒挂至如此？

现一个歌星，只须在几分钟内高歌一曲，酬金以万计。曾有人做过这样一个小统计，谓："一个歌星唱 10 分钟，一个名老中医要工作 9 年 5 个月。"你怎样评说呢？

前天全家人一起聊天。在珠海市工作的儿子（是西医）对我说："爸爸，你真可怜，知名度不算不高，而工资仅仅 300元，而我呢倒有 700 元，你只有我的 1/2。"话音未落，孙女儿也对我儿子说了："爸爸，我看你比爷爷还可怜，我（在澳门镜湖医院手术室当护士）的工资和你比一比，你仅仅是我的 1/4。你不是比你的爸爸更可怜吗！"

庄周梦蝶还是蝶梦庄周，我们不去研究，不过我则认为过去我们一批人的今昔之比，可能是把过去的不平，今天纠正过来了。如此一想，则又能心安理得地努力工作了。同时再读了一下宋宗室赵孟頫说过的"小人好争利，昼夜心营营；君子贵知足，知足万虑轻"，又把70多年前熟读的"王何必曰利，亦有仁义而已矣"（见《孟子·梁惠王》）写在镇纸上置之案头作座右铭。

墨迹未干，外孙放学回家，即问我："仁义是什么?"的确，他们与这两个字早就"绝交"了，当然不会知道的。我反问他："利是什么?""银行里存款，定期的比活期的利大，长期的比短期的利大。我们的老师雨伞都买不起，因为利没有；校门口香烟摊上的叔叔，他什么都有，因为利大。"

庄周之梦还是蝴蝶之梦，永远地盘踞在脑子里，愈想愈迷糊、惘然。

405

漫谈"总结经验"

中医界现在盛行着"总结经验"一举，确属好事，上承先贤，下启后秀，真是提高业务水平的最佳良策。

不过一个人对自己的经验，往往不会太重视，甚至有了这个经验而自己还没有自觉。旁人替他总结，有时也由于见仁见智而有失原来精神。如其是他的入室弟子替老师总结，则以系统相关而利多弊少了。

常见同一事物，两个人来总结，就可出现了两个绝不相同的论点。例如：

清·采蘅子《虫鸣漫录》记叶天士医事一则，谓："一家娶妇，甫却扇（古时厅堂里用以遮隔的幛帏之类）而妇晕绝，延叶（天士）诊视。叶掩鼻入房，视之曰：'易治耳。'令人异妇至堂中，命取大粪数桶，围置而搅之，秽气蒸腾，妇遂醒。叶曰：'此为香麝闭气所致，故以秽气解之。新房中须撤去香物。'"

同一时间的青城子《志异续编》也有叶天士同样医疗故事，谓："富商某，生一子，年二十余矣。忽得一病，不语不食，惟瞑目卧，延医投以参芪等补药，罔效。商人大恐，延天士诊视。甫入病人房，至床前，即趋出，曰：'不必切脉，已知之矣。'将病人移于外书房卧，用极陈小便一大桶，置病人头侧，再用空桶一，着人以瓢取小便，高倾入空桶内，取完复又倾，转约一二回，病人呻吟索饮食，豁然而起。当叩其故，天士曰：'我始进房，即闻异香扑鼻，及至床侧，香愈馥烈，知病者因香窜过甚，正气耗散而然，故用陈小便之气以收之耳。'"

　　两者病因病机相同，治疗方法相同，并且同是叶天士这个人。而两者的解释绝对不同，前者谓"香麝闭气"，后者谓"香气过甚，正气耗散"。其实香麝耗散之说是正确的，香麝闭气绝对错误。但这里并非审议谁是谁非问题，主要是告知人们同一事例到了不同总结者的笔下，竟会出入到面目全非的地步。笔者提议，总结文稿，必须经过被总结者过目同意。当然被总结者已谢世，那也只能凭总结者塑造化妆了。

话话医话话医医话医话医话

这个仅用 2 个字组成 12 字的题目，似乎十分拗口别扭，但却十分清楚达意。第 1、2 字的话话，应该作谈谈的意思来领会。第 3、4 字的医话，是指医话类作品。第 5、6 字的话医，指所谈的都是医学、医药、医人、医事的话题。第 7、8、9 字的医话医，是医生讲医务的事。第 10、11、12 字的话医话，是说所谈论的都不出医门的话。联系起来，是：谈谈医话这个东西，是医生所讲的话；医生应该谈医，所以这种话都是医家范畴之内的话。

考中国的文化文学，确是广深博大，四千年来一直占领着世界文坛的鳌头，时至今日还在"看好"之中。据统计，中国单单文章一族内就有 50 余种不同性质体裁、格调和专用名称。如：

文：指集合众字，联缀成篇的大块文章也好小品也好的总称，例如论文之类。

史：专记历史的文章。我们中医则有医史。

经：作为为人准则或为某一种事业或技术的基础指导者。中医有《内经》《难经》等。

典：具有权威性、作为根据和证则的文字，我们有《药典》。

诗：为文之可歌可咏者。如中医的"论五脏见四脉应时诗"（见《寿世保元》）之类。

词：具有严格的体裁，有仗对、有韵脚、有平仄，而且还有"满江红"、"如梦令"、"水调歌头"等各种词牌，全文一字不能多，一字不能少。

歌：可配以音乐供唱讴之用，大体如诗，而平仄、押韵、

408

仗对十分马虎的散文。如中医的《百穴法歌》《胜玉歌》（见《针灸大成》）之类。

诀：也与诗相同，更不谈什么平仄、押韵，更无趣味可言，仅仅资人把所读的书便于记忆而已。如《汤头歌诀》之类。唯清·张秉成的《成方便读》，则诗的韵味尚存。

赋：有别于诗词的韵文，也有平仄、仗对，而主要以骈体、四六句出之。如中医的《药性赋》《伤寒用药加减赋》（见《伤寒标本》）之类。

书：有两大类，一为信札，一为论文。前者如《与叶大调生论刘悉阶温热病书》（见《世补斋医书·文十四》），后者有《十药神书》《医医病书》之类。

联：或称对，或称对联。仅用两句平仄认真、仗对工整而不拘长短的对句即成。例如孙思邈墓前的"铁干铜条耸碧霄千年不朽；铅烧汞炼点丹药一匕回春"就是。

序：又称叙。是一部完整的作品，在扉页写一篇具有简介或赞美的文章。可以作者自己写，如"《千金要方》序"、"《千金翼方》序"之类；也可由他人所写，如吴士奇写的"《外台秘要》序"及张朝玲写的"《重刻本草纲目》序"之类。

跋：体裁及作用与序相仿，但不置扉页而置于书末，例如无名氏替《医林正印》、施梁替《简明医彀》写的跋就是。

诏：或称旨，是统治者向下嘱咐的文章，如《太平圣惠方》的序，就是。且看序文开始一句"朕闻皇王治世"及最后一句"宜知朕意"，即一目了然了。

奏：与诏相反，是下属对皇帝的陈辞，如《医宗金鉴》扉页的"太保议政大臣……鄂尔泰谨奏"之类。

诔：也作赞，是用以歌颂死者生前功勋的文章。如元·戴良的"丹溪翁传诔"（见《古今图书集成》）之类。

铭：即诔或赞刻在金属品上的。

碑：即诔或赞刻在石碑上的。

檄：用以申张正义，讨伐坏人坏事的文章。如"讨疟檄"之类。

讣：专用于报告人死亡的通知书。

唁：专用于慰问死者遗属的文章。

还有如识、志、牒、牍、禀等，加之解放后的大字报、报告等，更显得洋洋乎大哉。但引以为奇怪而遗憾者，我们的医话这种文坛之花，却始终没有被承认而列居榜上。

最早的医话，可能是宋·李柽的《医家妙语》，但笔者未见过此书。考宋·宣和时进士李柽，精通易经，善星历占候之术，未闻与医药方面有关。不过话又说回来，一个知易经精星历的学者，大多都精究医学的。

医话盛极于清末民初，但它在浩如烟海的中医文献中，比例还是微不足道如沧海一粟。其中可读性较强者有：

蒋名甲（1784～1856 年）的《医林丛话》。

陆定圃（1802～1865 年）的《冷庐医话》。

吴以成（1873～1917 年）的《石湖医话》。

卢其慎（？～1923 年）的《敬之医话》。

陆士谔（？）成书于 1936 年的《士谔医话》。

其中知名度最高的当推《冷庐医话》。他还有《冷庐杂识》8 卷，杂识之识（读 zhì），记的意思。此书比前书多出 3 卷，其中也有几篇还是谈论医学的。《士谔医话》的文笔当然大逊于《冷庐医话》，但亦可以一读。

谈到医话，首先就是在"医"和"话"两字上下工夫。其一当然非医不话，话则都要在一个医药范畴之内。其二是话，不能板着面孔讲话，也不能轻佻浮浅；既要郑重，又要潇洒；既要言语流利，又要言出有据。那么怎样才算及格？你只要做到唐诗人元稹《行宫》中"白头宫女在，闲坐说玄宗"的话者随随便便，听者侧耳凝神的功夫，那就及格了。

总之，医话一类文章，是具有独特形式的小品文，必须具

410

备5个严格的条件：其一，文字简练精辟，绝对不能拖泥带水，必须做到删枝削叶。要有"大抵学问文章，善取不如善弃"（引《刘刻遗书·与周次列举人论刻文集》）的本领。其二，内容广泛，无拘无束，议医议药，论古论今，评书评人，考证纠错，阐微发隐，读书体会，临床心得，更可以皮里阳秋地讽刺时弊等，都可出于笔尖，大有信手拿来尽是文章之概。不过做到这样，并非易事，张闻天就说过："有丰富的生活知识和广博的书本知识，才能左右逢源"（引《张闻天早年文学作品选·序》）。其三，一言一语，必须俱出新裁，最要不得拾人牙慧，鹦鹉学舌，使读者有"似曾相识"之感；或读了两句，已知全文。茅盾就赞成这样的文章，谓："抄写的方法，愈独创愈好"（引《茅盾全集·杂谈》）。其四，使人读了之后，在业务上有所获益，至低限度也要增长读者的常识。若"文贵如布帛菽粟，有益于世"（引《明史·董伦列传》语），才是合格的医话了。其五，必须做到"必有事实，乃有是文"（引《陆游集·上辛给事书》）的实事求是，用现代语来说，是要有真实性和科学性。必须做到有浓厚的可读性和引人入胜的趣味性，力求做到李渔（1611～1679年）的"开卷之初，当以奇句夺目，使之一见而惊"（引《闲情偶寄·大收煞》）一语。尽管不折不扣地符合这5个条件，但尚难称佳作，仅仅是才有了写医话资格。

411

相反，还有6个大忌：其一，仅仅介绍几个病例，形同病例分析或总结，绝对不是医话，忌！其二，正襟危坐，规而矩之，讲一套大道理，这是论文，不是医话，忌！其三，大谈经验，且都是大众所周知的普通常识，充其量是经验介绍，不是医话，忌！其四，大家都知道的甚至比你还知道的多的，你却不嫌其烦地津津乐道，这是文抄公，更不是医话，忌！其五，凑一个病种，从病因开始，写到辨证、诊断、治法，到备注，长篇累牍，流水账一般，这是在写讲义，当然不是医话，忌！

其六，读者读了后，一无所获，这是骗稿费，不是医话，忌！

凭此"五要""六忌"作准绳，医话是怎样一类特殊小品文，就了如指掌了。这种轮廓，古人称之为"品"。清·汪琬曾批评那些不入品的写作谓："不立品者，必无文章"（见《尧峰文钞·江天一传》）。

喜欢写医话的同仁们，请多多阅读些医话。阅得多了，读得久了，绝不再写不是医话的医话，有如"熟读唐诗三百首，不会作诗也会吟"。切弗率尔操觚，写一篇短文，冠之以医话。同时也希望各刊物的编辑，把一把关，不要把假冒医话放到医话栏中。

最后，把本文这个题目作为上联，征求海内外文学爱好者配一下联，寄到寒舍。上工之作，当高攀文字之交，并酬以纪念小品。不过贫医寒士，哪有高级礼品，仅仅最新出版 30 万字拙著一册耳。

【注】 文未寄出置在案头，老友刘公见之即作了下联，为"谈谈易谈谈易易谈易谈易谈。"平仄严格，仗对殊工，而且易谈有此书名。

又：江苏省如东县丰利医院俞淦琪，为"谈谈文谈谈文文谈文谈文谈"。

又：湖南省国营西湖农场医院姜鹤群，为"评评影评评影影评影评影评"。

茧 斋 医 话

　　1949年前我把诊所称"冷来阁"，取意当时政府取缔中医，我们处于"冰冷"之中，而且随时随地可以"来"一个"搁"浅。来宁工作，又题书房为"茧斋"。涵意有三：其一，线装书、洋装书塞得满满的十个特大书橱，挤在15平方米的屋子里，再加上散装的书、写字台等，仅仅容我像蚕蛹一样小心挪动。其二，在有我参与编写的书上，都加上一个红色标签。四壁书橱里有红签者倒也不少，人在室中一如丝缠在蛹的身上。其三，意取唐·李商隐《无题》的"春蚕到死丝方尽"。现在书房扩大了，又改名为"六白居"，即白衣战士、白下居民、白发苍鬓、白丁黔首、白手成家、白痴处世。

　　医话者，是医家的话。所讲者是医，听者亦是医，局外人而要听者必然心往于医。

　　笔者第一篇写作题为《如何挽救中医外用药之没落》，发表于1947年《中医药周刊》第21～22期。至今，已有46年"爬格史"，但以前对医话不感兴趣。因为其他的写作已应接不暇，即使有暇，也以医话的三言两语、不经大嚼而鄙之。

　　今年愈八秩，1987年完成了50万字《干氏耳鼻喉口腔科学》、1989年完成了35万字《孙思邈评传》后，对大块文章已有畏意。但弄笔多年，一朝洗手，"惯性"是否允许？而且门诊、查房一如往昔，精力尚沛，因之1992年起致力于写医话（1956年开始写，但不认真）。盖医话不需翻阅参考，不需搜集资料，不需引经据典，兴来即写，兴淡可停，很是方便易就。曹植七步成诗，我也能七十分钟成章。

　　医话多了，一定要加以汇集成扎，且又非题上一个书名不可。书名吗？当然以《六白居医话》最为恰当，而且这冷来阁、茧斋、六白居三个名称都有当代知名之士的手书十多份，其中更以中医界最多。为了借题名者的知名度以提高自己身价，就不得不再挑选一下。其中以"茧斋"中有当代大文豪、大教育家匡老亚明名誉校（南京大学）长的知名度最高。因之就以《茧斋医话》名之。虽有借此以叨光之嫌，但确无招摇撞骗之意。希读者谅之。

附：自题茧斋诗

我好涂鸦你吐丝，
两般姿态一般痴，
卅年自缚瑯纤里，
乐仅庐陵太守知。

口　诀

　　口诀，原为道家以口语传授道法或秘术的要语，后来指为掌握某种事物的要领而编成的简明而便于记诵的词句。大多为七言体，形似诗而不若诗严格要求声韵仗对，但比顺口溜则文雅得多。

　　中医古典文献中，常常可见到口诀。它出现在宋、元以后，如《卫生宝鉴》中的《革春服宣药歌》《心印绀珠经》的《标本运气歌》等，但都为长篇。《针灸大成》已大量地采用了口诀形式。

　　《医宗金鉴》是口诀最多的一部医学文献，内中不少之作品，还是很好的，但也有几篇，不敢恭维。

　　《汤头歌诀》当然以口诀为主，书名就是"歌诀"么。写来也隽品与劣作骈存，倒不若张秉成的《成方便读》。张氏之作，平仄十分讲究，韵虽然不能与诗一般地严格，但也规矩得很，可以说达到了朗朗上口的地步。

　　清代许多喉科书，也有不少歌诀，除几部名著之外，读来非徒拗口难以卒读，而且字句粗俗，下里巴人，阅则污人两目，读则污人齿颊！

　　笔者写作虽多，但不敢写这样的口诀。然也有一回，应重庆名医马有度之邀，嘱写《中医精华浅说》的《五官科要诀》一章，以全书整个体裁有口诀，你也不能不写，故而最后还是写了，计有5篇。兹将其中4篇附后。

1. 耳源性眩晕

目暗头旋眩晕称，病前无兆陡来临，
耳鸣眼震翻腾呕，伐木消痰作指针。

2. 过敏性鼻炎

> 鼻痒踵来狂嚏多，涕清似水溢滂沱，
>
> 虽谓禀质人人异，邪感阳衰脾肾虚。

3. 癔性咽喉异感症

> 鲠介喉头梅核症，百般查检迹难寻，
>
> 气结当然行气治，解铃还是系铃人。

4. 嘶哑

> 金声"实""破"失时髦，挑战难题付尔曹，
>
> 唯有推陈求"灵""素"，掣驭新病出新招。

笔者生平这样的口诀，仅仅这五首（一首以不满意，故未录）。而其中第四首，认为最得意。因为正文中完全越出传统理论与传统治法的框框，把"金实不鸣""金破不鸣"完全否认去，新增了许多过去所未见的内容，因之敢谓"失时髦"和"出新招"。

总之这种口诀，仅仅用于医药，但平仄、韵脚，必须规规矩矩、认真恪守，遣词用字也需尽量避去庸俗低级，当然过分古奥、冷僻，也非所宜。

中医界有没有方孝儒?

　　方孝儒（1357～1402 年），此刻在笔者的心目中，是自古至今所有伟人中形象最高大的天字第一号杰出大伟人。但他与我中医界毫无一丝半缕的关系。突如其来地提到他，多少使人感到纳罕。

　　方为明代浙江宁海人，字希直，明初官汉中教授，建文时官侍讲学士。1402 年燕王朱棣造反，一月攻下徐州，三月攻下宿州，五月攻下扬州，六月打进南京，把建文赶下了台。朱棣为了自己当皇帝，乃请知名度很高的方孝儒写一《即位诏》。方氏为了保卫江山，非但拒绝撰写，而且还身穿衰经（孝服）大骂"贼子篡权"。朱棣给他纸笔，逼他下笔，他即在纸上连写 3 个"篡"字，即掷笔于地。朱棣气得截了他写字的手，他就用嘴去骂，因之舌头也被剪掉了。朱棣再逼他写，否则株连九族，方氏说："十族无妨。"方的老师也权作一族，也被抓起来。逮捕时老师大哭："我怎样会收到这个惹祸的学生！"当行刑之际，老师才明白为这样一回事，于是破涕为笑，大喊："我也大幸，有此学生，死而无憾!"共计这次被杀头的，有874 人，凑成史无前例的株连十族。不过查考正史，方氏老师宋濂在 1402 年，早已死去了 21 年，是否方氏还有另一位老师，不得而知。

　　假如中医界也来了一个朱棣，想夺篡中医，把中医变为西医，是否有方孝儒一样的人挺身出来反对之、捍卫中医呢?

　　我们更须知道，朱棣的确是夺权篡位，但他毕竟是建文的亲叔叔，都是朱太祖的嫡子亲孙，朱家江山还是朱家江山，丝毫没有易色。而西医来改变中医，中医就完了，其严重性更甚

417

于仅仅一新皇帝代替了旧皇帝。那么这个中医界的"方孝儒"的功勋比明代的方孝儒不知要大多少？而且身背后也不会有亲朋好友老师的头被砍去了800多颗！

癌

谈虎色变的"肿瘤"一名，是外来词，中国本国语称为癌。

中医认识这个病种，在清代末年至民国初期逐渐为民间所知，但并未妇孺皆知。现在则连小学生都知道，而且一谈到它，就人心惶惶。这个原本天字第一号的绝症，因出现了艾滋病，它的赫赫威灵稍稍有所逊色。而且日新月异的各种疗法，使它的腾腾杀气也慢慢地缓和下来。

癌字首先出现在医籍中者，当为南宋《卫济宝书》（1165年前后），书中的"痈疽五发"中第一个就是癌。但事实上这个癌，不过是一个普通的脓肿，和肿瘤根本是风马牛各不相关。

宋·《广韵》有嵒字，读 yán，但指的是颈淋巴结炎。

癌、嵒、喦三字，在搜有 49 030 个字的《康熙字典》中，也没有席位。

在字典或辞典中第一个有癌字的，首推商务印书馆于 1914 年出版的《新字典》，由陆尔奎等 7 人主编。谓："癌，读如嵒。毒瘤之生于脏腑内者，凹凸不平，硬固而疼痛。如胃癌、乳癌。"

1915 年老《辞源》始有"癌肿"一词，谓："诸恶性肿毒……施治尤难。"

中医最早对肿瘤认识较深者，当推高锦庭（1755～1827年），他在《疡科心得集》中把"失荣"（鼻咽癌颈部转移）、"乳癌"（乳腺癌）、"肾癌翻花"（阴茎癌）与"舌疳"（舌癌）这四者称为四大绝症。他的观点，基本上与今天中医的论点相一致。

笔者开业从医于 1933 年，当时中医近代文献很少，对恶性肿瘤的阐述，只有高锦庭一派学说统治着整个医林。西医也不多，当时风靡一时的《罗卡两氏外科学》中的肿瘤一门中，仅有肿癌（赘瘤）与囊肿两病，没有恶性的。还有一部日医茂木藏之助著、汤尔和译的《外科学》，在当时也是一部权威之作。但它解释肿瘤的定义，也仅仅谓："肿瘤也者，系组织不正常发育所起之新生物，其组织或存有胎生时之组织，或虽有生后之构造，但与生理之组织不同，细胞之排列不规则，其发育与身体之营养、官能等无关，急速或缓慢无界限地发育之谓也。"1934 年张崇熙著的《医学各科全书·内科学》中则有食管癌、肠癌、膵（即胰腺）癌、肾脏癌；《医学各科全书·外科学》中也有乳腺癌。可惜的是谓"无特效药，唯有对症处置。"

中医的，有 1934 年余无言编著、上海医界春秋社出版的《混合外科学总论》，在"肿疡论"中涉及一语肿瘤者，谓："因核之间接分裂，而生长增大，遂使新生血管，得营养而益蕃殖者也。然平常则称肿瘤。"基本上还是套用当时西医的论点。

因为那时想读到一本即使是一言一语的中医理论书籍，也是十分困难的。不过有时也有奇迹怪事出现。当时上海小报《晶报》《金刚钻报》以及另一报纸（时隔 60 年，已记忆不起）倒给中医们上了一堂很好的"肿瘤学"课程。当时这型小报，读者大多为有闲、地主、买办阶级。此时很少有"追星族"，只有京剧迷，所以每天每报都有京剧的消息动态，名伶、坤角的韵事以及桃色新闻，可以说这型小报是专以报道梨园琐事的刊物。时名伶须生余叔岩不幸在 50 岁得了膀胱癌，这时癌症尚不多见，所以各小报竞相争载。正因为他是大名伶，全国遍求名医，甚至还请教过洋大夫。在这三四年中他的疾病新闻，也为各小报主要的报道。各中西医也群起讨论病情，从西医的手术到中医的一方一药，都成了记者们的大好素材。几年的剪报，汇集起来就是一部完整的"肿瘤学"。笔者就是其中最热心，工作踏实的一员。这本剪贴的"肿瘤学"，一直保存得很好，可惜"文革"时被红卫兵抄去了。纵然现在而言，已无什么实用价值，但它是我年轻时认真钻研业务的忠实的见证者，失之可惜。

421

脑　　海

　　脑子是人身上一个组织，海是地球上最大的水潭。两个风马牛毫不相及的东西，为什么联系到一起，竟成了辞书上的一个词目。很可能由《内经》一句"脑为髓海"所引起。

　　自从《内经》上出现了脑海（即髓海）一词，以后两千年，也没有人来引用，直到近代才见之于茅盾和巴金小说家的笔下，如《喜剧》中的"立刻他的脑海中展出一张政治地图了"，和《家》中的"他的脑海里现出来一个少女的影子"。

　　笔者曾替某书写的一篇序中，有"心潮起伏，脑海澎湃"两句，至今想起来还感到仗对还算不差。

　　它的工作更不简单，整个人的生命与生活到思想都由它来主持。成书于1694年的汪切庵《本草备要·辛夷》中，就谓"人之记性，皆在脑中。小儿善忘者，脑未满也。老人健忘者，脑渐空也。凡人外见一物，必有一形影留于脑中。"最后就总结了一句谓："脑为元神之府。"所以与博大之海联系起来，倒也十分恰当。

　　古人用"吞淮纳泗，浴日涵星"来形容海的伟大；用"烧盐续赋，煮石充饥"来歌颂它对国计民生的贡献；用"瀛洲蓬岛，沧海方壶"来形容它的清高雅洁；用"秦皇欲渡，齐景忘归"来形容人们对它的向往。你也有这个海，何其幸运乃尔。

　　"海阔凭鱼跃，天高任鸟飞。"海自有其旷阔的胸襟，你的脑海有这样的度量吗？

　　海为国计民生做出了不少贡献，你呢？

　　海的资源，开发不尽，即使在其底下，尚且还有石油与气。人脑也是如此，你所日常动用其能力，不到1/3，其潜在而待开发者反有2/3，所以人脑愈用愈灵，长期不用定然萎缩下去。

422

'93 话 '93

1992 之后必然是 1993，有什么稀罕。可 '93 则百年一遇，而且凡出生于清末民初者而遇到它，更谈何容易。回顾一下这一千多年中 '93 中中医有纪念意义的事：

1093 年，宋·元祐八年。董汲《小儿斑疹备急方论》写成。颁行高丽国所献《黄帝针经》。

1193 年，南宋·绍熙四年。光宗疾，广聘天下良医。

1293 年，元·至元三十年。改典医署为掌医署。不久又恢复原名。

1393 年，明·洪武二十六年。黄仲理著《伤寒类证》。

1493 年，明·弘治六年。吴中大疫，常熟更甚，很多满门无生存。周恭《续医说会编》写成。

1593 年，明·万历二十一年。李时珍、方有执逝世。李中立《本草原始》写成。孟继孔《治痘详说》写成。王文谟《碎金方》写成。

1693 年，清·康熙三十二年。徐大椿、何梦瑶诞生。沈目南《伤寒六经辨证法》写成。沈镜微《删注脉诀规正》写成。日本为元禄六年，书林吉村吉左卫门刻《黄帝内经素问》。又越后刻陈言的《三因方》。

1793 年，清·乾隆五十八年。内府大臣领太医院务。京师大疫，群医束手无策，余师愚用大剂石膏，应手而愈，正阳门外祁某，经余用石膏六斤，从死亡中抢救得生。陈修园考中进士，留寓京师。杜玉友《伤寒辑要》写成。程永培校刻《证治准绳》。日本为宽政五年，浪华书肆称元堂梓刻《银海精微》。浙江省嘉善县也大疫。

1893 年，清·光绪十九年。使中医获得再生而得以蓬勃发展者毛泽东诞生。政府责令直省选送精通医理者，上之内务府。大鼠疫由广东开始蔓延到福建。第十度白喉病大流行。凌晓五病逝。宜都杨守景苏园重刻《脉经》。何书田《杂症总诀》写成。我国最初的石印印刷开始印出了《徐灵胎医学全书》。日本富邑三多砦富堂刊印王孟英的《温热经纬》。

1993 年，自 1989 年《建国 40 年中医药科技成就》出版到去年 1992 年，又大踏步地跨了一大步，凭这个惯性则 '93 的收获和成绩当然会更大，大家可以拭目以待。

为了解决中医的乏人乏术的问题，在 1991 年全国 500 名老中医药专家收的徒弟，恰巧于 '93 期满。这一批新生力量出来，使中医的兴旺势所必然。"93" 之年，真是"救衰"之年。

424

闲 话 游 医

明代名医李中梓在《医宗必读·不失人情论》中所谓"有腹无藏墨，诡言神授；目不识丁，假托秘传；此欺诈之流"一言，把游医丑恶的心灵与面目描写得入木三分。

医而称游，是以他们的行医游走无定，东跑西窜，一如游牧、游商、游方僧等等。

游医，也称江湖医生，或走方郎中，或铃医，文雅些的称草泽医，这些我们都知道。但也有称之谓"衙推"者，见宋·陆游的《老学庵笔记》（卷二），谓："陈亚诗云：'陈亚今年新及第，满城人贺李衙推。'北方人市医皆称衙推，又不知何解。"

游医，不学无术，全国各地都有不少游医，害人匪浅，据说是"屡治无效"，大有防不胜防、越取缔越多的势头。

唐·永徽间，对游医庸医的处理很严厉，有针对"合和御药，误不如本方及封题误""造畜蛊毒以毒药毒人""医违方诈疗病，医合药不如方"等之刑法（见《唐律疏义》）。

元初，对游医有过严厉的处理方法，如禁止假医游行卖药。规定卖毒药致人死者，处死刑（见《续资治通鉴》）。至元二十四年，禁市毒药。大德四年，禁止庸医治病。至大四年，禁医人非选试及著籍者，毋行医药。又禁治毒药，计砒霜等12种（见《元典章》）。皇庆元年，禁止沿街货药。延祐三年，规定医生必须精通十三科之一，始准行医（同上）。延祐六年，禁止玩弄蛇虫禽兽，聚集人众，街市售药，违者处以重罪（同上）。

清代《大清律例增修统纂集成》刑律规定：凡庸医为人用药针刺，不如本方，因而致死者，责令别医辨验药饵穴道，如无故害人之情者，以过失杀人论，不许行医；若故违本方，诈

425

疗疾病而取财物者，计赃准窃盗论，因而致死及因事故用药杀人者斩。

总之中国古代对游医、庸医的禁止、取缔、管理，是较为重视的。

民国时代，有些游医改变了其行医方法，固定地点坐堂，可是业务水平依然极低，甚至根本是不懂医学的医盲。例如上海的大世界一区（西藏中路、延安东路一带），专治花柳性病的诊所、医室数百家，草菅人命，行政机构无法干涉，因为他们都有大流氓头子作后台的。

1949年，一度比较清静，可是之后游医又死灰复燃起来，在刻下则像滚雪球一样地膨胀起来。用抽腹部脂肪的减肥手术把肠子也抽出而致死；不消毒不合法的镶牙致破伤风而死亡；割子宫肌瘤误把子宫也割掉一半；等等，这种罪行天天可在报刊上出现。至于假药害人，更是司空见惯。他们已不满足于"秘方""禁方""×代祖传""×代家传秘方"的宣传字眼，竟然打着"归国名医"和"解放军离退休军医"的牌子，往解放军脸上抹黑，人民能忍受吗？但真正奇怪的是，为什么这批诈骗犯，得以明目张胆、耀武扬威地向人民挑战？

426

历来政府，尚且对这些游医出来取缔和干涉，为什么人民的政府反而对之置若罔闻？其实，我们的政府未始没有真正的不管，但虽也经常治理一下，不管一时，再治理一下，但终于屡禁不止。

一个秘密的盗窃窝、贩毒点、潜逃的流窜犯尚且可以找到、捉到，而每一个游医每到一处落脚，必有大量宣传品贴满电线杆、厕所及车站船埠，上面必写出准确的地址（大多是小旅馆），反而无法清除？个中微妙，值得使人思索！

气　功

　　因《中国医学百科全书·中医耳鼻咽喉口腔科学》中我写了几篇"导引法"，于是许多人认为笔者是气功研究者，引得不少气功师来造访，可是谈到最后，都不欢而散。何故，我对气功外行也。

　　一个反对中医的人，他永远不读中医的书，凭他自己主观的想象专门喜看扭曲中医的文章。一个对"气功"怀疑的人，也未始不是这样去研究真正气功读物，专门搜集什么《气功师露馅记》《为弥漫神州的气功热加一道清凉油》《×××是治病还是害人》《气功神通术真言六字诀：玄、侃、蒙、编、骗、托》等，你想这种人而真正认识"气功"的真谛，其能得乎？笔者就是其中之一。

　　1949 年前没有"气功"一名，翻通了此前出版的《辞海》《辞源》《中国医学大辞典》，也未见其踪迹，但"静坐法"、"坐庚申"等倒殊为多见。笔者亲眼看到一位等待后事的肺结核邻居，到杭州同善社入社（时在 1925～1937 年间）学静坐，费时匝年恢复了健康，至耄耋之年而正常病故。当时蒋维乔的《因是子静坐法》、丁福保的《静坐法精义》等，也风行一时，的确给大众的保健康宁带来了幸福。

　　1949 年后，《辞源》《辞海》里依然未见"气功"两字，是否属遗漏或不承认它，我等局外人不知矣。《汉语大辞典》谓："气功，为我国特有的一种健身术，以集中意念、调节呼吸、柔和运动等方式，诱发人体潜力，促进各系统的机能，增强体质。"《简明中医辞典》谓之为："发挥病人主观能动性用以防治疾病的一种方法，起源于古代的吐纳导引。"这两个解释相当科学、客观，使人信服。以资信服的一点，就是都强调要靠自己的合理方法与专心锻炼，未闻赖他人之功来治疗自己的病。

赖他人之功来治疗自己之病，好比一个佛门信徒，天天念金刚经，每念一卷即在"路引"（佛教认为人死之后，此"引"焚化给本人，用以进入极乐世界的证书）上点上一个朱点，朱点当然愈多愈好，然后寺庙里有点满朱点的"路引"，以朱点多少来高价卖给善男信女一样。其实和尚们是否真正地念一卷经点一个朱点？我就坚决不买那点满朱点的"路引"。为什么？我就信服马济人先生一句话，谓："气功是一种自我身心锻炼方法"（见陕西科学技术出版社 1983 年《中国气功学》第一章第一节第三条）。

还有隔墙认病一回事。在乾隆二十三年《太平府志·人物方技》载有："王绖，字大仪，永乐间以良医副进修职郎。能隔垣察病虚实，目手所及，生死判断。"但可惜的是"隔垣察病"之后拖了一个尾巴，是"目手所及"！20 世纪 20～30 年代，上海某名医，能做到"观色知病"，每当初诊病人一见面，即能道出起病时日、何病何疾、治疗经过……丝毫无错。之后与挂号员翻脸后，挂号员道出内中秘密，原来挂号处有两人工作，一司挂号，一则细询病人，记录于纸上，通过传送带（医生座位与挂号处仅一墙之隔）诊前先让医生了解病情。被揭穿后，这个名医也像江淹的五色笔晚年被郭璞没收了一样，失去了往日的"绝招"。

至于密封的器皿中东西，凭气功可以取出，这一点我倒深信不疑。因为笔者的前列腺肥大了多年，正在广访气功师替我拿出来。通过这个不费钱的征医广告，我想一定有高明的气功师来应征的。

医生的平衡

当你看到仅 10 厘米阔的平衡木上运动员龙腾鹤舞，或杂技团演员转灯、高空走绳、高车旋碗时，有没有想到是"平衡"两字把他们送上了成功之路。

从《易经》"未济、既济"、《论语·季氏》"不患寡而患不均"、《素问·生气通天论》"阴平阳秘"到俗语"一杯水要端平"，甚至越剧《是我错》中老旦一句"手心也是肉，手背也是肉"的有名唱词，都在那里说要平衡。

也正因为"后宫佳丽三千人，三千宠爱在一身"（白居易《长恨歌》句）的现象形成了失衡，杨太真落得一个缢死于马嵬坡。也因为"搞原子弹的不及卖茶叶蛋"成为今日的失衡，致现在人民素质难以上去。所以一切事物都需要平衡，那么，医生当然也无一例外地需要平衡。

第一个需要平衡者，就先想你入世以来，消耗去吃、穿、住、行、用以及家庭、国家培养你到现在成为医生，而你偿还了多少？宋·林逋《省心录》谓："以己资众者，心逸而事济；以己御众者，心劳而怨聚"。虽并不指人的消耗与偿还，但意思是你给人家的应多些，取之于人的应少些，这样才能算平衡。请扪心自省，你是不是保持了这种平衡？

第二，你每日应付很多疑难病症，必须要有应付裕如的能力，这是"用"与"知"的较量。求"知"必须先"学"。晋·葛洪《抱朴子·外编·勖学》谓："不学而求知，犹愿渔而无纲焉，心虽勤而无获矣。"你在"学""知""用"三者之间做到了平衡没有？

第三，商业界有这样一句名言："架上百匹布，库中五倍

429

货"。意思是营业现货与库存应做到 1：5，才算平衡。如其库存再多，当然更好。少了即失去平衡。医生呢？你所有业务知识面必须以 5 倍之数超过在临床上的需要。最常见的事，处理一个杂症，第一处方无效即用第二套，第二套无效即第三、第四、第五套地用下去。如其一两处方无效，你即黔驴之技告尽，这就是没有做到平衡的必然后果。

第四，病有轻重疑奇，药有缓峻冷僻。你能做到缓药治轻病、峻药治重病、奇方僻药来应付疑难奇症，这就是平衡。你所看所治疾病的疗效，就是你是否保持了平衡的大公无私的裁判员。

第五，取方对症，用药规范，这也是平衡。请你自己裁判是否平衡？

第六，药的用量，应重应轻，例如矿物、贝类的应重，而大热（细辛）、苦寒（川连）、轻飘（蛇蜕、木蝴蝶、灯心）之品应轻，全方比例规范，就是平衡。笔者曾见一方中生石膏 10克、木蝴蝶 10 克，这种"奇妙"处方，早已大失平衡！

现有《经济平衡表》来表现人力、物力、财力等各项资源和其需要之间的平衡关系。而我们医生的平衡，是蠡测你业务水平及格与否。一个小小昆虫的蚊、蝇身上尚且有平衡棒，而我们这些掌人生死的医生，怎能没有"医生的平衡"？

430

无价之宝——中药

《尹文子·大道上》："王问价？玉工曰'此玉无价以当之。'"其所谓"无价"也者，并非贵得价值连城，乃不过无一定价格耳。

除了金玉珠宝无价之外，还有两件东西也是无价的，即文章和中药。唐·杜甫诗《偶题》有"文章千古事，得失寸心知"之句。因之笔者写了篇《文章自古无真价，尽在他人好恶中》为题而内容谈医案的文章，在 1984 年 12 月 28 日于（原）南京中医学院学术讲座上作了一次报告。唐·孙思邈《千金要方·自序》："人命至重，有贵千金。"要知这里的千金，并非一而十、十而百、百而千的"千"字，应作无法估计的意思来领会。例如汉·王充《论衡·率性》的"世称利剑有千金之值"和晋·陶渊明诗《饮酒》的"客养千金价，临化消其宝"等，都是一样。

明·弘治贡生许浩《复斋日记》："吾邑滑寿……游虎丘山，一富家有妇难产……先生登塔，见新落梧桐叶，拾与之曰，'归急以水煎而饮之'。未登席，报儿产矣。皆问此出何方？滑曰：'医者意也。夫妊已十月而难产者，气不足也，桐叶得秋气而坠，用以助之，其气足，宁不产乎？'其神效多类此。"你想这一味药，一文钱也未花，贱不贱？赵学敏《串雅外编》有头痛用生萝卜打汁，滴鼻的治法。几滴萝卜汁，能值多少钱？

宋·周守忠《历代名医蒙求·银匠下责》文中，述及有一个银匠用一小包黑药，米汤内服，使食管异物（金责，即金制的饰物）从大便中排出。病家酬以"二百千"。其实银匠的药

431

仅仅是不值钱的羊胫骨，煅制而成，作为日常工作时熔化金银时的催化剂。这个药的身价，真高不可攀了。

近阅《中国医药报》报载，谓：今年（1994）1月，世界亿万富翁澳大利亚钮曼金矿的老板哈利，在瑞士阿尔卑斯山旅游度假时，突然腹痛如绞，涌泻不止，病情危急，送到当地医院治疗，尽量作了最好的处理，一无成效。正在束手无策之际，刚巧一位来自马来西亚的华人张先生，他随身携带了一些备用的中成药，其中有藿香正气丸两瓶。略谙中医的张先生即以此相赠。求医心切的哈利，尽管平时鄙视"不科学"的中药，但为了止痛止泻仍服了下去。片刻即腹痛消失，涌泻停止，稍事调理，即康复如常。哈利连声称道中药伟大。为酬谢张先生救命之恩，买了一辆"奔驰牌"小轿车作赠品。两瓶藿香正气丸价值一辆奔驰车，真的比黄金还贵。

桐叶，《本草纲目》："苦寒无毒，主治恶蚀疮，消肿毒，生发。"在滑寿手里竟一文不值，可是一到成王手里即货真价实地价值连城了。事见《史记·晋世家》："成王与叔虞戏，削桐叶为珪以与叔虞曰，以此封若……于是封叔虞于唐"。唐虽然地域很小，但毕竟是一个（诸侯）国，那么桐叶的身价比之值得一辆奔驰牌轿车的藿香正气丸何止十倍百倍。但也可惜得很，一到唐代贞元～元和间（785～820年），柳宗元写了一篇《桐叶封弟辨》后，又变为一文不值。桐叶的价值"开盘"与"收盘"间的大起大落比现在的股票市场还要骇人。

中药有时贱得一文不值，有时相当于一个"国"而价值连城，而且还能胜过股票市场的大起大落，这就是所以称之为"无价之宝"的理由。

巧记（上）

《书·益稷》"候以明之，挞以记之"的"记"，就是说你通过了你大脑皮质 140 多亿的神经细胞，把经过的事情贮藏起来，以供以后回忆或作为资料以备利用。但一个长期的"记忆犹新"，是难乎其难的。好在记忆有一个特点，凡事十分平凡的不能久记，唯有大刺大激的、有意思的、与切身关系密切的事等，能够久记不忘。我们就利用这个特点，使用"巧记"法来制胜遗忘。

巧，是技巧，通过加深印象、制造突出点利用各种有助记忆的方法等来使记忆力增强与持久，这就是巧记。巧记法古已有之，《易·系辞下》："上古结绳而治"的结绳，可以算最早的巧记法。两千多年前《易》而称"上古"者，早到何时，真是无法推算了。

医药的名词、理论更其是基础的，都要靠强记，所以遗忘也最容易，于是不能不利用巧记。

例如五行，对中医是必修课，既难以弄懂，更易于遗忘。我的巧记法是口诀，此诀共分三段，每段两句，每句五字。

第一句："万物土中生，地图备一帧。"

【解释】 借用地图的东、南、西、北、中来定五行之位。内"土中生"是重点又是"双关语"，意思是把"土"置之中央。

第二句："金木水火土，五行来之古。"

【解释】 两个重点：1. 金木水火土，不能随意改变其顺序；2."古"是重点，但用在这里的古应写成"十"加"口"的"甲"。运用方法是把金木水火土五字依据写字的顺序写在

433

每一笔的两端。"土"字写在中央的"口"的中心。如此则东方为木、南方为火、西方为金、北方为水、中央为土。

第三句:"生于?上收,克在草中求。"

【解释】 也有两个重点:1."?上收",意即把?的脚不下拖而反向上收,成""。再把金木水火土顺序填写上去。这样就看出金生水、水生木、木生火、火生土,土在虚线上指向金,则土生金了。2."草中",解释是草体的中字""。

再把金木水火土也顺序填上去,岂非金克木、木克土、土克水、水克火吗?再把火用虚线送到金位,就是火克金了。

如其配以五脏者,更可添上一诀,曰:

活跃心房火一团,木材条达性同肝,
中央土位脾居处,肺属金秋禀性寒,
肾中一滴真阴水,五火全凭一水安。

又如脉位的认识,也是一个必须强记的难题。"左手心肝肾,右手肺脾肾",在学习之际的考试,稳取 100 分。之后一二年不用,没有一个是记得住的。为此,我也拟有两个诀:

桡骨高如关,位置凭关定,
向上尺为长,向下短如寸。

【解释】 脉有寸、关、尺。桡骨头突起处称"关"。关向上到肘,长尺许,故称"尺"。关向下至拇掌关节,仅一寸多些,故称"寸"。

"心肝脾肺肾,且向'4'来问。"

【解释】 心肝脾肺肾的次序,不能颠倒。"4"是阿拉伯数字,这里应该写作""。再把心肝脾肺肾按顺序填写在自左手至右手腕上与""字同即得。

434

巧记(下)

　　对古医籍，常以书名近似而把作者误记。巧记法如：《脉经》是王叔和，其法将"经"字之末"工"；加上一划即为"王"了。又如《外科精要》（1263 年）为宋·陈自明之作；《外科精义》（1335 年）为元·齐德之之作。书名仅一字之差，时代又相接近，两书最易互纠。余想陈自明尚有《妇人良方大全》一书，则"要"字下体为"女"，即《外科精要》为陈氏之作。"仁义道德"往往联在一起，则"精义"当然为齐德之所作了。只此半字之巧记，永无纠缠了。

　　再如朱丹溪的《脉因证治》，秦景明撰、秦皇士补辑的《症因脉治》，亦易使人张冠李戴。余认为第一字"脉"之右旁"永"字与"朱"字下体相同，故以"脉"字为首者，系朱氏手笔，则"症"字为首者，不言可喻为秦氏物矣。

　　药物由《神农本草经》的 365 种，发展到《本草纲目》的 1892 种。现在上海人民出版社 1977 年出版的《中药大辞典》5773 种，可知背记更难，不能不借助巧记一法。幸江苏科技出版社 1986 年出版了董汉良编著的《中药记忆法》，可以弥补此恨。董氏书中的巧记法有：强烈印象记忆法、并用记忆法、争论记忆法、趣味记忆法、归类记忆法、艰苦记忆法、交替记忆法、辨证记忆法、韵脚记忆法、数字记忆法及外贮记忆法等 11 种巧记方法，真是洋洋乎大哉的神通妙用。

　　此外，《陕西中医》的《杏林趣谈》，《上海中医药》的《拾穗录》《医海拾贝》等中，也有些零星的中药巧记方法。

　　具体内容，为了避免剽窃罪名，恕不转录。

　　古来饱学之士，如萧纲的"一目十行"（见《梁书·简文

435

帝纪》)、崔颐的"问一知二"(见《隋书·崔颐传》)、范云的
"日诵九经"(见《南史·范云传》)、苏颋的"一览千言"(见
《旧唐书·苏颋传》)等。他们若非有特异功能,必然赖于巧
记法。

巧记,也是对学问深入钻研的一种手段。《陈望道文集·
游戏在教育上的价值》谓:"由人家像漏斗式注入的,不多时
候,就会忘得干干净净。"所以巧记也多是在求知读书途径中
自己琢磨出来的。当然也可以"肩梯"式的取之于他人,但最
重要的还是要通过自己的消化和吸收,否则就会像下文中提到
的某同学。

1953年前后,卫生部王彬部长手缔了"北京中医进修学
校"。当时教学老师,如孟昭威、朱颜、马继兴等都是第一流
的名医硕彦。记得讲《生理解剖》的为殷培之教授,他讲到
心、肺时,恐我们"寿星学员"难于理解和记忆,于是他教我
的一个巧记办法。是心脏左有二尖瓣、右有三尖瓣;左肺两
叶、右肺三叶;都是左二右三。我们只要记住吃饭,左手拿碗
只用两指力量拿碗即可;右手拿筷,必须三指配合即可。这个
巧记法好透了,期终考试,都得100分,皆大欢喜。但某同学
则不及格,答的都相反——"左三右二。"我们考后问他,你
怎样搞的,殷老师讲的你没有听到?答曰也记了,但他是按他
自己的左撇子记的。

考 与 考 卷

《儒林外史》的"范进中举"，是古代考场中最有名声的故事。张铁生缴白卷，竟然高列榜首，更是千古奇谈，这是近代的考场故事。

清初松江（今归上海市的松江县）才子郭友松，在松江道应考，在考题"起讲"（八股文中规定的公式，而且需用骈文的）中写有"朗朗乾坤，昼白而夜黑；堂堂器识，君诈而我贤"四句。阅卷官读到此处，因无引证出自何书，而本人又不知出于何典，问别人则碍于面子，于是含糊地通过，郭才子竟也高中了。不知怎样后来发现这四句是郭才子杜撰的，因之郭友松被革去功名，阅卷官丢掉了顶子（在明代及其前者，称"乌纱帽"，清代称"顶子"）。

考的笑话也层出不穷。笔者手中也遇到了几起。那是1949年初，在一次中医摸底考查时，竟然有这样的答案：

"金元四大家指哪四家？"答：蒋、宋、孔、陈。其理由可能是这四家家产金元之多。

"何谓'膏粱之变，足生大丁'？"答：高粱酒喝多了，脚上可以生出大疔疮。

"十枣汤由几种药组成？"答：共十味，具体用药除大枣外，忘了。

"中国最早的医药家，有几位？"答：黄帝、炎帝、轩辕、神农等。其实，黄帝即轩辕，炎帝即神农。

"'煅存性'作何解？"答：不论你煅得怎样，黄柏还是姓黄、白术还是姓白、陈皮还是姓陈、胡黄连还是姓胡、吴茱萸还是姓吴、王不留行还是姓王、何首乌还是姓何。

"'四末'指何物?"其实也很容易回答,两手或指加上两足或趾为四末。但有答曰:一生二旦、三净四末。他竟搞到京戏的白胡子老生去了。

"慈宫在何处?"其实很易回答,是冲门穴的别名,在腹股沟韧带中点下缘,股动脉外侧处。但有个考卷答的是:慈禧太后居住过的故宫与颐和园,都在北京。

"奇方是什么?"答:是不照常规用药的奇特处方。

等等,都出现于 1949 年前后,可以反映出当时中医水平如此之低。同时即使几位审卷者,也因读书无多,常常把准确的答卷批作不对,笔者就是其中之一。忆 1950 年替在松江县西外秀野桥的"优生高级助产学校(校长为冯澄。1951 年 7 月学校支援边疆建设,全部迁往新疆)"代批医史课考卷。内有一题是问"我国对护理事业作出贡献的人有哪几位?"在一份考卷里写了许多人名,内中有一位是秋瑾。我当时以秋瑾烈士与医、护根本没有什么关系为由,很果断地在这道题上判了个"×",扣了几分。以后以读书涉猎渐多,方才知道秋瑾在旧民主主义革命时期,的确把日本《看护学教程》一书翻译为中文,并在 1907 年创刊的《中国女报》上连载刊登,一时影响很大。中华护理学会的前身——中华护士会在秋瑾手译的《看护学教程》之后 2 年的 1909 年才成立,所以将秋瑾列入对护理事业做出贡献者的行列,完全是准确的。我对此错判很内疚,那位被我扣去分数的那份考卷的主人,我永远没法偿还她了。

438

医生与烤鸭

这两个风马牛毫无瓜葛的事物，竟然联系到一起，确是一个有益于群众的好事情。

1993年10月6日《扬子晚报》第二版一篇镶花大标题《南京特殊医疗服务退潮》，内容大体上是述及南京市医院开设专家门诊，"……而目下，当初那种医患双方对特殊医疗服务的热情已逐渐消退""连那些挂号费标准为10元的专家，也问诊者寥寥。有一位泌尿系专家，不得不将自己的挂号费从10元降到5元"。其原因何在？此文作者作出一个客观的分析，是"个别专家年资虽高，但对疑难杂症的治疗，缺乏创新和高招，也失去了吸引力"。由此就想到宋代名儒李觏的一句话，是："人之内不充而外饰焉，终亦必乱而已矣。"近贤李大钊也说过："凡事都要脚踏实地去作，不鹜于虚名"（见《李大钊全集·现代史学的研究》）。

439

1993年10月9日《参考消息》第8版2号空心黑体字的"北京名烤鸭店，只做一次生意"，乃转载9月14日《香港联合报》文。内容是说北京百年名牌老店全聚德，凭它一块名牌"大宰"食客，终使慕名而来的7位顾客，吃了"所谓100元一套的烤鸭，只有一小碟鸭，另加几张面饼，一碟甜面酱，一碟葱，且皮坚韧咬不动。至于那四碟凉菜也是敲竹杠，一碟腌黄瓜要价12元，一碟海蜇丝要14元，而所谓最后上的配套的炖鸭汤每人只有大半茶碗"。最后顾客们都发誓："点到为止，算是领教了。"为这件事，我又想起了鲁迅的一句名言，是"投机取巧或能胜利于一时，终难立足于世界"（见《准风月谈·后记》）。的确，今天的确宰了顾客700元，但他们就此"点到为止"了。他也"点到为止",我也"点到为止",你的烤鸭给谁吃?

纵然医生与烤鸭毫无联系,但这个教训也同样适合医务界。医生靠"老"、靠"名"、靠"高职称",但若没有处理疑难杂症的本领,靠什么都没有用。商店靠"老"靠"大"靠"百年老店",但若货不真而价不值,还有谁去光顾!

"文革"前南京一位名老中医妇科专家,一个崩漏的病号,他处了一张加减桃红承气汤,终至水药入肚,人也"拜拜"了。几十年老医生为什么这样地闯祸?据他抄方的学生说,这个病人前一号是经闭,老医生把第二个病人还作第一个人看待。这不是业务水平的问题,乃是人老了、脑力也衰退糊涂了,任何人都有这么一天的。因之病家切莫迷信于老医生,认为愈老愈好,事实上愈老愈容易闯祸。假如你一定要老医生看病,你应该先观察甚至利用询问的机会来考察一下有没有所问非所答的糊涂迹象。故而老医生而有人替他抄方,的确是好事,表面上替老人助一臂之力,事实上可以把关。

440

把医生与烤鸭联系起来,给医生一个最好教育,更其是对老中医,你在盛名之下,必须第一个考虑的是"自知之明"四个字。

疗 痔 记

癸酉暮春，以患痔多年，无闲取治，因循坐视而致四个混合痔、一条小瘘，迄则脱出溢血而达到忍无可忍地步，乃毅然予以一疗。

痔而称疗，遵古训也。宋·陈自明《外科精要·序》有："攻牙疗痔"一语，似乎是最早言及治疗痔疮的文字记载。

平时人们对肛门的关注，实在太少太少。但该部手术后则感到整个人身似乎仅有这个肛门存在于宇宙之间。除了疼痛、作胀、烧灼、里急后重及难以言表的难受之外，即使清嗓、喷嚏、咳嗽等引起的腹肌收缩及改变一下体位，也会连及该部，带来莫大的痛苦。

终朝卧床，整个思想，都集中到一个小小的肛门上，平时考虑不到的肛门问题一下子全都涌上心头。

古人把粮食称"谷"，故不食人间烟火者称"辟谷"，种田称播谷……但肛门是排泄大便的，为何称为"谷道"？只有食管才有资格称"谷道"。

痔疮是危害谷道之"贼"，理应把痔疮、肛瘘称之为"谷贼"，才名正言顺。但为何把咽喉部异物称谷贼，真使人费解。

肛门的另一个别称为魄门。《难经·四十四难》："七冲门……下极为魄门。""魄"字含义何在？因肺气上通喉咙，下通肛门，魄藏于肺，故曰"魄门"。或谓魄与粕，古时通用，例如《庄子·天道》的"古人之糟魄已夫"可证。

《医宗金鉴·外科心法》六十九卷的 24 幅痔疮图，其实大多为内、外及混合痔而已，支支蔓蔓，实属衍文。

中医痔科，人称："痔瘘科"，殊失妥当。考瘘，为颈部脓

441

肿，如《素问·生气通天论》的"陷脉为瘘"，《中国医学大辞典》注"鼠瘘"为瘰疬之别称，故而称"痔漏科"才是。但《诸病源候论·诸痔候》有"痔久不瘥，变为瘘也"，则称"痔瘘科"，也未为不可。

至于《说文解字》《释名》《广雅》中的"痔"，则又非这里所论之痔，乃人体上有虫来蚀食的疾病。

传流很广的"十人九痔"一言，找遍了新、旧各种词典及《俗语典》和许多《成语词典》都没有找到，可以证明是言出无据的，唯有《实用中医外科学·肛门病》中见到一例。根据先师钟道生氏的解释，不是"十人九痔"，而是"十人九是"，意思是十个人之中，有九个人认为"自己总是是的而没有错的"。

在病房中度过了3个星期，口占了一绝五言六麻小品，为：

饮尽千般苦，刀圭剪饵叉。

问君缘底事？为摘后庭花。

杜牧而地下有知，见我把他"泊秦淮"的"后庭花"移植到这里，必当啼笑皆非了。

442

过

昨日门诊，一上海老翁病干酪性鼻炎，其老伴问笔者周围的医师谓："这种病，过不过人？"俱皆懵然不解。其实昔日上海及其郊区的土话称不传染的病为"不过人的病"，传染的为"过人的"。故而上海所谓的"过"，等于传染。现在卫生常识已十分普及，谁都不会不熟悉传染两字，所以除了老年人外，将来这个"过"也无人得知了。

"过"字用在《内经》里，即作为病变所在之处来讲，尽管一般《辞典》上没有这样疏注。如《素问·脉要精微论》："故乃可诊有过之脉"，《素问·六元正纪大论》："观气寒温，以调其过"，《素问·五常政大论》："故上取下取，内取外取，以求其过"，《灵枢·寒热病》"视有过者取之"，《灵枢·胀论》："其过焉在"等，都是这样。

但"过"在《内经》里，还有一个另外解释，如：《灵枢·周痹》的："痛从上下者，先刺其下以过之"的"过"，则应解释为疏通、除去的含义了。

伤寒传经，是病证的变化，这种变化即称为"过经"。不过这里的"过"，还容易解释，过渡也。

病名有过字的，如：过梁疔（鼻疖肿）、过桥疳（喉结核）、过肩疽（肩关节化脓性脓肿）、过膝风（膝关节脓肿）等。至于《灵枢·刺节真邪》的"过痈"，则无法知道它相当于现在的什么病。

中药中以"过"字来作别名者，有：荔枝草又名过山青，九里香又称过山香，三白草又称过塘莲，䗪虫又称过街，茜草根又称过山红，茜草又称过山龙，忍冬藤又称过冬藤，土茯苓又称过冈龙等。

方剂有：过期饮，治血虚气滞的月经迟来，见《济阴纲目》等。

姓过的名医而见之于经传者仅两人。一为明代过龙，江苏吴县人，淡于名利，故自号十足道人；一为清代过铸，江苏苏州人，精外科、喉科。

名医与同名趣谈

商标有"商标法"，但姓名自古以来没有过"姓名法"，你叫阿毛，我也能叫阿毛；你叫美英，我也能叫美英。战国·魏公子信陵君名魏无忌，而唐初修撰《隋书》的长孙辅机照样也名无忌。战国·赵宰相蔺相如，汉代以糖尿病结束生命、琴挑寡妇卓文君与之私奔的司马长卿也名"相如"；当然还有许多同名甚至同姓者，不一而足。

至于医生之间，有没有同名甚至姓亦同的巧事？当然有。计同姓同名者二：其一，《三因极一病证方论》作者南宋青田人陈言，字无择，其人其事早已深入医者之心；第二位陈言，为明代福建阳县人，号西溪，生平未详，也有一部著作，为《秘传常山杨敬斋针灸全书》2卷。其二，叶桂有两人，一为大名鼎鼎的苏州人叶天士；一为江苏吴县人，字小峰，生平事迹不详，也曾撰有《本草再新》12卷，在道光辛丑梓行。

445

异姓同名中耐人寻味者，为俞嘉言。俞氏为清代江苏宝山人，字世则，善内外科而尤精外科，既具医术，更备医德，故而门庭若市，名噪于当时，每值贫人相邀，常徒步往返，年八十二而终，《宝山县志》有其传记。与江西喻昌的喻嘉言，仅仅差了一张"口"。

元代怀远有个五代世医朱肯堂。大名鼎鼎的王肯堂是明代人。这样说来，只能是王肯堂冒朱的名而不能说朱肯堂冒王的名。

明·江苏华亭（现上海）名医李中梓，字士材，撰有《士材三书》《医宗必读》及《颐生微论》；清·江西瑞世医刘氏，传至第七代挺生，业更精，撰有《伤寒纪效书》；江苏宜兴县名医徐榜奎，三人皆名士材。

清代，江西奉新县名医帅念祖和福建长乐县名医陈念祖，都是进士，前者中于雍正元年，后者在乾隆五十七年。

笔者家五代单传，先父得子也晚，老祖父望孙心切，故名祖望。绝非影戤精于医道的、康熙九年三甲第18名进士、刑部尚书、巩昌知府齐祖望之名。特此郑重申明。

八

近来不知怎样，数字中"8"字的受人欢迎崇拜，达到了登峰造极的地步。其所以然者，据说广东人读"8"为"发"。发财哪个不想！不过浙江省嘉兴、嘉善一带，读"8"为"卜"，剥脱、剥皮、剥光、剥削等都是不祥之兆，不知这一带人对"8"字是欢迎的还是厌恶的。

怀着好奇心，看看"8"字在中医领域里属吉属凶，较之其他数字有无特殊之处。

一、高龄超出80岁者

人谓中医善养生，诚然。70岁以上者实在太多，故而没资格登上此榜。如：

百岁以上者有：唐·孙思邈141岁，唐·甄权102岁。

90岁以上者有：明·杨继洲98岁，明·万密斋97岁，明·孙一奎97岁，清·喻嘉言97岁，明·郭雍96岁，唐·王冰94岁，明·陶华94岁。唐·孟诜92岁。

80岁以上者有：清·薛生白89岁，明·蒋示吉89岁，清·马培之87岁，元·杜思敬86岁，晋·王叔和85岁，南北朝·陶弘景84岁，晋·姚僧坦84岁，宋·窦默84岁，清·吴鞠通84岁，明·汪切庵83岁，明·戴思恭84岁，宋·钱乙81岁，明·陈实功81岁，晋·葛洪80岁，隋·巢元方80岁，宋·唐慎微80岁，宋·陈自明80岁，清·王维德80岁，清·赵学敏80岁，清·吴师机80岁。

二、理论与临床上与"8"字相关的

基础方面的有：每年八节，贼人八邪，方位八正，惊风八候，风变八动，方剂八种，人有八虚，临观八极，视听八达，五轮八廓，四诊八纲，灵龟八法……

腧穴方面：奇经八脉，八关，八冲，八邪等。

中药方面：八角莲，八角镜，八卦仙桃等。

方剂方面：八正散，八珍汤，八味丹，八宝眼药，八仙长寿丸，八味地黄汤，八子丸，八仙牛郎散，八宝丹，八珍益母丸等。

含有 8 字的文献：《八十一难经》《加减十八方》《李八百方》《徐王八世家传效验方》《产乳十八论》《痘疹八十一论》《诊脉八段锦》《古方八阵》《新方八阵》《龙沙八家医案》《秘传喉科十八证》等。

448

三、其他

这100年中逢 8 这年的大事：1898 年（光绪二十四年）设立医学堂。1908 年，唐宗海病逝。1918 年，张锡纯《医学衷中参西录》第一期问世，《医故》作者郑文焯逝世。1928 年全国卫生委员会会议，通过余云岫提出的"废止中医"的提案。1938 年，曹颖甫逝世。1948 年，裘吉生逝世。1958 年 2 月，卫生部发出继承老中医学术经验通知，11 月，中共中央发布"西学中"的批示，同月召开全国中医中药工作会议，第一版（原）南京中医学院《中医学概论》出版，1968 年夏仲方、顾筱岩、叶熙春逝世，1978 年丁仲英逝世。1988 年陆南山逝世。

笔者作此之时恰巧实龄 80 岁，爬格子史已有 48 年，但这

"八"字之篇则写得最最无聊，一点点也没有做到本报 278 期（1992 年 3 月 13 日）《茧斋医话》中"可读性强、开卷有益"8 个字的要求。故而该当送入字篓，但再一想比我文更无聊的还有。谁？疯狂地拜倒在"8"字脚下的人。

449

漫话"红包"

红包与医护人员，是风马牛各不相关的事，为什么迩来各种报刊上经常出现两者联系在一起的新闻、评议甚至社论？

红包，何物也？找遍了各种辞书，都未查到这个词目，是否有污秽感而索性避讳不谈？君不见死、杀、淫、奸、盗窃、贪污等万恶字眼不也照样堂而皇之地在各种辞书占有一席之地吗，何其厚彼薄此乃尔！

一本千呼万唤了五年多始出来的第九卷《汉语大词典》倒有此词目，解释为"指红色布帛或红纸包着的礼金、红利等"。因之回忆起 40 多年前凡送人银洋、钞票甚至支票、股单、新年压岁，及长辈觊仪、幼辈孝敬、新屋落成、店铺开张、书画润笔、医生诊金等时要给人家的钱都需用大红纸包起来，故名红包。其理由可能有两：其一，中国有一句名言，是"财不露帛"；其二，是中国传统习惯以大红色为最吉利的颜色。即使居丧期间的人家禁用红纸，但需用红包送人者，也要用大红纸翻转一个身（即红的在里、白的在外）来包好银洋或钞票送人，意即我固居丧但你还是大红大吉大利。所以红包者，就是钱的代名词。现在大红纸都不用了，"赤膊"了的"大团结"反而显示出赤诚相待。但叫惯口的还是称红包。

现在一般人的概念中把红包视为贿物。其实红包本身一如武器一样，根本没有所谓正义与邪恶之别，只需看握在谁的手里用于什么事情。古代的管鲍分金，其中都是红包；冯骓在薛，替孟尝君，召集债主焚券，也是另一种形式的红包。现在重奖对国家有贡献的人员、赏金于见义勇为的勇士等，都是红包。这种璀璨发光的红包有什么理由来蔑视它。反过来说古代的如：南北朝时北魏贵族拓庆智，任太尉主簿，要他办事，无红包不办。但他也有一点好处，胃口很小，只需十钱或二十钱，即可买到他的欢心，故人称"十钱主簿"。又如唐·严升期御史，奉命巡察江南。他所到之处，就是广收红包及恣吃牛肉。"金牛御史"之名，也就是他的谥号。又有以收红包著名的大户，乃明世宗时宰相严嵩，子太常寺卿严世蕃，父子搜括钱财，每括满了一百万两银子时，而设宴庆祝，共计先后庆祝了6次。故而最后被世宗论罪而没收家产，计有黄金3万余两、白银200万两……这种红包真使现代接受红包的人自叹"小巫之见大巫"了。

医务人员接受红包，舆论虽然也"誉"毁参半，但毕竟"誉"者少而毁者多。在这里予以申明，这个"誉"字是借用的，我们应该理解为"原谅"的意思。

笔者本人，就是一个医生，对此事也，大有深感"余欲何言"之叹。文无总结，总难以免去"蛇尾"之讥。只能取一小诗作殿后。诗为四毫七律、平起仄承：

> 白衣战士伴红包，
> 赤血横喷染素袍，
> 两色虽然相映艳，
> 欲知愧对此圭刀！

寤　寤生

寤，《灵枢·口问》："阴气尽而阳气盛，则寤矣。"马、张两氏的疏注，认为是睡后清醒，也就是"寐"的相反者。

《灵枢·九针论》："余犹不能寤。"原注谓："寤同悟。"丹波元简《灵枢识》，仿效马莳而未予一言，因为马氏也没有解释此字。看来只要联系上下文而对经文加以分析，"悟"的解释很恰当，而且《尔雅》也作如此疏注。

《左传·隐公元年》："庄公寤生，惊姜氏，故名寤生，遂恶之。"杜预注曰："寤生，难产也。"也有人谓："凡小儿堕地，能开目视者，谓之寤生。"笔者不敢同意。《释名》解释寤生为"忤也"，则也暗示着有逆产、难产的含义。

此外，如《烈女传·辨通阿谷处女传》的"向者闻子之言，穆如清风，不拂不寤"，以及《礼·檀弓》的"噎"字，郑注谓"弗寤之声"，则寤字用之于此处，都可作逆产、难产目之。焦弱候《笔乘》谓："凡妇女产子，首先出者为顺，足先出者为逆。庄公盖逆生，所以惊姜氏。"即使《史记·郑世家》也作："（武姜）生太子寤生，生之难。"太史公也确定了这个"寤生"是生产之艰难者。所以"寤生"一词作难产解，当无疑意了。

但令人费解的是，历来妇科文献有许许多多难产的同义词，如逆产、产难、横产、难生、生之难、伤产、催产、冻产、偏产、倒产、碍产、盘肠产等，而独没用寤生之名。

《傅青主女科》有血虚、交骨不开、脚手先下、气逆、子死产门、子死腹中等几种难产。《傅青主产后编》有冻、热、横、死、盘肠等难产，也没有引用明于表达而雅致的"寤生"。学富五车、才高八斗的傅青主，绝少可能没读过杜预所疏注的《左传》。

哭

在自己的哭声中走入了人间，在旁人的哭声中脱离尘世。哭中生哭中死，人之与哭可谓亲密了。但医学却对它十分"冷淡"。在《素问·阴阳应象大论》仅仅只有平淡得很的"在声为哭"（见《西方生燥》一节）。张志聪解释"哭"字，是"肺志在悲，故发声为哭"；张介宾注谓："悲哀则哭，肺之声也。"

有的人因哭而致病，也有的人因病而致哭，这样看来，哭之与病大有联系。《诸病源候论》二十四卷中有"哭注候"，似乎是因哭而致病。《续名医类案·哭笑》的"姑苏朱子明之妇，病长号数十声……""吴氏妇……时悲哀不能自禁""王执中母久病，忽泣涕不可禁……"（见第 21 卷《哭笑》第 4、7、9 节），则属因病致哭。

从生理角度来讲，哭对人身益多于害。据一儿科专家说，1 岁以内的婴儿的哭，更其是大哭，是帮助他生长的最好动作。成人也不例外，一次痛哭之后，胸膺间的郁闷得以消去，大有解郁疏结的作用，当然有声无泪的"号"与有泪无声的"泣"，是起不到这个作用的。但如唐·杜甫《兵车行》的"牵衣顿足拦道哭，哭声直上干云霄"和同代人储光羲《效古二首》的"老幼相离，哭泣无昏早"的哭，毕竟有伤身体。有人认为汉·王章夫妇的牛衣对泣，也有伤身体，但我并不以为然，因为他们是在"泣"而非"哭"，不在本文讨论范畴。

战国时，楚国申包胥在秦庭痛哭 7 天，总算挽救了国家；齐庄公四年，齐攻莒，齐国大夫杞梁战死，其妻枕尸哭，甚哀，十日，墙倒。后世演绎出"孟姜女万里寻夫"一个最好的素材。不知怎地，弄到后来，孟姜女成了我的同乡——上海市

453

松江县人。

哭的故事很多，但其中两则最有趣味。其一，明代名画家朱耷的签名为"八大山人"。其"八"字写成两个疙瘩，既似两个"口"字，又似一个"竹"字，所以也可读为"哭山人"，亦可读为"笑山人"，总之是啼笑皆非的山人。其二，清·翁同龢因光绪初时读书不力，翁氏乃痛哭长跪而谏。光绪即拿了《论语·为政》的"子曰：君子不器"的"器"字，用指头把下面两个"口"字掩去，并请翁师读它一篇，翁同龢不能不恭恭敬敬诵读起来："君子不哭"。

"考"谈

自《书·舜典》："三载考绩"开始,这个考核制经历了三四千年到今天还在使用,就可以证实它的优越性。

记载于文字的中医考试,始于何时?难考。《南史·王悦之传》："掌检校御府太官太医诸署"的检校,是否包括考试?不过以情度之,肯定包括。《宋史·太宗纪》："五月,诸州保送医术人员在太医署校业,同年九月,校医术人员优者为翰林学士。"优者的产生,由于"校"。校,就是考,见《文选·扬雄赋》的"校武票禽"。《宋史·仁宗纪》："诏试医官,须引医经、本草以对。"这一次是对医官的考试……总之,自宋代起,对医生的考试即受到重视而且频繁起来。

考试制度肯定是优越的,但事在人为,人的因素也不可忽视。否则,"文革"之际,张铁生以白卷荣登榜首案件的千古奇闻,怎么会出笼呢?

谈到白卷案件,其实古已有之,所不同之处,就是古代"张铁生"的运道远远不及现代张铁生的鸿运高照。古代"张铁生白卷案",是历史上有名的"曳白案"。事情经过是这样:唐·天宝二年所选进士64名,内胸无点墨的御史中丞张倚之子张奭名列第一。唐玄宗知道当官的狼狈为奸,俱难信任,于是亲自出马,在勤政殿复试,亲自监考。最终仅仅12人及格,本来名列前茅的张奭竟在考卷上一字未写,交了白卷。没有这次勤政殿复试,怎能选拔出真才实学的人?考试制度万岁。

中医界经常考试,的确是提高业务水平的最好措施之一。但还有一些小小意见,供执政者作参考。

其一,临床医生试题,应该50%是理论,凭卷评分,另

50％取实践操作，例如骨伤科、痔漏科、推拿科等，因为他们的业务水平无法在一张考卷上全面反映出来。

其二，评分中留出 5％～10％作为医德考查。

其三，评审委员会不必全仗"知名之士"组成、需有水平的老、中、青三结合。

其四，中医考英文，一直使人费解。对西医大夫是应该的，因为能读英语文献资料可以提高他们的本专业水平。中医的原文本是中国古籍文献，英文再好也一无用处。或谓懂了英文可以便于把中医学向外扩展，试问西医的盛行环球，他们是否也有必修中文、日文、韩文、阿拉伯文等的措施。所以，中医大夫应该考古汉语，而且书法，更其小楷也应列入考题内容。现在少数临床中医大夫的字，比小学 3 年级学生都不及，试问这与他的职业相称吗？

青年医生应该欢迎坎坷、麻烦

坎坷对人的折磨，可使意志薄弱者走到自暴自弃、愤世嫉俗甚至自杀的道路上去。麻烦给人带来的害处虽然没有坎坷的明显与严重，但给人带来的烦恼与痛苦，心灵上、精神上的创伤也是不可低估的。谁要是被这两个幽魂钟情上，谁就倒霉得如入十八层地狱。说也奇怪，从古至今包括大名医在内的所有伟大人物，没有一个人逃得过坎坷和麻烦。

这个道理，思索了数十年，最近才悟出些。70年前读的《孟子·告子下》"天将降大任于斯人也，必先苦其心志，劳其筋骨，饿其体肤，空乏其身，行拂乱其所为"一言，就是解开这个谜的金钥匙。

我不能不承认自己是一个后知后觉的笨伯，70多年前为了背诵不出"吃过""手心"（当时私塾体罚学生的方法之一）的这句孔孟之言，到今天才得以领会。因为不论是坎坷还是麻烦，都是对你的考验和磨炼，是促使你成长造就的机会。孟轲斯言，为历代许多人心领神会，如唐代倒霉文人李咸用曾谓："好事尽从难处得"（见《全唐诗·李咸用·送谭孝廉赴举》）；明·李贽谓："物不经锻炼，终难成器；人不得切琢，终不成人"（见《焚书·答耿司寇》）；近贤蔡锷也说过："人才由磨炼而成"（见《蔡锷集·曾胡治兵语录序及按语》）；现代名人陶行知在他的《文集·中国师范教育建设论》中明明确确地总结出一句话，是"逆境令人奋斗"。

因之本来对人极坏的坎坷和麻烦，事实上倒是我们极好的际遇，若能光临，也未始不是好运佳事。

在病房里，管上两三床麻烦病人，你绝对不能抱怨，应该

457

尽心地处理和应付，这是你的幸运，是你增长才干的良机。对门诊上复杂的病例，你不该向上级医师一推（向上级医生请教是可以的，而且还是好事），遇到兼症，也不应该随便转科，应该逼着自己细心、用心去处理。对当时无法应付的，向上级医师请教处置后，下班后应翻书、琢磨，作好充分准备，等待第二次遇到相同病情时能有效诊治。

坎坷有时会找到你，如晋升、评级以及其他待遇所欲不遂时。要知这未必全是坏事。你应该首先扪心自问，为什么？若因你的品德、业务能力不及别人，那么应该奋发图强，苦读苦钻，勤劳工作来提高自己。当然也有你的头颈太硬、骨头太硬、口巴太凶、不懂得吹牛拍马、不会奉承上司、不肯说谎话，那就要在保持这种个性的同时，更要在业务上过得硬。

我在临床上，一贯不把病人转科出去，不管他内、外、妇、幼儿科什么病，除非眼科的特殊检查及外伤科的专门手术。

最后赠送年轻同道们一句话，你应该欢迎坎坷，多多自找麻烦。千万要好好读一下、牢牢记住孙中山《致黄兴书》中的一句金石铮言："不以挫折而灰心，不以失败而退怯"（见《黄兴集》）。"遇艰难沮丧志气者，不能为大业"（见《宋教仁集·我之历史》）！

458

闲话眼睛（上）

一日与诗友闲聊，友言每个人要别人解答问题时，他自己的瞳孔会扩大起来，直到问题解答完才能恢复原状，并问我其理安在？我非眼科医而是耳鼻喉科医，所以直捷爽快地回之以"不知道"。事后真想对这个既平常而又奇突的问题证实一下。可是老眼昏花，真的要观察的话，非戴以老花镜，配以强烈光源不可。如此摄拍电影、电视的排场来应用于偷偷冷眼旁观之举，适合吗？因之这个"谜"在我脑里只能永远地存疑了。

但这一点必须承认，眼睛对本人行动、思想的折射最敏感与忠实。《孟子·离娄上》："存乎人者，莫良于眸子，眸子不能掩其恶。胸中正，则眸子了焉，胸中不正，则眸子眊焉。"

现在西医十分重视眼底检查，认为眼底病多与全身病有密切关系，常为全身病的局部症状，故对于其他各科的辅助诊断，常具有决定性的作用。

古人对人身上的器官，以眼睛为最亲，所以赞美眼睛的词句也最多。如赞美的有《汉书·东方朔传》的"目若悬珠"、《世说新语·容止》的"眼如点漆"、《文苑英华·章孝标诗》的"星眸未放瞥秋毫"之外，还有烘托精明能干的，如《新五代史·唐明崇家人传》的"轻隽而鹰视"、《文选·吴都赋》的"鹰瞵鹗视"等。更耐人寻味的是"青白眼"的故事，出《晋书·阮籍传》："（阮籍）不拘礼教，能为青白眼。见凡俗之士，以白眼对之。嵇康齐酒挟琴来访，籍大喜，乃对以青眼。"在这里不能不使人佩服阮籍在千余年前早就学会了本（20）世纪人的待人接物的诀窍。

正因为眼睛在人身上的特殊地位，所以对人的思想、品

459

德、作风、行动等，很多可通过眼睛来表达、形容。如：读书曰目耕；读书快的曰一目十行；记忆力好的曰过目不忘；勤学曰目不窥园；凝思曰目想；殷切盼望曰眼穿；示意曰目语、眼语；工作踏实曰一板一眼；工作有条理曰有纲有目；作风严肃曰目不斜视；言人辛苦忙碌曰目不交睫；失眠曰开眼；言人有见识曰独具只眼；增长知识曰开眼界；旁观曰冷眼；声势喧赫曰侧眼；惹人重视曰注目；言人进步很快曰刮目；称心爱人曰眼中人；痛恨的事物或人曰眼中钉；妒嫉曰眼红；骄傲曰目中无人；夜郎自大曰目空一切；藐视别人曰不放眼里；讥人没有远见曰鼠目寸光、目光如豆、目不见睫；讽蠢人曰有眼无珠；称文盲曰目不识丁；称法盲曰目无法纪；喻偏见曰情人眼里出西施；惊恐或窘极曰目瞪口呆；干事鲁莽曰盲人骑瞎马；对严重的惨事惨景曰触目惊心；发怒曰弹眼碌睛；大怒曰目眦尽裂；人死曰瞑目；自己没有本领去做好事情还要死撑面子曰眼不见为净，等等。

还有许多根本与眼睛毫不相干的事与物，也被扯到眼睛上去。如：目录、节目、戏目、纲目、目标、目的、盲目、食目、头目、案目、巨眼、钉眼、羊眼（小五金业称螺丝圈的行话）、风眼、节骨眼儿等，真是包罗万象。

也正以眼病之多，不知道困扰了古今多少奇才饱学之士。

被眼病折腾得最苦的，除唐代大诗人白居易之外，恐无第二人。他从中年到75岁逝世的后半生，都是在眼病中苦度的。他明明确确言眼病的诗有："眼昏"21首、"眼暗"8首、"眼花"6首、"眼痛"3首，还有隐约或模糊地涉及眼病的，尚不计其内。

古来医林有名人物患有病眼、盲视者，以无统计，实难多举。凭笔者所知者，有晋·殷仲堪，"仲堪父病，积年衣不解带，执药挥泪，遂眇一目"（见《晋书·本传》）及《河南通志·医家类》；明·卢之颐，"（卢）日夜不休著述，精力消耗过甚而右目失明。疏《金匮》才及一半，两目失明，不能再亲书卷，只得瞑目安坐，摸索其义，偶有所得，口授子婿曾篡录出，越五年书成，故名《摩索金匮》"（见《浙江通志》等书）；清·马云从（康熙时山东淄青人），"以攻苦过，时时病目，庸医药之日甚，且几于盲"（见《眼科阐微·王用汲序》），于是他自己觅医自疗，并于康熙辛巳年写成《眼科阐微》4卷。余曾阅光绪三十三年版《益都县图志·艺文志·医学验集》中谓："《眼科阐微》为王梅所撰。"实误，王不过为该书作序而已。

明·邓苑以子邓烈病目将盲，乃研究眼科，最后学成而写成一部在目科文献中很有知名度的《一草亭目科全书》。

《魏书·杨播传·附杨逸》："咸谓杨使君有千里眼，哪可欺之。"其实并非杨逸可以看到千里之遥的东西，不过形容他广设目耳，犹如现代的窃听器，能探悉到千里以外的情报而已。

461

闲话眼睛(下)

中国人认识眼睛生理、病理的时间很早，《黄帝阴符经》谓："机在目。"《胎息经》谓："天之神发于日，人之神发于目。目之所至，心亦至矣。"考两书写成于何时，已难考证，唯前者先后经过姜子牙、范蠡、鬼谷子、张良、诸葛孔明、李筌等6人的疏注整理，可证其成书极早。太极图的形成，也是以白代太阳，以黑为太阴，且依据眼睛来造形，一阴一阳相互，用以表示原始混沌之气的太极。白中有黑点、黑中有白点，在理论上是阴阳互根，在造形上是眼中之睛。因之《内经》就继承了这个论点，并指出："天有日月，人有两目"（见《灵枢·邪客》），"东方生风……肝生筋，筋生心，肝主目……在窍为目"（见《素问·阴阳应象大论》）。

目病也是中医最早认识的几个病种之一。《内经》中已有多种眼睛病，如：目痛、目中赤痛（见《素问·缪刺论》）、目不明、目䀮䀮无所见、夺精（见《灵枢·口问》）、目赤眦疡（见《素问·六元正纪大论》）、目赤痛眦疡（见《素问·气交变大论》）、目眜眦（见《素问·至真要大论》）、见风泣下（见《素问·解精微论》）、目黄（见《素问·风论》）、目系急（见《灵枢·五癃津液别》）等。

明·赵养葵《医贯·眼目》："经曰，五脏六腑之精，皆上注于目而为之……华元化云，目形类丸，瞳神居中而前，如日月之丽东西而晦南北也……有神膏、神水、神光，真气、真血、真精……"这才是真正的中医理论。至于五轮八廓学说，自《修月鲁般经》初次发表之后，即为眼科界所采纳应用，更其是金元之后的文献。考《修月鲁般经》在《医籍考》中未

462

见，可知并非中医传统之书，显属舶来之品，乃吸收了古印度脱离不开释学烙痕的吠陀医学之作。所称五轮，为五体的异名，以配地、水、火、风、空五轮，黄、白、赤、黑、青五色，方、圆、三角、半月、团（卵圆形）五形。

"各圆满而具众德，故名为轮"（释家语）。八廓《释门正统》谓："又列八大神将，运转其轮"，它是轮藏周围所安置的神将。的确，五轮（地、水、火、风、空）是抽象的，无法比拟，但五色是明显的，五形更感形似。如瞳孔是圆的，眼眶是方的，眼睑是团的，眼白是半月形的（如其以半月形皱襞来对照，则更逼真），内眦是三角的。这样"洋为中用"的引用手法是高超的，把这两个（岐黄医学与吠陀医学）无共同语言的理论体系结合得天衣无缝，为医学事业的发展作出了巨大的贡献。

现在一句最时髦的话，是"像保护眼珠一样地保护……"人身上器官很多，为什么旁的不谈而独谈眼睛？这反映出它的重要性。因之本文最后介绍一下中医怎样保护眼睛。

463

保养方面：

"生食五辛，饮酒不已，数看日月（凝视太阳），夜读细书，月下看书，抄写多年，雕镂细作，博弈不休（通宵赌博），久处烟火，泣泪过多……是丧明之本。养生之士，宜熟慎焉。"（《千金要方·目病第一》）

"治眼不论障翳及诸症状，唯须将息（即休息）。慎风热、劳用眼力。"（《龙树菩萨眼方》）

"眼疾所禁：一者酒，二者冷霜冷风，三者向日久视，四者哭泣嗔吁，五者五辛，六者烟熏。"（《备预百要方》）

"肝者魂之处也，其窍在目……戒怒是摄生之第一法也。""居室阴阳适中，明暗相半……内以安心，外以养目。"（《寿世青编》）

"烟为辛热之魁，酒为湿热之最。凡姜椒芥蒜及一切辛辣

热物，极能伤阴，断不可用。"（《顾氏医镜》）

导引方面：

"鸡鸣以两手相摩令热，以熨目三行，以指抑目，左右有神光，令目明不病痛。""东向坐，不息再通，以两手中指，口唾之二七，相摩拭目，令人明目。"（《诸病源候论》）

"每睡醒，且勿开目，用两大指背相合擦热，揩目十四次。仍闭住，暗轮转眼珠，左右七次。紧闭少时，忽大睁开。"（《内功图说》）。

"治眼九法：梳，将两手之指分开梳，自眉至眼下，九次；擂，屈两大指，自大眼角横擂至小眼角外，九次；勒，并指横勒眼皮，九次；撮，闭目，用大、食两指撮起眼皮，一撮一放，放时张眼，九次；攀，左手从项后攀右眼，右手从项后攀左眼，各九次；揉，屈两大指骨，蘸少津液，揉大小眼角，九次；转，闭眼转睛，九次；闭，闭目良久，忽大睁开，九次；运，揉热两手心，摩眼上，九次。"（《陆地神仙经》）

食疗方面：

464

羊肝（《本草纲目》），菊花茶（《本草求真》），地骨皮红枣汤（《本草求真》），枸杞子（《本草备要》）。

问

从哇哇学语时的"妈，这是什么？"到寿终正寝弥留之际在病榻上"我是否还有希望？"为止，人的"问"一直没有停止过。所以以其太平常了，就没有一谈的价值。可是法官的询问和中医的问诊，却是大有文章的，永远也谈他不尽。

古来关于问的故事很多。例如：秦始皇的"廉问"（见《史记·秦始皇本纪》），是千古最聪明之举。《史记·平津侯主父列传》的"好问近乎智"，形容聪明智慧之来，在于好问多问。《史记·孟尝君列传》中的"踪迹验问"，是为了弄清是非。"入境而问禁，入国而问俗，入门而问讳"，是为了避免闹出笑话。子路问津是因为迷了路。《左传·宣公三年》的"楚子问鼎"，乃野心家的自我暴露。汉·丙吉问牛，是当官的关怀民间疾苦的折射。汉·赵广汉的"问牛知马"，是最巧妙的刺探行情问法。《汉书·扬雄传》的"刘棻问字"，是指从师收徒，与"问业"是同义词。唐·韦温（中宗废后韦庶人从兄）的"问安视膳"是嘱人侍亲之道。杜牧《清明》的"借问酒家何处是"，十足是一个酒君子途中上瘾时迫不及待地打听酒店。唐代考试题目，称为问头。种种种种，谁也谈不完它。

问在中医，是昔者的"四诊"今天的"五诊"之一。谁都知道它，谁都能问诊，可是问的艺术，不一定谁都掌握。

清·何梦瑶在《医碥·四诊》"问证"中罗列了：问寒热、问头身、问饮食、问二便、问汗液及血、问昼夜轻重、问证见先后及问七情等8个应问重点，虽然似乎很周详细致，但还远远不能达到"大匠教人以规矩"的要求。笔者认为问得"得法"即够了，不必如此烦琐。所以只要掌握"精简""深入"

"系统"和"要害"四点足矣。

精简者，即精细简练。不需要（即对本病无参考价值）的问，即使病人"投诉"了，也不必记录。但有时不能简的绝对不能简。例如见到舌背上有裂痕者，在病历卡上不能不写，更要问他一声"吃酸的咸的，有没有疼痛？"如其有的，这当然大体上是阴亏较甚。如其一无疼痛者，乃生理性脑纹舌之亚流，可以视而不究。但在病历卡上，在"裂痕"之下注以"接触酸味咸味无痛"，以提示不是病变。

深入者，是深刻与周密，与泛泛肤浅恰巧是对立的。如问一个大便异常的病人，问他"干的还是稀的？"如其"稀的"话，则更深入一些追问："有多长时间了？"久者多虚，新者多实。再进一步问："解时肚子痛不痛？"痛者为实，不痛为虚。理应再问一下："解出物臭还是不臭？"则臭者为实，不臭为虚。这样好像问得很深入了，但真正的深入应该还要追问："你擦净肛门要用几张手纸？"如 3 张以上的乃大虚而特虚，脾阳的困顿到了极端。但还可以深入下去问："你用的是什么纸？"因为一张正式手纸吸收能力强，加之毛糙。一张桃林纸不吸水，用上四五张，只等于正式手纸一张或多些。

系统者，是因任何疾病，它的症候群自有其一贯性的条理与顺序，这个条理与顺序只有医生能知之而详，病人不太了解，医生就根据这一疾病的规律向病人系统地搜索病情，不使遗漏。例如慢性鼻窦炎者，对鼻塞、健忘、思想不易集中等，大多因忽视而不会告诉医生，医生则应顺藤摸瓜似地作出系统的询问。

要害，是全局至关重要的一个关键之处，俗谓"要害之处"。我们的问诊，就是要击中要害。例如问一个癔性咽喉异感症，即梅核气的病人，也只有一个要害之问，即："你是平时喉头很舒服，但进食时即有异物感；还是平时喉头十分难受，但进食却十分流利而舒服，愈硬的愈舒服？"如其答以

"前者"，很有理由怀疑为新生物；如答以"后者"，则为梅核气。

明·卢之颐《学古诊则·王序》："夫闻与问，按式而行之，如以灯取影，罔有不合，无难也"。笔者相当反对他的观点，认为难就难在这个"式"字。再以"以灯取影"而论，假定同时两盏灯，你怎样取？有风时你怎样定影？背景不是白壁而是树林或竹林，你怎样办？本来这种"两盏灯""风""树林""竹林"等的类似情景在变化多端的疾病里是经常遇到的。切弗把问诊目为便当的事，与"寒暄问候"之"问"等同起来。

因为问诊确是一件不简单的"学问"，必须好好地学习才能熟练掌握。

酒　话

把"烟、酒、赌"列为三害，我不能不替酒叫屈。烟的确有百弊而无一是，赌更害得人倾家荡产、妻离子散，但酒毕竟利弊参半。

人称酒为"三酉"，固然从三从酉而成其字，但酉的本身，就有成就的意思，君不见《太玄玄数》就有"酉取毕成"一句话吗？《说文解字·酉》："就也。八月黍成，可为酎酒。"段注："此举一物以言就。黍以大暑而种，至八月而成，犹禾之八月而孰也。不言禾者，为酒多用黍也。酎者，三重酒也。必言酒者，古酒可用酉为之，故其义同曰就也。"而且在人的卫生保健方面，酒也是一味珍品，所以繁体医字的组成中就有"酉"字。

古时候李太白斗酒诗百篇；现代戏《红灯记》中李玉和喝了母亲一杯酒，更有力地斗倒鸠山。唐玄宗和杨贵妃的"七月七日长生殿，夜半无人私语时"（引白居易《长恨歌》）之前，已在昭阳殿里饮酒小宴。酒，的确在我们文台掉阖、燕赵悲歌甚至旋旎风流韵事上平添了许多佳话。在这里更引以为巧合者，为什么这些事都落在李氏一门中？

酒的为害之处，就是酒精中毒。如《荀子·解蔽篇》："醉者，越百步之沟，以为跬步之浍也；俯而出城门，以为小之闺也。酒乱其神也。"酒精中毒，可使人产生幻视、幻听、幻觉，把大河当作小沟，大城门当作小房门了，用荀子的话，这叫乱神。

中医对酒的运用，十分讲究。本草、药物学书籍中，对酒的介绍可谓不少，笔者不作赘言，以免文抄公之讥。

临床上酒的运用方法有：喷酒：先在待煎药物的饮片上喷上层薄雾样的酒，然后煎煮。酒炒：最为常用的中药炮制方法，可使苦寒药转为温和，温性药更增强作用。酒泡：即极短期地在酒中浸泡，如阿胶之类，泡上三五小时之后，可解去其膻恶之气。

此外最常用的是药酒，即取药物长期浸泡于酒而成。一般药酒多用高度的烧酒，浸的时期一般是"夏三冬七春秋五"，即夏天浸3天，冬天7天，春秋5天，不过浸的时间愈长愈好，甚至几个月、几年都不妨。但必须注意，浸时要高度密封。

单纯用酒作药治者，如：风寒牙痛时，可含白酒在口中，有止痛作用；脚丫痒（包括香港脚）及因出汗多而脚臭者，每天洗脚后，滴高度白酒于脚丫，经过一个时期，获效满意；一切跌打损伤，除了开放性者之外，恣意地吃上一餐老酒（黄酒、白酒随各人所好而取）和螃蟹，连吃几天，比吃药还有效。用螃蟹的爪尖作药用，称十爪散，取其破瘀活血作用而作为治伤药品。当然，不能进酒者，就没法享受这份"艳福"了。又如对轻的感冒或在流感盛行时作预防之用时，可用高度白酒（必要时工业酒精也可）与酸醋各半，放在锅内，上不加盖，置于火炉上煎煮，至烧干为度。任它袅袅缕缕的蒸气散布全室，不过窗门必须紧闭。可以天天如此，甚至一天两次更佳。

最后必须申明一句，医用酒必须是蒸馏的白酒，绍兴黄酒也可。凡饮料式的冲兑的酒，一概不能入药。

469

酒、醉、醒

一句谭派《打渔杀家》中"昨夜晚，喝醉了酒，和衣而卧"，经常还回荡在耳边。除了谭派唱来特具韵味之外，这句台词就已使人感到风流潇洒。的确在薄醉之下，和衣而坐在沙发里，比什么都怡然自得。

唐代进士岑参《凉州馆中与诸判官夜集》的"一生大笑能几回，斗酒相逢须醉倒"，那醉的程度当然比萧恩（《打渔杀家》唱"和衣而卧"的）高了不少，而且兴奋到毕生几回大笑中的一次。

还有一句高派《斩黄袍》中"孤王酒醉在桃花宫"，赵匡胤这个醉，可误了大事，逼反陶三春，几乎丢了国家。何怪乎唐·韩愈慨叹曰"断送一生唯有酒"（见《昌黎集·遣兴诗》）了。

晋·竹林七贤中刘伶、阮籍、嵇康的狂饮买醉；唐·李白的纵情诗酒；吕洞宾酒醉于岳阳楼，调戏杭州女子白牡丹；南宋高僧道济，佛教奉之为降龙罗汉的就是他，道行很深，但却在净慈寺时不守戒律，嗜好酒肉。可知儒、道、释三教中人物与酒和醉酒，十分密切。

我们医界中人物，似乎无多大的关系，但更要知道醒醉以及因酒所致一切疾病的治疗，则是我们责无旁贷的分内之事。

茶，大家知道是醒醉佳品，但对真正大醉如泥的醉汉，作用不大。在微呈醺醺浅醉之际，最起作用。

宋代庐陵学者罗大经在16卷《鹤林玉露》中，介绍槟榔作醒酒之品，谓："槟榔功有四，醒能使醉，每食则熏然颊赤若饮酒；醉则使醒，酒后嚼之则宽气，余醒顿解；饥能使饱，饥而食之则充然气盛；饱能使饥，食后食之，则食消化。"其中醒酒作用，确是屡试屡验。该书后人虽然有过对它这样的评价，谓："评论诗文，不以考证为事，而以议论为工。叙述见闻及援引典籍，常有舛误。"但这一篇槟榔所言，绝无舛误之处。

　　我们临床上常用的醒酒药还有：

　　葛花：味甘，性平无毒，主消酒毒。

　　鸡距子：为枳椇子的别名，性甘平无毒，解酒毒。

　　赤小豆：解酒醉，出自《日华子诸家本草》。

　　白茅根：解酒毒，出自《本草纲目》。

　　蚕豆苗：苦微甘温，治酒醉不醒。油煎盐炒，煮汤灌之。

　　蔓菁：又名芜菁，醒大醉，出自《肘后方》。

　　瓜蒌仁：治饮酒发热，出自《本草纲目》。

　　鸡内金：可以消导酒积，出自《袖珍方》。

　　总之，即使有不少消酒、醒醉的药品，但毕竟酒对人身益少而害多，少喝节饮为上策，更其是名酒、洋酒。因为名酒假冒的最多，洋酒则太贵。

　　所以我很欣赏唐诗人杜甫《客至》诗中的"盘餐市远无兼味，樽酒家贫只旧醅"的醅。这种土酿，价廉物美，保证少有酒精中毒之虞。

不是荒诞的联缀

1992 年 1 月 22 日《解放军报》第 2 版的《一封信解脱 24 名兵保姆》，内容是说现在部队里刮起一股"不正之风"（原文），把训练是尖子、学习是模范、工作是先进的士兵，提升为公务员，于是他们不训练、不学习、不工作而去当婆婆妈妈的兵保姆。因之心不由己地要把此文与一千多年前柳宗元的《梓人传》联系到一起，两者合作写出了一篇完整的好文章。这决不是荒诞的联缀！

本来嘛，人才有两型，一为事业型，一为学业型，我侪中医也不例外。事业型的擅长领导，会做工作，善于带领群众，共襄义举，把他所领导的这行事业大大地发展。学业型的，专于本业，精益求精，对其他杂事杂务木然无知，就是清代文学家黄景仁《杂感诗》"十有九人堪白眼，百无一用是书生"的"书生"，除了对本业的精通熟练之外，对其他杂事，一搞就糟。因之宜量材取用，事业型者宜作领导，学业型者宜搞临床或教学。若乱点了"鸳鸯谱"，势必一事无成，用西汉·刘季的话，谓："今置将不善，一败涂地。"（见《史记·高祖本纪》）

事业型、学业型两者兼而有之者有没有？有，明代大名医王纶即是。清·雍正八年版《慈溪县志·卷七》载："王纶……常朝听民讼，暮疗民疾，食配享神农祠中。"一个没有在事业上、学业上突出贡献的人，哪有资格长生位放到药王庙的配殿上去。据我所知，医界古往今来像他这样的，没有过第二人。王肯堂虽然也官至补南京行人司副、福建参政、红袍、长翅、乌纱，的确也是中央性几级"大干部"，但在宦海仕途中没有听到过他的一点点政绩，或许还要失职。好在古人厚道，对名人的不足之处，一禀《谷梁传·庄公三十二年》的"讳莫如深"遗训，即使我的同乡大劣绅董其昌，经过300多年到今天，乡民们还在骂他，但《明史·文苑传》中却都是褒言而无贬语。王肯堂一生沉湎于藏书、抄书、著书中，哪有时间来好好做官。所以他的《郁岗斋笔尘》一书，儒林对他的瞩目，比医家对《六科准绳》的评价还高。这也证明了王氏还仅是学业型人才。

现在提倡把德学兼优的年轻中医，提升到领导岗位上来，当然是好事。但有没有考虑过他是事业型还是学业型的人才？如其把学业型人才置之领导岗位上，必然是"若胶柱而鼓瑟……不知合变也"（用《史记·廉颇蔺相如列传》原文），后果非但是"兵保姆"，而且是"犹缘木而求鱼也"（引《孟子·梁惠王上》原文）。

话至如此，还想说一句，1991年500名名老中医收徒弟以继承老中医们在中医药学方面的经验，若被继承的老师为事业型人才，那么"其床阙足而不能理"（引柳宗元《梓人传》原文）的老师，怎能教诲出好的、及格的木匠？当然，这或许是杞人之忧天。中医经过40多年的培养、锻练，学业、事业兼而能之者，也大有人在。

"长江后浪高前浪，宇宙今人胜古人。"

473

从取消夏令时而产生的遐想

自 1987 年实行夏令时到今天已有 5 年之久，今年该是迎接它第六届到来，但不知怎样它被悄悄地废止了。有人为之欢呼，有人为之扼腕，这毫不奇怪，各人有各人的特殊情况，都是从自己的方便与否出发。以笔者而言，既不欢呼更不扼腕。因为我对环境的适应性特强，不要说迟早 1 小时，即 6 小时也处之坦然。

但有一点对我们医生来说很有教育意义。据报道，夏令时制实行第一年"成绩赫赫"，全国节约电耗上百亿度。然而行家一看便知，这一个数字是在办公室里拍下脑袋做出的结论。实际上，有关部门根据对 30 个城市 2 万户居民的调查结果粗略估算，全国最多只节约了 6 亿度，与报道数字相差 20 倍。以 1986 年全国电力消耗总量为 4985 亿度相比，所节约的区区 6 亿度，真是微不足道了。反过来对照一下中医中药界，也不乏星期二还把某名医某药物捧得高之又高，但星期三就揭发是假的，甚至是骗局。因之又遐想到自己用某方、某药感到"疗效不差"，但奉劝你切莫莽然地介绍，因为中医是辨证论治而非西医西药的对病发药。

上古时代，把一天分为四个阶段，即"平旦至日中""日中至黄昏""黄昏至合夜""合夜至平旦"（见《素问·金匮真言论》）。之后，又在这四个时段的基础上发展为：夜半、鸡鸣、平旦、日出、食时、隅中、日中、日映、晡时、日入、黄昏、人定十二时（见《左传·昭公五年·杜预注》）。

为了把这 12 个时段记忆下来，于是用十二地支的子、丑、寅、卯、辰……代替了它们（见《国语·楚语下》）："是以先

474

王之祀也……十二辰以致之"），俗称十二时辰。正因为十二地支使用方便，所以直到明清之际还普遍地取用着。

现在的 24 小时制，是舶来品，什么时候引进的，以手头没有参考资料而不敢妄加肯定。不过在《红楼梦》第十四回中有过"横竖你们上房里也有时辰钟"一句话，明·谢肇淛《五杂俎·天部》中已有自鸣钟一物。考谢氏为万历中进士。万历年间，耶稣会士意大利人始传教到我国，很可能此时 24 小时的计时制被带入我国，并逐渐代替十二时辰制。

清代有名中医理论家周学海《读书随笔·考一日二十四时》谓："近泰西制时辰表，以一日夜分二十四小时。此乃近事，且出外夷，难证中国古书之义。"明确地指出 24 小时制是舶来品了。

又读刘完素（1120～1200 年）《素问病机气宜保命集·内伤论第六》的煮黄丸一段有云："一日二十四时也"。是否早在 12 世纪中国就已有了一日二十四时之分？与现代的划分方法有无不同？真的使人遐想了。

475

名言未必出于名人

"小人得志,不可一世"一语谁说的?找了许多文献,并对 60 年前读的书经过多次回忆,始终没有得到答案,因为此言不是出于名人之口。

"子系中山狼,得志便猖狂"与上句有同样的含意,但谁都知道是出于曹雪芹的《红楼梦》第五回中语。

事实上前者之言,既深入又有力;后者之言较晦涩而又乏力。小人,谁都知道是哪一种人,而中山狼则除非得懂些历史常识的人才知道是东郭先生所救的那头忘恩负义的恶狼。而且"不可一世"与"便猖狂"的两句描写,也属前者生动形象跃然纸上,后者则毕竟因猖狂在笔头上、嘴巴上、贪赃枉法上或是男女作风上等所指不确,晦涩得很。假使我来编《名言录》的话,必然取其前者而舍其后者。

昨读 1992 年《光明中医》第 1 期 24 版乔振纲"跟师有感"一文中"坚持中医体系,谨守中医病机"一语,真是指破了目下芸芸众生在发展中医道路上的迷津。

"五诊十纲"一句话是我叫出来的,至今还有少数人在骂。因为五诊中望、问、闻、切、查的"查"字一抬出,一切"西医"化了,把中医的气息淡化了。这非但仅仅是淡化,而且是绝对行不通的事。中医治"证"不治"病",西医治"病"不知"证"。查出来的诊断都是"病",试问中医能治吗?因之我对骂我者,不管是有名无名者,都能衷心地接受。但笔者有一言申明,我对查出来的"病",必须使用中医传统理论来溶解它过渡到"证",然后才可一切如常地治疗。例如将嗓音病的声学理论转化为中医的,如"音调属足厥阴,音量属手太阴,

476

音色属足少阴，音域属足太阴……"（详见国家中医药管理局编1989年版《建国40年中医药科技成就·嗓音疾病研究》430页）。

所以要中医"绵绵瓜瓞""世泽长存"而立于不败之地，必须贯彻"坚持中医体系，谨守中医病机"的精神。否则的话，尽管在总结上说什么全国有中医多少人、学院学校多少座、中医院多少个、病床多少张，都是假的，于中医的生存、发展无补。

1992年5月9日《扬子晚报》第4版登有《假到何时方肯休》一文。这个触目惊心的标题，铁石人也会为之变色。内容讲的是全国少年足球选拔赛中，超龄者之多，令人震惊。不过球员以超龄者暗替合格者的假，对足球事业本身为害不大。如其不坚持中医体系、不谨守中医病机的医生来冒充中医，则中医势必化为乌有。

最后，希望每个中医，把这一句不是名人的名言，作为座右铭。

477